365日中醫歲時養生曆——

彭溫雅醫師的順時調理祕笈

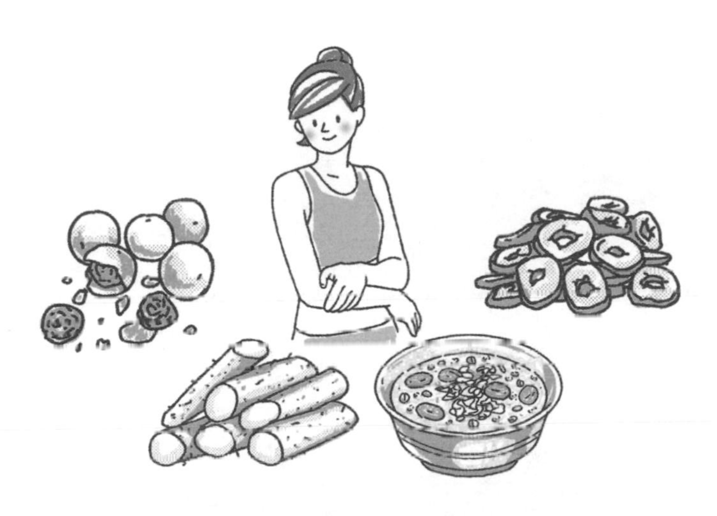

150道療癒料理
＋140處抒壓穴位＋60種居家運動，
從祛濕、排毒到抗病，
循序累積健康底氣的四季溫養時令日誌

彭溫雅 著

常常生活文創

作者序

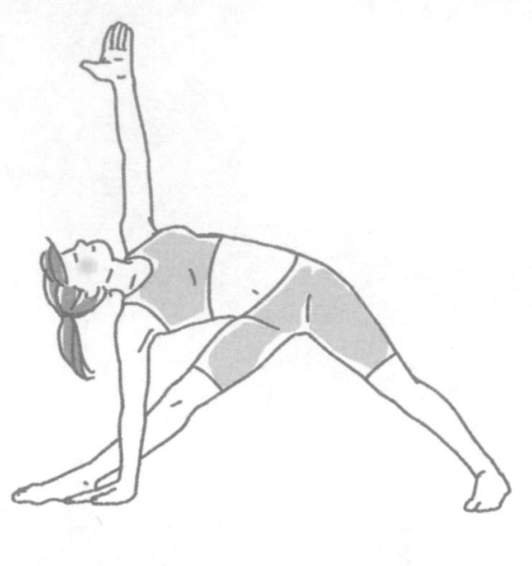

臨床上推廣節氣多年，發現民眾對於傳統中醫的養生觀念越來越有興趣，加上坊間充斥一大堆養生建議，例如，老一輩的人常說：「女性千萬不能吃冰，否則容易經痛或有白帶。」生機專家則說：「生食蔬菜才能完整保存食物原有的營養。」或是日本養生博士提倡：「生食、寒食容易造成低體溫，引起身體老化及癌化，體溫每下降一度，免疫力下降至少百分之三十。」如此苦口婆心的養生建議比比皆是，通常還會互相牴觸！其實，關鍵就在於「體質」。老一輩的人觀察的是臺灣的民眾，在特殊濕熱的環境下，發現吃冰會影響脾胃運化水濕的功能，並衍生許多婦科困擾，所以建議不要吃冰冷的食物；生機專家多是觀察西方以大量肉類或蛋白質為主食的族群，基本體質偏燥熱，所以建議多攝取新鮮蔬菜以平衡燥性；而日本養生博士所觀察的族群，多以壽司、米飯類、偏涼的食材為主食，因此提醒的重點是體溫與免疫力的關係。所有專家講的都沒錯，但是養生建議必須合乎體質，才能對症達到保健效果。

本書期待從每一年的元旦開始，能為大家帶來一整年的養生指引。相傳最早為元旦命名的是古埃及人，在公元前五萬年，古埃及人

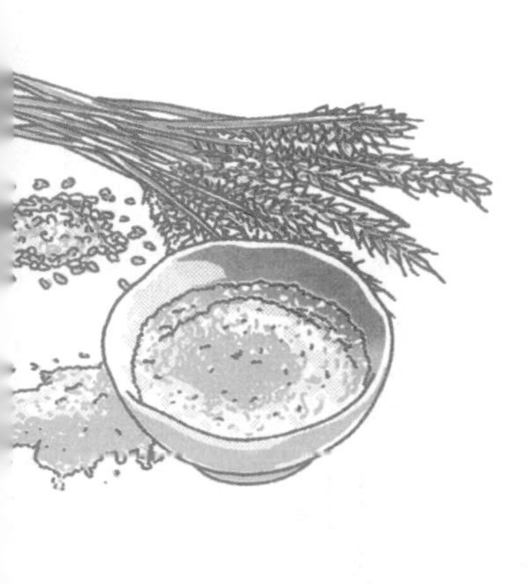

由原本的游牧生活改為農耕生活，並定居在尼羅河畔。為了生存，埃及人長期觀察尼羅河洪水氾濫的時間，發現兩次洪水氾濫的時間大約都間隔365天，同時發現當洪水初漲的潮頭來到今天開羅城附近時，也正好是太陽與天狼星同時從地平線升起的時候，便將這一天訂為一年的開始，也就是「元旦」的由來。而相傳中國的「元旦」是起於三皇五帝之一的顓頊，「元」是開始或第一的意思，「旦」是一個象形字，代表太陽從地平線上升起，也就是日出，在殷商時期的青銅器上就有「旦」的象形字，所以「元」和「旦」兩個字結合起來，代表新年開始的第一天，是歲之元、時之元，也是養生之元。

本書的出版，特別希望針對所有期許自己身體更健康的民眾，增加正確的醫學常識，同時跟著書中依循節氣建議的飲食、運動及穴位按摩，讓身體更健康。元旦是一年的開始，養生保健也從中醫開始，傳統中醫的養生觀念，其實是「順天應時、陰陽平衡」，從《黃帝內經．上古天真論．四氣調神大論．生氣通天論》裡，就知道古聖先賢運用中醫學養生的目的，是教導大眾如何順應宇宙自然，時時保持人體內外的平衡。「中醫者，中道之醫也」，讓我們跟著這本書一步一步「致中和」、「寒者熱之、熱者寒之」，同時順應著季節的變化調理五臟六腑，預防勝於治療，這才是真正的養生之道！

目錄

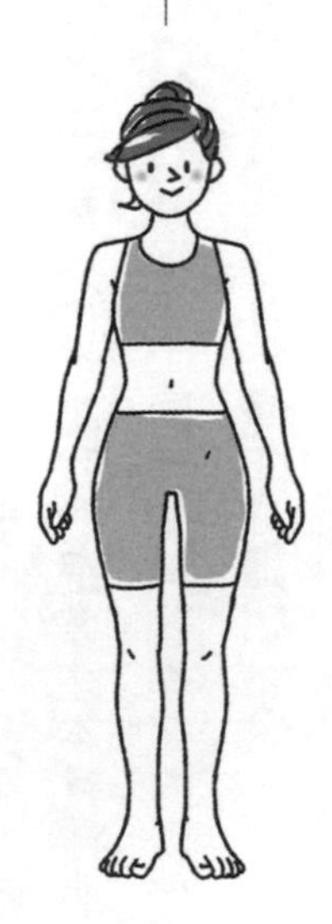

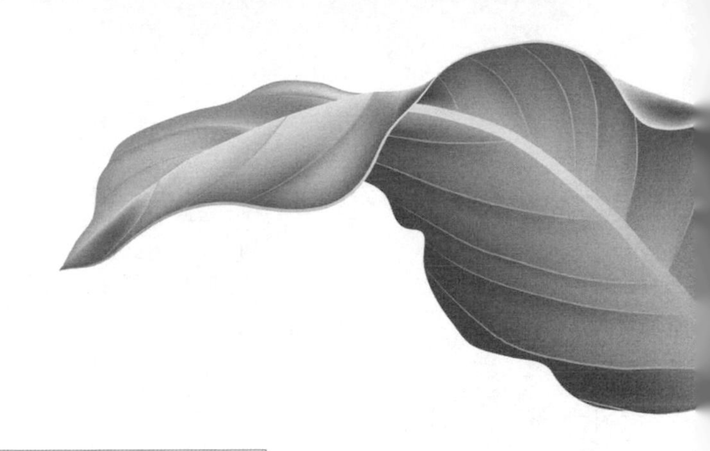

一月
January

歲末年初的一月，
經常是一年中最冷的月分，
手腳冰冷、末稍循環不良等，
都是此時常見的不適徵兆。

一年之計在於春，
調養之計也始於春，
一起來為體質調理打下紮實好基礎吧！

1月1日 手腳冰冷，用按摩加以緩解

宜	忌
按摩合谷穴，緩解手腳冰冷	皮膚變藍紫色、手腳麻木無知覺

大家應該都有手腳冰冷的經驗，有時候身體穿再多衣服，手腳卻還是冷冰冰的，難免也會擔心，是不是身體出了什麼問題。其實，手腳的溫度和皮膚底下的微血管及神經息息相關，也就是說，這其實是一個正常的生理機制，如果在很冷的天氣時，皮膚的微血管會收縮減少熱量的散失，也就會造成末梢的手腳冰冷。可是，如果手腳冰冷又同時出現皮膚顏色變藍紫色，或感覺手腳麻木失去知覺，甚至感到刺痛，就要小心可能罹患其他疾病，例如糖尿病、貧血、甲狀腺功能低下等，或是屬於中醫體虛的情況。

中醫體虛，是指體內陽氣不足，無法抵擋外界的寒冷，身體自然出現怕冷及手腳冰冷的情況。如果同時有容易腹瀉、感覺疲勞、經常夜尿的情形，表示體內陽氣嚴重不足，所以會出現許多身體功能虛弱的症狀。

合谷穴

在手腳冰冷時，中醫建議可以按摩兩手的「合谷穴」，有助於緩解手腳冰冷的狀況。

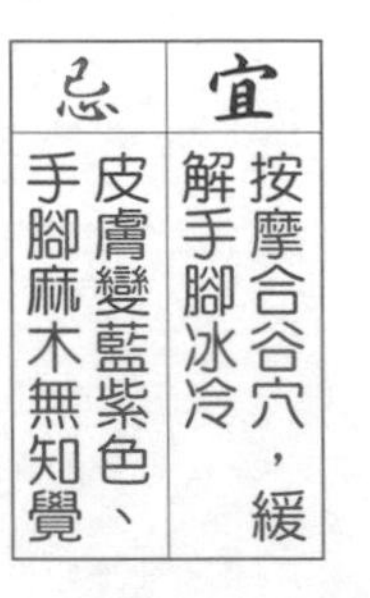

- **穴道位置**

  「合谷穴」在食指後面的第二掌骨，距離虎口約 1.5 公分肌肉豐厚處。

- **按摩方法**

  以右手拇指按壓左手合谷穴，或以左手拇指按壓右手合谷穴，拇指指腹朝向第二掌骨側，以旋轉揉壓方式至產生痠脹感。每次按 30 次，早晚各一次。

- **功效**

  合谷穴是手陽明大腸經的原穴，位於第一、二掌骨之間，也就是俗稱的「虎口」。中醫認為，在合谷穴進行拔罐，具有促進新陳代謝、清頭明目、改善手腳冰冷等功效。

1月2日 

泡好腳，養好末稍循環

宜	多泡腳促進循環
忌	太多手搖飲、影響脾胃功能

總是坐在辦公室、運動量不足的你，因為末梢循環不佳，經常會有手腳冰冷的困擾嗎？加上辦公室同事習慣一起點手搖飲，冰冰涼涼的飲料下肚，因為腸胃道的中樞體溫下降，身體末梢的體溫也會下降，手腳自然會冰冷。而冰冷的飲料進入脾胃，容易影響中醫「脾主運化」的功能。中醫認為「脾」是人體主要的消化器官，負責把事物轉化為人體可以使用的營養精微，如果經常喝冷飲，會影響脾的消化功能，身體的營養不夠，產生的熱量不足，自然也容易發生手腳冰冷的問題了。建議手腳容易冰冷的人，可以透過泡腳來改善。

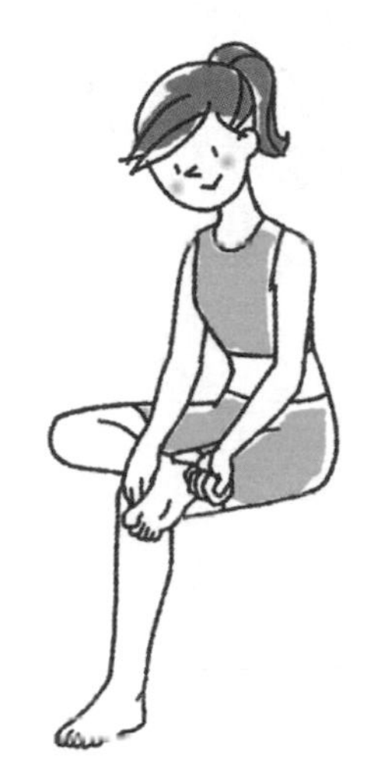

泡腳運動

• **方法**

準備一個水桶，水溫約 42 ～ 45℃，高度以小腿肚為準。晚上睡覺前，讓雙腳浸泡 10 ～ 15 分鐘。

• **功效**

腳底的「湧泉穴」位於腳底板人字狀紋路的交叉點，是足少陰腎經的「井穴」，乃身體的大穴，透過水溫的刺激可以加速經絡的循環，幫助末梢循環，改善手腳冰冷。

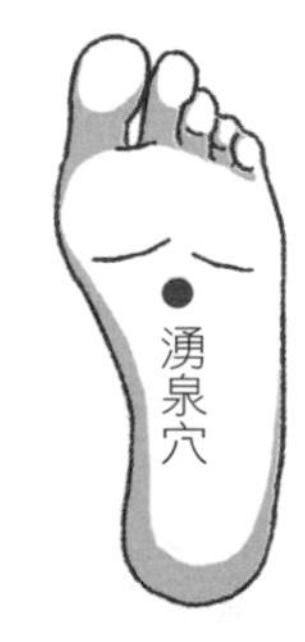

Tips

泡腳有什麼禁忌呢？

如果本身有下肢靜脈曲張，或是容易頭暈的問題，抑或是有心血管疾病、嚴重糖尿病、末梢循環不佳的情況時，就不建議泡腳。因為熱水會讓更多的血液累積在下半身，容易讓頭暈心悸的情況更嚴重。

這個時候，建議直接以手握拳敲擊腳底「湧泉穴」的位置即可。

1月3日 天生產熱能力低 容易手腳冰冷

宜	忌
多吃蛋白質、做肌力訓練	穿太少、久坐、不動

為什麼相較之下，女生總是比較容易手腳冰冷？其實是因為先天生理結構的差異所致。女生肌肉的比例約占身體重量的23%，而男生肌肉比例占40%，肌肉是人體產生熱量的來源，所以女生先天產熱能力較低。再加上同樣的身高下，女生的體重一般比男生輕，身體體表面積與重量的比值較大，也就是身體較不容易保溫，所以更容易有手腳冰冷的問題。

在肌肉不足的情況下可以多吃蛋白質加以改善，例如雞肉、魚肉、海鮮、牛奶和雞蛋等。吃素的朋友可以考慮毛豆、花生、大豆等食材。同時也可以做點肌力訓練，中醫說「脾主四肢肌肉」，改善身體脾胃的功能，也可以調整並增加身體的肌肉量。另外，建議有手腳冰冷問題的女性朋友，也可以適時吃點「當歸生薑羊肉湯」。

當歸生薑羊肉湯

羊肉在中醫屬於「大補虛勞」常用的肉品，屬性偏溫，加上當歸補血及薑片暖胃的作用，可以幫助身體增加能量，比較不會怕冷。

- **材料**

羊肉（帶皮帶骨的羊肉）1000公克、當歸60公克、生薑100公克、水2000c.c.、米酒、麻油少許。

- **做法**

1. 將羊肉切塊、汆燙、去血水；生薑洗淨後切塊備用。
2. 將羊肉塊倒入炒鍋，加入薑塊、麻油，大火翻炒至薑味飄出後，倒入米酒、水及當歸一同煮滾，再轉成小火，續煮約2小時至皮肉皆軟即可。

- **功效**

此道料理是由當歸、生薑、羊肉做成的一道湯，是「醫聖」張仲景用來治療虛寒症狀之古代藥膳，對於女性朋友溫血調經、改善手腳冰冷，都很有幫助。

1月4日 氣血不足，按摩穴位保紅光

宜	忌
多吃補血及黑、綠色食物	亂熬夜、過度節食、不運動

常聽別人說「最近氣色不好，生病了嗎？」或是「最近滿面紅光，有喜事喔！」氣色常是一般人判斷身體好壞的基礎，在中醫來說指的就是氣血。中醫古籍《黃帝內經》內有提到：「五臟之道皆出於經隧，以行血氣，血氣不和，百病乃變化而生。」一旦氣血不足，恐將影響五臟六腑，甚至骨骼經絡、皮膚毛髮生長等，所以氣血的充足與否，對人體會有極大的影響。

氣血不足是體質虛弱的表現，除了先天因素外，長期熬夜、過度節食、不運動都是主因，臨床會出現疲乏無力、暈眩、心悸、面色蒼白、手腳麻木、月經量少、脈搏細弱無力等症狀，建議可多補充蛋白質、黑色的補腎食物（如：髮菜、黑豆、黑芝麻等）、含鐵量高的補血食物（如：瘦肉、牡蠣、皇帝豆、紅莧菜等）、深綠色養肝食物等，養足氣血才能消百病。

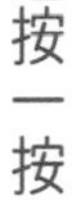

血海穴

氣血不足者不適合劇烈運動，以避免造成更大傷害，因此當氣血不足、覺得氣色不好時，可以按壓「血海穴」，幫助順氣血並增加抵抗力。

- **穴道位置**

「血海穴」位於膝蓋內側上方、上行 2 寸處，當股四頭肌內側頭隆起處。或是屈膝，將對掌五指朝上包覆住膝蓋，大拇指按壓會感覺到痠痛處便是血海穴。

血海穴

- **按摩方法**

每天上午 9 ～ 11 時是脾經經氣的旺時，人體陽氣處於上升的時候，此時以大拇指指尖按揉「血海穴」3 分鐘，每天早晚各 1 次，效果最佳。

- **功效**

「血海穴」是足太陰脾經腧穴，在中醫有引血歸經、治療血分諸病、活血化瘀的功用，是治療血症的要穴，《針灸甲乙經》也提到：「婦人漏下，若血閉不通，逆氣脹，血海主之。」對減緩經痛、月經不順也有其療效。

1月5日 一年最冷時節即將到來——小寒

宜	忌
多吃新鮮蔬果，在家養精蓄銳	吃冰冷、辛辣食物或盲目進補

俗話說：「種田無定例，全靠著節氣。」農夫們以一根竹竿的影子將全年的時間劃分為二十四個節氣，再依據節氣來進行農林漁牧工作的安排。其中小寒是二十四節氣中的第二十三個節氣，代表著氣候即將進入一年中最冷的時節。中醫認為：「百病起於寒。」低溫的天氣更會刺激人體消化系統，不管是吃冰冷、辛辣類的食物或是冬季進補，都可能會對腸胃造成負擔，更容易引發胃病。

「春耕、夏耘、秋收，冬藏」，在小寒時節更應該注重養生，保健好自身的脾胃，就能增強人體氣血。同時，小寒過後因為冷鋒到來及氣溫驟降，也是流行性感冒好發的季節，大家除了做好保暖工作外，也要減少到公共場所，並多吃山藥等新鮮蔬果，在家養精蓄銳，為來年的春耕打好健康基礎。

隱白穴

穴道按一按

如果覺得腸胃不適，可以用熱敷或按壓「隱白穴」的方式來加以舒緩，也能緩解各種出血症狀。

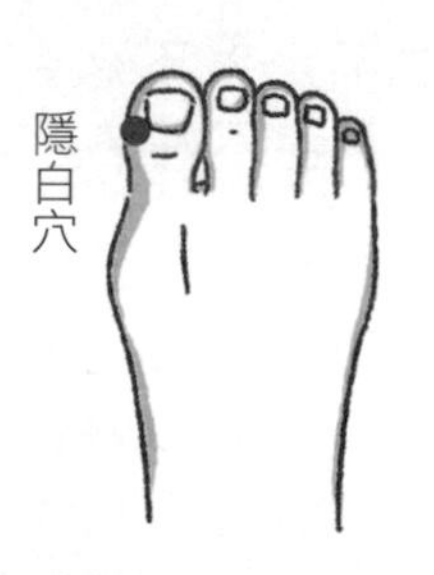

- **穴道位置**

  「隱白穴」位在大腳趾趾甲旁 1 公分處。

- **按摩方法**

  可以用艾灸來刺激「隱白穴」，若無艾條，則可用局部熱敷的方式替代。若以拇指指尖按揉「隱白穴」100～200 次，每次 2～3 分鐘，也能達到健脾的功效。

- **功效**

  「隱白穴」是脾經的井穴，具有「調血統血、扶脾溫脾、清心寧神、溫陽回厥」的功效，因此在中醫臨床上也是治療女性月經過多、崩漏的要穴。

Tips

二十四節氣到底是看農曆還是看國曆呢？

節氣是看陽曆，因為是根據地球繞行太陽的角度，所制定出的曆法。

1月6日

末梢血循不良 身體當機百病生

宜	忌
按壓太衝穴舒緩麻木、冰冷	以微痛感為佳，勿按過頭

當身體出現不舒服時，最常聽到的原因就是「氣血循環不好」，似乎很多疾病都跟「氣血循環」有關。的確，身體的氣血循環會影響全身各部位、各臟器的健康。所謂的「末梢」，不一定是指四肢的末端，還包括體內各器官綿密網狀、無處不在的微細小血管循環。末梢血管相當細窄，體內最細的微細血管，甚至比頭髮還細20倍，負責將人體各部位所需的氧氣和養分輸送到各個組織器官，維持身體活力。

末梢循環幾乎可能引起所有的健康問題，除了常聽到的手腳冰冷，還包括記憶衰退、視力乾澀模糊、皮膚乾燥脫皮、消化不好、耳鳴等，末梢循環與器官功能息息相關，特別是在天氣寒冷的時候，更容易有末梢循環不良的問題產生。由此可見，只要血液循環順暢就能預防疾病，當身體健康了，就能常保年輕、延年益壽。

太衝穴

當天氣越來越冷，末梢血液循環會開始變差，很多人便開始出現手腳麻木、冰冷的情況，如果在平時多按壓「太衝穴」，可改善天冷時產生的末梢血液循環不良問題，達到舒緩麻木、冰冷的效果。

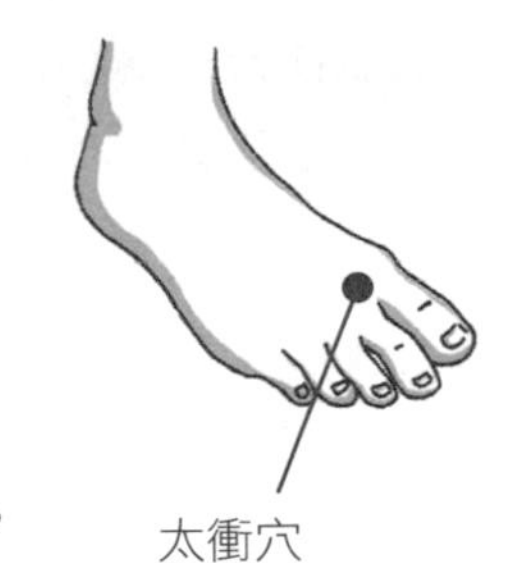
太衝穴

- **穴道位置**

「太衝穴」位於足背，約大拇趾與第二趾間隙的凹陷處。

- **按摩方法**

建議用拇指腹按壓或按揉太衝穴，按摩至有痠脹感為佳，時間約 2 ～ 3 分鐘即可，雙腳交替按摩，早晚各一次。按摩時以微痛感為佳，若沒有痛感可能是因為氣血不順或麻木所致，經常按摩就能改善。

- **功效**

「太衝穴」位於足厥陰肝經穴脈絡中，是肝經上重要的穴道，現代常用於治療腦血管病、高血壓、青光眼、面部神經麻痺、癲癇、肋間神經痛、月經不調、下肢癱瘓等。

1月7日

不通則痛 氣血循環好重要

宜	忌
來碗黃耆桂枝五物湯	以為年輕就百病不侵

中醫常說：「不通則痛，痛則不通。」正說明身體氣血循環的重要，特別適用於身體四肢及各臟腑器官的微細小血管循環，也就是俗稱的末梢血液循環。正常的血管是分枝數多、不變形且流速通暢，若出現變形或瘀塞導致流量不順暢，身體就會出現不適症狀，嚴重一些就會致病。

不論男、女生或各個年齡層，都可能發生血循障礙的問題。常見的末梢血液循環障礙，若發生在會陰部，男性會有陰莖充血不足，造成早洩、陽痿等性功能障礙，女性則可能出現子宮及卵巢功能異常，甚至經血紊亂、不孕症等問題；若是下肢末梢循環不良，則可能造成水腫、鬱積性皮膚炎、感覺異常及間歇性跛行症等。要注意的是，高血壓、高血脂、高血糖會造成血管病變、狹窄，導致末梢血液循環不良，更進一步造成動脈阻塞。

黃耆桂枝五物湯

當發現有氣血不足、風邪入侵、肌肉麻木、手足無力等等症狀時，不妨來一碗黃耆桂枝五物湯，藥渣還可拿來足浴，對於補氣血很有幫助，男女皆適用。

- **材料**

黃耆 30 公克，白芍、桂枝、生薑各 10 公克，紅棗 4 顆。

- **做法**

1. 將所有材料放入鍋中，加入 3 碗水煎至 1 碗水，每日一劑。
2. 藥渣可再煮一次用來泡腳，每日一次、每次約 20 分鐘。
3. 內服外泡，兩週為一個療程。

- **功效**

出自張仲景《金匱要略》，主治身體麻木不仁，方中黃耆甘溫益氣補陽，桂枝甘辛溫經通陽、白芍酸苦偏涼，可補益肝血，桂枝、生薑辛溫，紅棗甘溫，幾味藥合用，既調和營衛，又可健脾和中。現代臨床常用於治療糖尿病周邊神經病變，能修復受損的神經。

1月8日 眼皮跳是中風或顏面神經麻痺？

宜	忌
自製薄荷露緩解失調	經常熬夜、作息不正常

幾乎每個人都有眼皮狂跳的經驗，如果眼皮一直跳，兩、三天都沒有改善，極可能是因為勞累過度、免疫功能下降，要小心這是顏面神經麻痺發生的前兆。

顏面神經麻痺可分為周邊型與中樞型兩種，中樞型的原因多半是因為腦中風引起，周邊型則是病毒感染造成的；兩者最大的區別是，周邊型患者不會有腦中風時身體有半身感覺或運動異常的症狀。而周邊型的患者，因為周邊神經會影響前額的肌肉，所以皺眉時如果發現抬頭紋不見了，極可能是周邊型顏面神經麻痺。不論是中樞型或周邊型，都好發於氣候多變、季節交替的時候，尤其是長期勞累、經常熬夜、作息不正常導致免疫力低落的人，特別容易感染病毒，遭受風邪侵襲頭面陽明脈絡，使顏面一側易受氣血痹阻、經脈失養而發病，導致肌肉無法正常運作。

薄荷露

薄荷具有疏風清熱、辛涼解表的功效，對於急性患者突然口眼歪斜、眼瞼閉合不全、咽乾微渴等症狀有緩解的作用。

- **材料**

  薄荷葉 20 片，水 100c.c.。

- **做法**

  1. 把水和薄荷放進鍋子中，在中央放置一個空碗。
  2. 反蓋鍋蓋並放上冰塊，透過加熱，讓擁有香氣、化學分子的水蒸氣聚集到碗中，變成「純露」來使用。

- **功效**

  上述做法能蒸餾出成分較濃的薄荷腦，使用起來更有沁涼感。薄荷葉是植物薄荷的莖及葉，性味辛涼，歸肝肺二經，臨床上可用於發散清熱、疏肝解鬱。薄荷腦的清香能緩解緊張情緒，幫助人從疲勞的狀態中釋放出來，還能促進睡眠品質。薄荷同時也能消炎止痛，這是因為薄荷中所含的物質能夠幫助身體消炎止痛，同時還能緩解感冒發燒時咽痛的現象。

1月9日 眼歪嘴斜失味覺 顏面神經恐失調

宜	忌
按摩足三里，強身抗病	臉部不受控制、喪失味覺

有民眾表示自己曾罹患「顏面神經失調症」，眼睛一度闔不起來，甚至臉歪嘴斜，後來經過積極針灸及復健治療，面癱症狀終於好轉。中醫認為「面癱」是因為「邪之所湊，其氣必虛」，多由於脈絡空虛、風寒侵襲，以致經絡阻滯、氣血不和，瘀滯經脈，導致經絡失於濡養，肌肉縱緩不收，因此發病。

顏面神經是人體第7對腦神經，同時掌管感覺及運動功能，包括控制顏面表情肌肉及開眼、閉眼等動作，同時也負責舌頭前三分之二段的味覺功能。據統計，臺灣每年平均10萬人當中，就有15～40個病例，不分男女老少都可能發生，而且有復發的機會。特別是在春、冬季節變化時最多，尤其是在免疫力低下時，更是顏面神經麻痺好發的時間點。當臉部表情不受控制、不自覺流口水或是喪失味覺時，就要特別注意。

足三里

「足三里」又稱「長壽穴」，對於增強免疫力、保健脾胃非常有效，自古流傳「灸足三里得長壽」的養生祕訣，意思是常按壓或溫灸足三里穴，可增強體質、預防疾病、健康長壽。

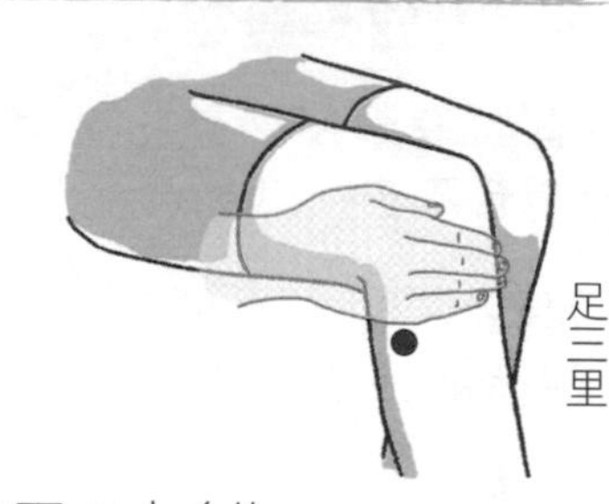

- **穴道位置**

  位於膝蓋前外側關節交界處的凹陷，從凹陷處往下 3 寸（約四指併攏寬度），且距離小腿前側骨頭邊緣 1 寸處（約大拇指指節寬度）。

- **按摩方法**

  坐在床上或椅子上，兩腿屈膝，用兩手拇指分別按壓在兩腿足三里穴上，餘四指併攏托住小腿肚，兩拇指同時用力按揉50下，按壓時會感到痠脹麻，或是雙手掌同時拍打兩腿足三里各 50 下。

- **功效**

  足三里是足陽明胃經的主要穴位之一，是強壯身心的大穴，中醫認為顏面神經麻痺跟陽明經有關，經常按摩可有助調節免疫力。

1月10日 膽固醇如何去壞留好、降血脂？

宜	按壓大魚際，助消化、促循環
忌	吃得過甜過油；抽菸、喝酒

我們體內的膽固醇，有80%靠肝臟自行合成，20%則來自於飲食。不當的飲食、吃得過甜、過油、肥胖、抽菸、喝酒都會造成膽固醇過高，進而傷害脾胃，影響血脂代謝。好的膽固醇會清除血管內的多餘膽固醇回肝臟，壞的膽固醇則會搬運膽固醇到身體各個器官，導致血管硬化失去彈性，引發全身性的心血管疾病。

從中醫的角度談改善高血脂問題，主要針對脾胃運化系統來著手。年輕人的高血脂屬於痰濁血瘀與肝氣鬱結，可用川芎等藥物，來去除血管壁上堆積的膽固醇；至於老年人或遺傳性的高血脂，則屬「脾弱腎虛型」體質，建議用北沙參、白朮等藥物來強化器官功能，讓多餘的膽固醇順利代謝出體外。

大魚際穴

張開手掌看一看，如果「大魚際穴」發紅，表示可能有三高、脂肪肝，甚至罹患心血管疾病的風險。

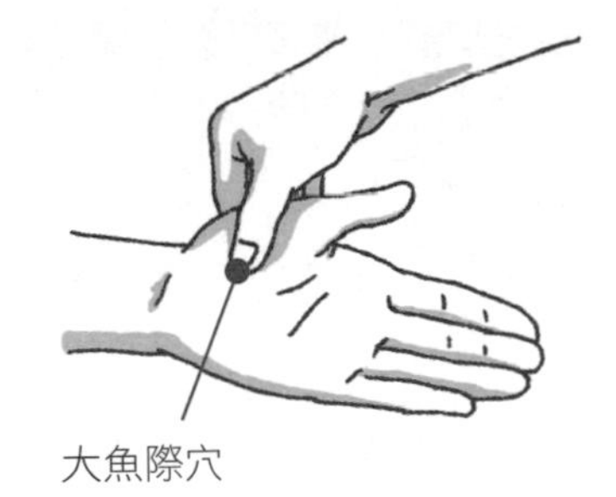
大魚際穴

- **穴道位置**

「大魚際穴」位在手掌拇指根部，握拳時有明顯凸起，形狀如魚，故稱為魚際。

- **按摩方法**

將兩手的「大魚際穴」相對，來回搓揉2～3分鐘，穴位感覺到明顯的熱感。按壓此處可幫助消化、促進血液循環、增強抵抗力，也可舒緩心絞痛問題。

- **功效**

「大魚際穴」位屬手太陰肺經，「大魚際穴」發紅，表示心火旺，常表現為心煩、易怒、失眠、口角潰瘍等，血脂、血壓都高；若在非外力影響下，卻整個手掌通紅，則容易出現心腦血管疾病，建議緊急就醫治療。

1月11日 膽固醇過高，是肝脾異常？

宜	忌
多吃豆類、大蒜、洋蔥、薑	暴飲暴食、阻礙經絡氣血

大家都說吃海鮮會增加膽固醇、內臟類吃多了也會增加膽固醇，所以要少吃。不過，膽固醇在我們體內到底扮演什麼角色？膽固醇是人體一種必需的物質，能夠製造膽汁、荷爾蒙、維生素D與膽酸，當膽固醇過高，會引發胸痛、血栓、心血管疾病、高血壓、糖尿病、中風等疾病。

當膽固醇過高，西醫稱其為「高血脂症」，中醫則歸類在「痰濁」、「濕熱」的範疇，主要跟肝、脾相關。平常暴飲暴食造成脾功能失常，容易導致濁濕、阻礙經絡氣血，造成高血脂；而肝功能異常，無法疏泄排通，形成濕濁化痰，也會讓多餘的膽固醇無法排出體外。

建議多吃些豆類、大蒜、洋蔥、薑、富含Omega－3的深海魚來降血脂，活血化瘀。

三七丹參山楂茶

飲食過當、本身膽固醇偏高，想去油解膩或想疏經活血，建議可沖泡「三七丹參山楂茶」來飲用。

- **材料**

生三七 500 公克、生丹參 500 公克、生山楂 500 公克。

- **做法**

1. 將 3 款藥材研磨為細末狀。
2. 每日 3 次、每次取 5 公克，沖熱水當茶飲用。

- **功效**

三七性溫、味甘，歸肝、腎經，主治止血散瘀，能活血化瘀，是傷科用藥，也可用來治心絞病、缺血性腦血管病變等疾病。丹參，性微溫，歸心、肝經，現代藥理發現，丹參具有擴張血管、抑制血清膽固醇升高的作用，但因具有活血去瘀的功能，月經過多者及孕婦忌服。山楂性甘微溫，味酸，歸肝、脾、胃經，具有消食化積，活血化瘀的作用。三物合用，可以幫助改善膽固醇過高的情況，但脾胃虛弱的人不可以過度飲用。

1月12日 痰濕體質要當心血包油？

宜	有家族病史者，定期抽血檢查
忌	偏食、吸菸、常熬夜

臺語俗稱高血脂症為「血油高」，血包在油裡面，聽起來有些可怕，但是，高血脂症幾乎沒有症狀，如何知道自己血脂過高？根據統計，45～55歲是高血脂的好發期，男性罹患機率會高於女性，但女性停經後，血脂濃度會增加，罹患機率會高於男性。因此，如果有家族遺傳病史或超過40歲以上的讀者，建議定期做抽血檢查較好。

中醫看血脂異常為「痰濕」體質，表徵為舌苔厚、胃口不好、大便有黏質，偏食、吸菸、常熬夜跟過度攝取高脂肪的人多屬痰濕體質。當年紀超過40歲，腎氣逐漸虛衰，臨床上也發現隨著年紀增長，罹患高血脂的人也較多，建議可適量食用何首烏、薑黃、澤瀉、銀杏葉、柴胡、冬蟲夏草等中藥來降低體內的三酸甘油酯。

枸杞薑黃炒海帶

想要降血脂，又想吃得美味，不妨試試這道「枸杞薑黃炒海帶」。

- **材料**

薑黃 5 錢、枸杞子 2 錢、海帶 100 公克、橄欖油適量。

- **做法**

1. 海帶泡水洗淨切細絲、枸杞子泡軟備用。
2. 將薑黃入鍋，加入橄欖油拌炒至有香氣，再加入海帶及枸杞子以中火炒熟，加鹽調味即可。

- **功效**

薑黃是最近非常熱門的一種保健食材，薑黃性溫，歸腎經，主治活血行氣、通經止痛。現代醫學發現薑黃含薑黃素，可降低總膽固醇和三酸甘油酯，抗動脈硬化及衰老，同時薑黃素還能增加膽汁的分泌及生成。但是切記，薑黃素不溶於水，必須和油脂一起攝取，才能提升人體吸收率。天然的食材才是健康的首選，不建議過度服用膠囊狀的萃取物，以免導致體內免疫系統失衡。

1月13日 降血脂靠去痰？不一樣的「痰」

宜	忌
少油膩、多高纖維食物	受寒、飲食不節制、太勞累

根據衛生福利部國民健康署調查顯示，臺灣每5人就有1人血脂異常。血脂異常代表血液中的膽固醇、三酸甘油酯、低密度脂蛋白膽固醇（俗稱壞膽固醇）等指標不符標準，一般稱為高血脂症。

高血脂症在中醫屬痰濕、氣虛的範疇，水分滯留、運行不暢，是為痰濕，痰濕積於肝臟，易患脂肪肝、流於血液引起血脂異常、流於上方引發頭痛、流於下方則引起水腫，因此中醫認為「百疾皆由痰作祟」。而「脾」主運化，脾胃正常運作能改善痰濕體質，氣虛體質的人則因為脾功能不調（如受寒、飲食不節制、過於勞累等）導致血脂上升。所以平常應維持良好生活習慣，例如：少吃油膩食物、多攝取高纖維食物（如五穀根莖類、各式蔬果）、少喝酒，可降低血脂濃度，避免高血脂找上門。

水分穴

痰濕體質的人建議可多按「水分穴」來去除體內濕氣，讓氣血津液運化正常。

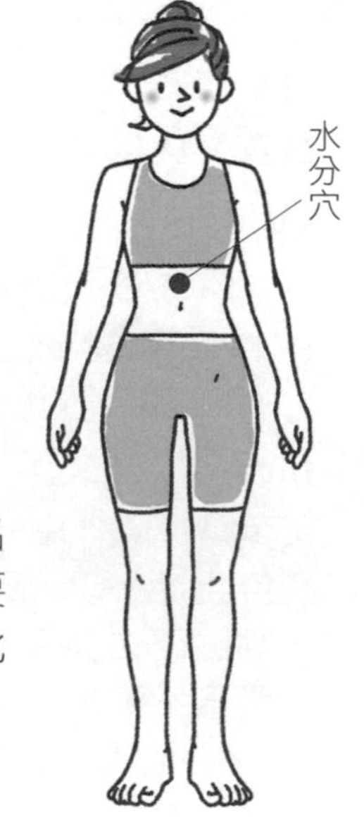

- **穴道位置**

  「水分穴」位於人體的上腹部，肚臍上一指寬之處。

- **按摩方法**

  每天2次、每次3分鐘，將手掌根置於「水分穴」上，以順時針方向揉按，可降低濕氣在體內囤積的機率。

- **功效**

  水分穴，屬任脈，《針灸資生經》中記載：「此穴一名分水，能分水穀故也。」指任脈的水液在此分流，主要功能在分流水濕，因此可達益肺、健脾、補腎、利水化濕、消腫之效，經常按摩此穴，也能消除體內水腫。

1月14日 福泰不是福？小心高血脂

宜	吃對食物，適當深蹲運動
忌	飲酒、生冷飲料、過多甜食

你發現了嗎？有高血脂的人，身材都較福泰、有肥胖的問題，尤其愛吃甜食、含糖食物或酒精的人，更易引發三酸甘油酯過高，所以體重過重者通常都伴隨三酸甘油酯及膽固醇過高的問題。

就中醫來看，痰濕體質的人表現於外也是體型肥胖、腹部肥滿。「濕」可分內濕和外濕，外濕指環境潮濕等，會侵犯人體而致病；而內濕則指消化系統運作失宜讓津液停聚，或因飲酒、生冷飲料等，而使體內津液聚停形成內濕。過多的甜食也有害脾胃運作，導致體內濕氣無法排出，生痰生濕而成高血脂。女性自更年期後，體質走向腎陰虧虛，代謝能力下降，體內膽固醇增多，血脂無形中也升高。因此中醫治療高血脂症著重利濕化痰、強健脾胃，更年期女性屬肝腎陰虛，須改採滋陰補腎為主，藉此提高身體機能，才能控制血脂偏高。

深蹲

飲食控制能降低壞的膽固醇，運動則可增加體內好的膽固醇，所以記得吃對食物、有空做做深蹲吧！

- **運動方式**

雙腳平行或微蹲，腳掌與膝蓋呈平行狀態，膝蓋不能超過腳尖，用大腿和臀部的力量向後蹲。注意，是臀部向後坐而不是膝蓋向前蹲，若感覺膝關節疼痛，應小心避免錯誤姿勢造成傷害。

- **運動次數**

每次 30 秒，略休息後再做一次，連續 10 次。如果一次無法蹲 30 秒，可從 10 秒蹲起，之後再慢慢增加時間及次數，感覺到雙腳顫抖就不可勉強深蹲。

- **功效**

「腿是人的第二心臟」，血液循環是從心臟左心室輸出，經由動脈送到身體各處，再透過靜脈運回心臟，深蹲可把氣血導引到腳底，帶動血液回流，改善血管阻塞問題。

1月15日 咳咳咳！乾咳無痰就該這樣喝

宜	忌
來壺膨大海菊花茶	咳嗽日久不就醫

新型冠狀肺炎的症狀之一就是嚴重咳嗽，醫學上稱為吠狀咳嗽。乾咳沒有痰，但卻聽得人心惶惶，支氣管痙攣、藥物、病毒感染、過敏、氣喘、百日咳都會引發乾咳，甚至只是外來的粉塵都可能是主因，如果在短期內自行緩解，而且沒有併發其他症狀，都可以不用就醫。

以中醫理論來講，咳嗽的病因分外感和內傷兩大類，外感咳嗽的原因為六淫外邪，侵襲肺系，內傷咳嗽則為臟腑功能失調，再影響到肺。外感的咳嗽通常覺得喉頭發癢而咳，可盡量吃清淡的食物；若為內傷咳嗽則是會覺得有一股氣流往上衝、從肺部或胸部而出，脇肋會出力。若是熱咳，可吃些偏涼的食物如白蘿蔔，冷咳則吃溫熱食物如薑母茶，以舒緩咳嗽。

膨大海菊花茶

咳嗽怎麼辦？來一壺唱歌必備良藥「膨大海菊花茶」，不只對「燒聲」有效，對乾咳無痰也不錯喔！

- **材料**

膨大海 2 枚、菊花 5 公克。

- **做法**

1. 將膨大海、菊花置於茶杯中，以熱開水沖洗去除雜質後，將水瀝乾。
2. 重新注入沸水，上蓋。
3. 沖泡約 4 分鐘後，即可趁熱飲用。

- **功效**

膨大海，性微寒，味甘，歸屬肺、大腸經，可清熱、潤肺、利咽、解毒，主治乾咳無痰、喉嚨痛、喑啞等。若將膨大海與甘草燉茶飲用，對失聲、牙齦腫痛也有其效用，但建議容易腹瀉者不要喝太多。

1月16日 不想聽咳色變？止咳化痰不要拖

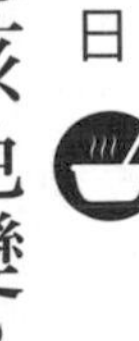

宜	忌
攝取養脾健胃的食物	過燥上火、風寒、飲食不當

2020年新型冠狀肺炎來勢洶洶，相信大家一定還記得疫情高峰時，人人自危、無不聽咳色變，只要咳嗽聲一起，旁邊立刻淨空，就怕被傳染。

那麼，就來釐清一下為什麼人會咳嗽？咳嗽是一種身體的防衛機制，要將外來的物質或黏液從肺部或上呼吸道清除，而黏液指的就是痰或其他物質。西醫認為，咳嗽是疾病引起的症狀而非一種疾病，中醫則認為咳嗽是風寒燥熱邪氣入侵、肺失宣降、肺氣上逆發出咳聲或咳出痰液的一種病症，當季節交替、過燥上火、風寒、飲食不當都會引發咳嗽。可多攝取養脾健胃的食物，如小米、地瓜、南瓜、大棗等，提升脾胃功能，將濕氣排出體外。

如果咳嗽超過一個月，可能是嚴重疾病的症狀，如肺癌、肺結核、心臟衰竭、肺水腫、腎臟病等，俗話說「咳嗽不能拖」，可千萬不能輕忽。

川貝枇杷湯

咳嗽病症初期，喉嚨癢癢的很不舒服，想化痰止咳，建議煮一壺「川貝枇杷湯」來飲用。

- **材料**

雪梨 40 公克、枇杷 25 公克、川貝母 2 公克、冰糖 25 公克。

- **做法**

1. 枇杷去子切塊、雪梨去核切塊。
2. 燒一鍋沸水，將川貝母倒入煮熟。
3. 放入冰糖、雪梨、枇杷，煮至冰糖完全融化即可倒出飲用。

- **功效**

川貝，本名為川貝母，是卷葉貝母或烏花貝母、棱砂貝母乾燥的鱗莖，是一種多年生的草本植物，性涼，味甘、苦，歸屬肺經，主治虛勞咳嗽、痰多咳血，但脾胃虛寒者不宜。枇杷，性涼、味酸甘，具有清肺化痰止咳的作用，也可用於解渴。雪梨性寒、味甘，具有生津潤燥，清熱化痰、養血生肌的效果，但一次不能吃超過一顆。

1月17日 你是哪種咳？從痰的顏色辨疾病

宜	忌
多喝熱開水，潤喉化痰	吃太甜、油膩、辛辣、燥熱

多數人常要等到咳嗽伴隨其他症狀或咳太久了，才會主動就醫。什麼病症會引發咳嗽有痰？感冒、細菌感染（如肺炎、支氣管炎、鼻竇炎、肺結核）、慢性肺病、胃食道逆流、鼻涕倒流等都會引起咳嗽，但如果咳嗽帶血，或痰是綠色或棕色，代表可能是病菌感染，只要痰的顏色非清澈如鼻水，或痰量增加，就是一種異常警訊，要立刻就醫。

中醫將咳嗽分為寒咳、熱咳、燥咳，「寒咳」多因風寒或冷氣低溫引起，痰偏白色；「熱咳」乃風熱或暑熱引起，痰稠而黃；「燥咳」則痰黏成絲或乾咳無痰。若要去咳止痰，除了對症下藥外，飲食上要避免太甜（甜易生痰）、油膩、辛辣、燥熱（胡椒、酒、羊肉等）、燒烤，冰品等寒性食物避免過量，並多喝熱開水。喝水時，先將熱水含在口中再慢慢吞下，潤喉化痰的效果較好。

太淵穴

如果你是感冒引起的咳嗽，按壓太淵穴可舒緩咳嗽症狀。

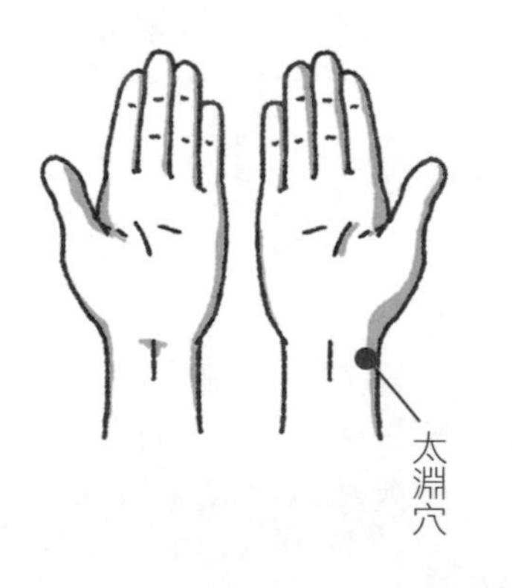

- **穴道位置**
  手掌心朝上，位於大拇指指側、手腕與手掌交接處，可明顯感受到脈博跳動處即為太淵穴。
- **按摩方法**
  以對掌大拇指指腹及指尖垂直輕輕按壓1～3分鐘。
- **功效**
  太淵穴屬肺經，意指穴當寸口動脈，血氣旺盛之穴，是人體脈膊能力匯聚處，也是中醫把脈診斷身體的穴位，主治宣肺平喘、清咽消腫，可治流行性感冒、咳嗽、支氣管炎、氣喘、氣胸、胸痛、咽喉腫痛等症狀。

1月18日 手指麻沒關係？傷頸傷手還傷身

宜	忌
諮詢專業醫師找病因	3C產品片刻不離

很多人都有手麻的困擾，有人像觸電一樣，只在指尖感到麻、痛，有的人卻是從頸椎麻到手指，或是因手麻而睡不好，為什麼會這樣？

現代人生活往往離不開手機、電腦等3C產品，再加上日常生活也離不開雙手，因此手指在長期使用下，容易產生各種文明病，例如：末端循環不良、腕隧道症候群、肘隧道症候群、頸椎退化狹窄、椎間盤突出等。中醫將手麻痠脹歸類於「痹症」，痹是閉塞不通，痹症指外邪（風、寒、濕、熱）入侵肢體、經絡、肌肉、關節，導致氣血運行不暢、經絡阻滯，引起肌肉或關節疼痛、腫脹、重著或麻木，可透過針灸來改善氣血受阻的情形。

手麻成因眾多，影響的範圍也大不同，長久的痠麻可能會造成神經系統病變，建議先諮詢專業醫師找病因，才能真正解決手麻的問題。

內關穴

如果是因為3C產品使用過度、姿勢不良造成的手痠麻，建議在休息時間按壓「內關穴」，可暫時舒緩手指麻的問題。

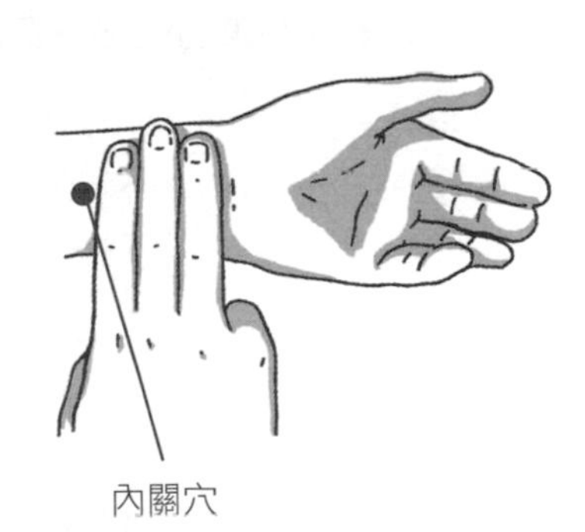

- **穴道位置**
  手掌向上，腕橫紋正中後兩寸，約三橫指（食指、中指、無名指併攏）的位置，就是「內關穴」。
- **按摩方法**
  每天重壓穴位2次，每次按摩2～3分鐘。
- **功效**
  《靈樞・衛氣》：「手心主之本，在掌後兩筋之間二寸中。」指的就是內關穴。「內關穴」屬於手厥陰心包經，心包經的經脈經水由此穴注入體內，因此有維護與調節人體內外經脈陰液的作用，可疏通經絡及前臂諸疾，對於胸痛、胃痛、心痛、反胃、腕道症候群、手痠麻都有舒緩的效果。

1月19日 哪根手指麻？從手麻部位找原因

宜	忌
對症食療、泡泡手腳	姿勢不良、忽視身體警訊

引起手麻的因素包括：末端血液循環不良造成手指麻脹、腦中風引起手腳或身體半邊麻木，拇指、食指、中指麻可能是腕隧道症候群引起、小指或無名指麻可能是肘隧道症候群、從頸部麻到手指可能是椎間盤突出或頸椎退化。如果除了手、腳麻，還伴隨臉部或身體半邊麻木，可能就是腦中風。自體免疫疾病如紅斑性狼瘡等也會造成指尖或手掌麻痛，酒精、藥物、腫瘤、自律神經失調也會手麻。

針對手麻，西醫主要以藥物、物理治療或開刀來處理，而中醫則以針灸加中藥來疏通經絡。若是急性壓迫，可補充如薑黃、鮭魚、核桃、菠菜、鳳梨等富含維生素B_6的食物來減輕發炎及疼痛症狀；若是姿勢不良引起的，可在睡前泡泡手腳改善末梢血液循環，或是藉由行氣活血的藥材來疏經活血，也可改善痠麻問題。

川烏雞絲粥

若是因風寒濕痹引起的肢體麻木，可熬煮「川烏雞絲粥」來舒緩症狀。

- **材料**

烏頭末 3 公克、梗米（蓬萊米）60 公克、雞肉絲（熟）80 公克、枸杞子與芹菜葉適量。

- **做法**

1. 先將烏頭末煎熬取汁、梗米加水煮沸。
2. 在煮沸的梗米中倒入先前煎煮過的烏頭汁，以小火慢熬。
3. 將枸杞子倒入煮沸後的粥裡，再次大滾後關火盛出。
4. 放上煮熟的雞絲及芹菜葉即完成

- **功效**

川烏，別名川烏頭，《本草綱目》記載「主大風頑痹」，主治祛風除濕、散寒止痛，對於頭痛、肢體麻木、半身不遂皆有其療效，但孕婦及陰虛陽盛、熱證疼痛者禁用。川烏含多種生物鹼，有鎮定、鎮痛、局部麻痺的作用，劑量拿捏不當會引起心跳減緩、甚至心室顫動，使用上不可不慎。

1月20日 冬不藏精，春必病溫——大寒

宜	忌
調養好身體、養精蓄銳	盲目進補讓血脂、血壓飆高

大寒，一年中的最後一個節氣，預告著冬天即將結束、春天即將到來。《曆書》記載：「小寒後十五日，斗指癸為大寒，時大栗烈已極，故名大寒也。」《授時通考・天時》引《三禮義宗》也說：「寒氣之逆極，故謂大寒。」代表著天氣寒冷到極點，這時候最重要的工作就是禦寒，再來進行養身，因為《黃帝內經》有言「冬傷於寒，春必病溫；冬不藏精，春必病溫」，精指維持生命的元氣，冬天若沒有調養好身體、養精蓄銳，就會在來年的春天罹患各種外感病症。因此大寒的到來，對中醫來說，為了來年的強身體魄，現在就是最好的養身時節。

大寒是各種病毒活躍的時節，因此要多食用溫散風寒的食物來防禦風寒邪氣的侵擾，但藥膳食補還是要看體質進補，如果盲目進補，有可能會讓血脂、血壓飆高，得不償失。

五味子蜂蜜綠茶

大寒著重補腎、補元氣，「五味子」為五行之精，古籍中記載，常服能返老還童、延年益壽。在大寒時節，建議來杯「五味子蜂蜜綠茶」保肺滋腎，同時溫暖手腳。

- **材料**

五味子 5 公克、綠茶 5 公克、蜂蜜 10 公克。

- **做法**

1. 五味子炒焦備用。
2. 將炒焦的五味子與綠茶用沸水沖泡洗淨後瀝乾。
3. 重新注入沸水，上蓋。
4. 沖泡約 5 分鐘後，加入蜂蜜即可飲用。

- **功效**

五味子性溫、胃酸甘，歸肺、腎、心經，可收斂固澀、益氣生津、補腎寧心，現代醫學發現，五味子可護肝解毒，有利於神經衰弱的恢復，還可增強免疫功能，為保肺滋腎要藥，與綠茶及蜂蜜同飲，是大寒養生首選。

1月21/22日 膝蓋卡卡的？小心關節退化

宜	忌
運動、刮痧、舒緩、按摩	體重過重、穿高跟鞋

因為少動加上飲食過當，現代人體重都偏高，衝擊最大的除了臟腑器官，膝關節更是首當其衝。據統計，當站立或行走時，膝蓋要承受的重量約體重的1～2倍，跑步、爬樓梯時則是4倍。體重超標的女性比起標準體重者，罹患退化性關節炎的機率高4倍，男性則高出5倍，平均每6.5人就有1人有關節疼痛問題。

退化性膝關節炎在中醫學屬於痹證、痛痹、骨痹等範疇，因年老體弱、筋脈失養或風寒濕邪入侵、阻斷經脈、氣血運行不暢所致，臨床上需補益氣血、滋養肝腎，常用大防風湯、十全大補湯等來提高療效。急性期的關節疼痛，中醫會採以針灸、熱療藥洗或推拿的方式來治療，若是長期反覆關節疼痛，除了針灸以外，還會輔助貼藥膏、按摩、刮痧、推拿或中藥湯劑等，透過傷科手法，讓關節矯正回正常的角度，以減緩關節疼痛。

陽陵泉穴

如果覺得膝蓋、腿腳不太舒服時，可以按壓「陽陵泉穴」來緩解。

- **穴道位置**

  「陽陵泉穴」位於小腿外側部，腓骨頭前下方凹陷處，約為膝下2寸處。

- **按摩方法**

  用大拇指指腹左右按壓1～3分鐘。

- **功效**

  小腿外側面為「陽」，腓骨頭突起處如「陵」，故稱為陽陵。「陽陵泉穴」屬膽經，是經絡的八大會穴之一，為全身筋的功能、精氣會聚點，具有疏泄肝膽、清利濕熱、舒筋健膝之效，對抽筋、筋骨僵硬、痠痛也有幫助。

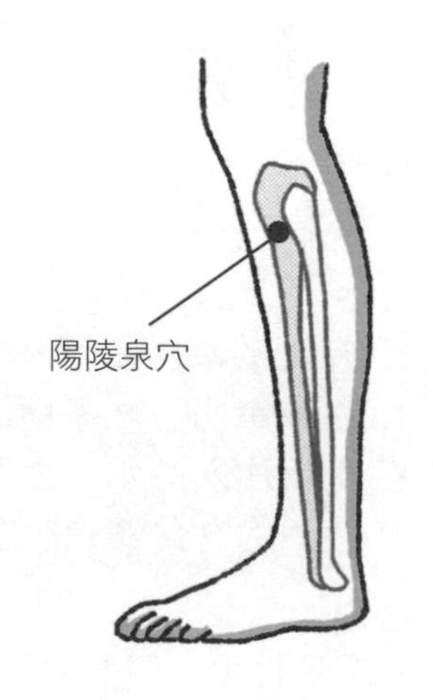

1月23/24日 氣運丹田？運動改善頻尿？

宜	多吃黑色食物、鍛鍊骨盆肌肉
忌	喝太多飲料、泌尿道感染

頻尿的問題可輕可重，嚴重時甚至會影響日常生活。國際尿失禁協會對頻尿的定義為「一天小便超過8次，晚上起床排尿超過2次」就算頻尿。通常因為喝太多水、情緒壓力、年齡增長、膀胱炎、前列腺肥大、子宮肌瘤、糖尿病等導致頻尿。一般男性常見的頻尿原因是攝護腺肥大，女性則是泌尿道感染。

《黃帝內經》記載：「水泉不止者，是膀胱不藏也。」中醫認為頻尿主要與腎氣不足相關，腎精虧損者，易腰痠背痛、髮枯齒落、精神不濟，在治療上以針灸（關元、氣海、太溪、崑崙、足三里）和內服中藥（濟生腎氣丸、縮尿丸）為主。「黑能入腎」，建議多攝取黑芝麻、黑木耳、黑豆、黑棗、黑米等食物來補腎，少喝利尿飲料、鍛鍊骨盆底肌肉、補充足夠水分，也能改善頻尿問題。千萬別覺得頻尿是小事，應盡早就醫，避免進一步的併發症發生。

凱格爾運動

凱格爾運動，又稱縮肛運動，在國外是建議產後孕婦都要做的運動，可解決陰道鬆弛的問題，也可以鍛鍊男生的骨盆肌肉喔！

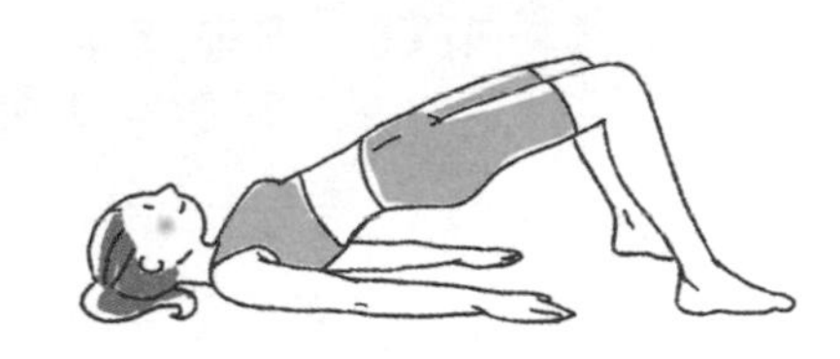

- **運動方式**
  1. 仰躺在床上，雙腳膝蓋彎曲。
  2. 收縮骨盆底肌肉，感覺像是平常解小便時中途忽然憋住。
  3. 除了提肛肌肉群，腹部、大腿、臀部均不須用力。

- **運動次數**

  收縮10秒、放鬆10秒，重複15次，每天做一次。記住，除了骨盆肌肉外，其他肌肉如果有痛感，表示用力錯誤。

- **功效**

  凱格爾運動是用來訓練支撐膀胱、陰道、子宮等骨盆腔器官的骨盆腔底肌肉群，可預防及治療提肛鬆弛所引起的疾病，包括尿失禁、陰道鬆弛、子宮脫垂、大便失禁、性生活障礙等。

1月25日 貧血不簡單！心臟衰竭有關？

宜	忌
吃富含鐵、維生素B_{12}的食物	脾胃虛弱、飲食失調

呼吸急促、心跳加快……我戀愛了嗎？很抱歉，你可能只是貧血。

大家都以為貧血的症狀是臉色蒼白、頭暈目眩、注意力不集中、虛弱、掉髮，但貧血的症狀還包含了心悸、呼吸急促、焦躁易怒，嚴重還可能出現昏厥、心律不整、心臟衰竭等症狀。由此可知，貧血也可能是其他疾病的徵兆，是一個不容小覷的症狀。

中醫《內經》記載：「人之血氣精神者，所以奉生而周於性命者也。」中醫認為「氣為血之帥」，貧血屬血虛證，多因脾胃虛弱、飲食失調、體質不強、造血功能低下或病後體虛造成。氣能生血，脾虛則不能化生氣血，所以要健脾益氣才能補氣又補血，可多吃富含鐵質和維生素B_{12}的紅肉類、深綠色蔬菜如菠菜、海帶、紫菜等含鐵及葉酸的食物，有助製造紅血球。

膈俞穴

脾虛者可按壓「膈俞穴」，有活血化瘀、補氣健脾之功效，可改善人體血虛的情況。

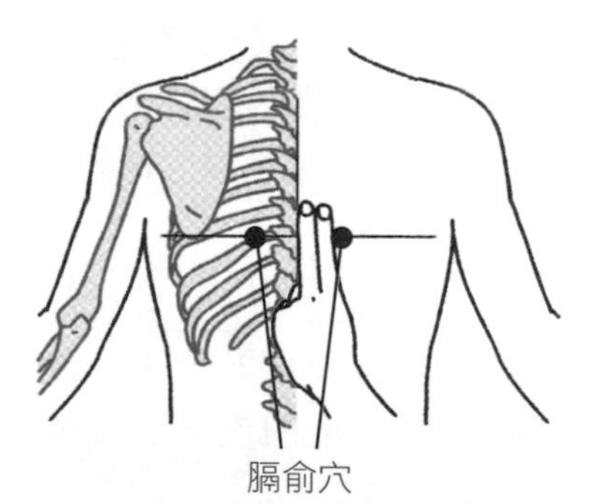
膈俞穴

- **穴道位置**

  「膈俞穴」在背部，當第 7 胸椎棘突下、旁開 1.5 寸（約 5 公分）之處。

- **按摩方法**

  一般多以灸法來治療血虛證，因為灸法最能發揮補血的作用，二來灸法又能通過熱力化解氣血的瘀滯。若以兩手指腹揉壓此穴，可緩解嘔吐、胃痛症狀。

- **功效**

  「膈俞穴」，屬足太陽膀胱經，《針灸大成》曰：「血病治此，蓋上則心俞，心主血；下則肝俞，肝藏血；故膈俞為血會。」意指本穴是血液聚會之處，主治寬胸膈（理氣寬胸）、清血熱。現代病理則認為對貧血、慢性氣管炎、哮喘都有效。

1月26日 思慮過度也貧血！怎麼補？

宜	忌
注意保暖 勿過度勞累	生冷食物 思慮過度

貧血是指體內紅血球減少或血紅素過少，當男性血紅素低於13.0 g／dL、女性低於12.0 g／dL就是貧血。女性是貧血的高風險族群，在臺灣有25％的女性有貧血問題，除了生理期出血過多，鐵含量攝取不足、過度節食、偏食、癌症患者、動過胃部手術的人也會導致缺鐵性貧血，是臺灣最常見的貧血類型。

中醫視貧血為血虛的一種，失血過多、臟腑不足（脾胃虛弱、心氣不足、腎精虧虛、肝氣鬱結等）、思慮過度（思傷脾）都會造成血虛。失血過多的血虛，應避免生冷食物，注意保暖勿過度勞累；而脾臟不足者則需要先分辨是心血不足還是肝木剋脾土，才能對症下藥；至於思慮過度的血虛，需先解除壓力來源，再搭配中藥來解決血虛。

四物養血何首烏雞湯

若是失血過多的貧血患者，可燉補「四物養血何首烏雞湯」來養氣補血。

- **材料**

當歸 4 錢、何首烏 3 錢、杜仲 3 錢、玉竹 3 錢、桂枝 2 錢、黃耆 2 錢、黨參 2 錢、熟地 3 錢、川芎 2 錢、枸杞 5 錢、紅棗 8 顆；老母雞 1 隻、米酒 1 大匙、生薑 6 片、香菇 5 ～ 8 朵、水 6 碗、鹽少許。

- **做法**

1. 把香菇泡軟、切薑片 6 片；雞肉洗淨切塊後，放入煮沸的熱水燙熟撈出。
2. 中藥材洗淨後，與米酒、水放入鍋中煮至沸騰。
3. 將熬好的中藥湯汁倒出，再放入雞肉燉煮約 30 分鐘至雞肉熟爛。
4. 起鍋前加少許鹽巴調味，即可食用。

- **功效**

當歸，可補血、活血、調經、止痛、潤腸，血虛之人最適宜服用。何首烏，對頭暈目眩、心悸、乏力、腰膝痠軟，有補血凝神的功效，可促進紅血球生成，對血虛者更為有效。

1月27日 落枕脖子動不了 按摩通了就不痛

宜	忌
調整睡眠姿勢、適當按摩	壓力過大疲勞損傷

「啊～」早晨起床，一陣哀號聲伴隨著脖子動不了的窘境，脖子肌肉僵硬、不管怎麼轉都痛，可能就是「落枕」了。落枕，屬急性頸部肌肉拉傷，是睡眠後出現的頸部僵直性疼痛，長期姿勢不良、睡眠時頸部處於溫差大的環境，或精神壓力過大都可能造成落枕。

落枕，中醫稱失枕，屬於局部氣血循環差所造成，睡眠姿勢不當、頸部遭風寒侵襲、疲勞損傷（長期低頭看 3C 產品）、陰虛體質都是落枕的高危險群。此外，冬天風寒、夏天冷氣病，會導致風寒外邪入侵造成頸部經絡痹阻，因此冬天也是落枕的好發期。中醫針對落枕患者，會施以針灸紓解經絡，俗話說「不通則痛」，血路通暢，自然就不痛了。

束骨穴

多數慣性落枕患者都是容易給自己過多壓力的人，建議按壓「束骨穴」來疏經活絡，放鬆一下。

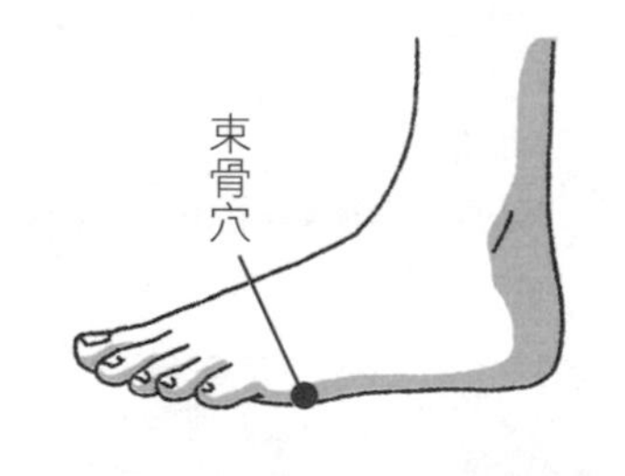

- **穴道位置**

  「束骨穴」位於足外側，足小趾（第 5 跖趾關節）的後方，赤白肉交際處。

- **按摩方法**

  用手指指尖用力按壓此穴 7 分鐘，再以艾灸此穴 10 分鐘，一邊操作一邊轉動頸部，會有明顯的止痛效果。日常保健則用大拇指腹按揉此穴，每天 2 次、每次 2 ～ 3 分鐘，對落枕、頭痛等都有保健效果。

- **功效**

  「束骨穴」隸屬足太陽經，姿勢不當、過度緊張，會使頸肩部的督脈、足太陽膀胱經脈氣受阻，按摩束骨穴可疏經活絡、散風清熱、清利頭目，主治頭痛、目眩、項強（頸部連及背部筋脈肌肉強直）、癲狂、腰腿痛，現代臨床則用以治療神經性頭痛、落枕、腓腸肌痙攣、癲癇等症狀。

1月28日 桃花癲壓不住 發作時按人中穴

宜	忌
按摩穴道、舒緩情緒	忽略情緒起伏、排斥就醫

根據美國國家精神疾病聯合會的數據顯示，全球有超過1億人口罹患躁鬱症，自殺率更高達一般人的20倍，是所有精神疾病中最高的。什麼是躁鬱症？

躁鬱症在醫學上被稱為「雙相情緒障礙症」，患者會輪流交替出現躁期或鬱期的症狀，躁期症狀包含亢奮不睡覺、易怒等，而鬱期剛好相反，疲憊無力、意志消沉，嚴重時甚至想自殺。而中醫稱其為癲狂，《黃帝內經》中指出「鬱症為抑鬱狀態，屬癲；躁症為興奮狀態，屬狂」，又名「桃花癲」，意指這個人會在三月桃花開的時候突然出現情緒大變、多話、衝動、性慾高漲等癲狂行為，因症狀好發在三月，故稱為桃花癲。中醫以疏肝解鬱的方式來調理躁鬱症，藉由按摩穴位或養生茶飲等方式來舒緩情緒。

人中穴

當躁鬱症發作的時候，可以按一按「人中穴」，可起到鎮定的效果。

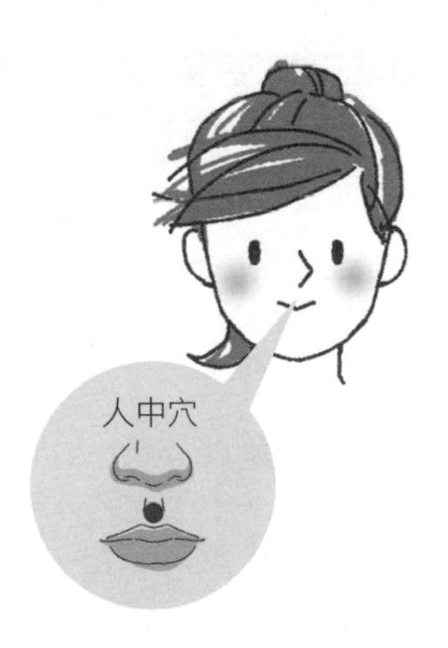

- **穴道位置**

  人中穴位於我們臉部鼻唇溝中央偏上 1/3 與中 1/3 的交界處。

- **按摩方法**

  以針刺或是手指掐，是簡單且快速的急救方式，以先左後右的方式進行穴位按摩，每次時間約 3 ～ 5 分鐘。

- **功效**

  人中穴屬督脈，又名水溝穴，主治「閉證厥證，開竅醒神」，是中醫八大穴位中，最重要的急救穴位，如果遇到突然出現昏迷、呼吸停止、血壓下降、休克等情況時，可用力掐「人中穴」進行急救，等待救護人員到來。

1月29日 壓力來了撐不住 舒緩焦躁喝杯茶

宜	忌
喝杯安神茶，沉澱思緒	思慮過重愈想心愈亂

根據衛福部2019年國人死因排行榜發現，15～19歲青少年的自殺死亡率逐年升高，而青壯年的自殺死亡率也居該族群死亡原因第二名。雖然自殺原因複雜且多元，可能跟家庭功能不足、青少年無力抵抗社會外在因素有關，但這些負面的情緒，在中醫看來都屬於情志活動。情志活動包含喜、怒、憂、思、恐、驚，《黃帝內經．素問》中提到：「人有五臟生五氣，以生喜怒悲憂恐。」當情緒受到刺激，臟腑的氣血功能產生紊亂，就可能致病。

常見的壓力相關疾病，包括焦慮症、憂鬱症、睡眠障礙等，研究也證實，「壓力」會透過內分泌與免疫系統干擾生理正常運作、引發疾病。中醫建議，要改善壓力疾病，除了西醫提供的抗焦慮劑、抗鬱劑、安眠藥等藥物治療外，也可經由針灸或按摩穴位（如內關穴）來舒緩緊張、失眠、焦慮的情緒。

柏子仁養心茶

如果常常心神不寧、思慮過重、失眠睡不著，不妨試試「柏子仁養心茶」，安神一下，沉澱過重的思緒。

- **材料**

柏子仁120克、枸杞子90克、麥冬30克、當歸30克、石菖蒲30克、玄參60克、熟地60克、甘草15克。

- **做法**

1. 將以上中藥磨碎後，以15克為單位，分裝至紗布袋中。
2. 飲用時取一包放置於保溫杯中，以滾水沖泡，悶蓋15分鐘後，加入少許蜂蜜即可飲用，每天建議1～2包，可安定情緒。

- **功效**

柏子仁，性平、味甘，歸心、腎、大腸經，可養心安神、止汗、潤腸。《神農本草經》稱其「主驚悸，安五臟，益氣，除濕痺」，自古以來就是安神的藥材。枸杞子、熟地滋肝，麥冬、玄參潤燥，當歸補血、石菖蒲理氣、甘草和中，諸藥合用，特別適合常常壓力過大失眠的上班族。

1月30日 不是壓力大？重新認識憂鬱成因

宜	忌
適量補充色胺酸、維生素B群	缺乏同理心、盲目說加油

根據世界衛生組織預測，2030年時憂鬱症將是全球造成最多失能和死亡人數的首因，不單是大眾所認定的壓力、人格特質等因素，包含生理結構、荷爾蒙失調（慢性病、更年期前後等）、遺傳與基因，或是腦中神經傳導物質產生變化（血清素、多巴胺）、季節變化，都可能是憂鬱症的成因。

中醫寶典《丹溪心法・六鬱》中認為「氣血沖和，萬病不生，一有拂鬱，諸病生焉」，拂鬱意指憤悶，心中有了憤悶則百病生；「肝主疏泄」，負責疏泄全身的氣、血、津液，情志出問題，就要疏肝解鬱，補養心神，可藉由中藥或針灸的方式來治療憂鬱症。建議多吃含多元不飽和脂肪酸的食材（如深海魚）抑制神經發炎反應，或吃富含色胺酸（如乳酪、香蕉、豆腐等）的食物增加大腦血清素含量，富含維生素B群的食物也有助穩定神經系統、減少焦慮。

甘麥紅棗粥

心情很不美麗嗎？煮碗「甘麥紅棗粥」來甜一下吧！

- **材料**

紅棗15枚、小麥1兩、甘草3錢、白米50公克。

- **做法**

1. 將所有材料用水清洗、紅棗剖開。
2. 將小麥、甘草及紅棗倒入鍋中，加適量水，煎煮至紅棗膨脹。
3. 將白米倒入，煮至個人喜愛的濃稠度即可食用。

- **功效**

紅棗可溫肝補脾肺，具有安心神、助氣血循環的功效；甘草可治療胃虛弱、舒緩止痛；小麥可入心經、脾經和肺經，具有養心除煩的功效。每天早晚空腹食用，可養心安神，適用於精神恍惚、時常有悲傷情緒、心煩氣躁、坐立難安之時。若不加白米，也可直接將三種藥材熬煮成湯飲用，可治失眠多夢；體內有痰者不宜食用。

1月31日 突發致命感，防疫恐慌症上身？

宜	忌
按壓神門穴，紓解焦躁情緒	凡事求完美、好勝心過強

新型冠狀肺炎來勢洶洶，大家搶購口罩、囤積酒精、拼命洗手，最後可能罹患「防疫恐慌症」。

何為恐慌症？恐慌症患者平常沒事，但會突然一陣焦慮、心跳加速、出汗、覺得自己快死了，像是心臟病發作般，屬於焦慮症的一種。罹患恐慌症通常有幾項特質，如神經敏感、凡事求完美、好勝心強、長期處於壓力中、易有預期性焦慮（擔憂下次何時發作）。恐慌症的自殺率也很高，且好發在年輕人及中年人身上。

中醫認為恐慌症屬七情過度致病，恐為腎之志，恐懼傷腎，精氣不能上奉，則心肺失其濡養，水火升降不交，可見胸滿腹脹、心神不安、夜不能寐等症。中醫治療恐慌症從心、肝、腎下手，利用中藥湯劑安神理氣，或使用針刺療法通調任督、安神定志。但最重要的，仍是尋求專業醫師協助，才能真正遠離恐慌。

神門穴

如果覺得心神不寧、恐慌症即將發作，可按壓「神門穴」紓解焦躁情緒。

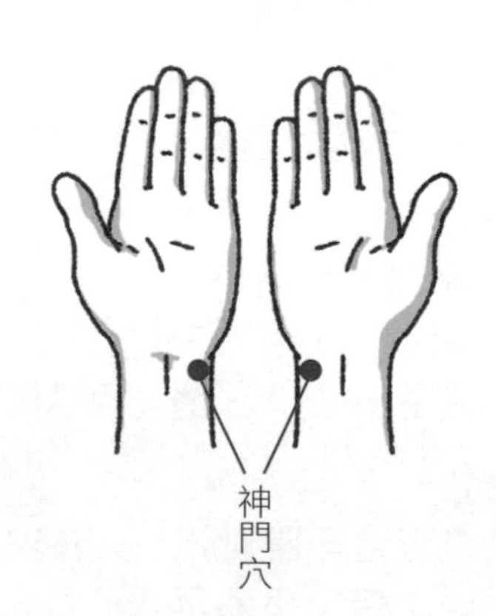

- **穴道位置**

  「神門穴」位於小指外側，仰掌，由小指向下延伸，在手腕關節橫紋下方，骨頭凹陷處，即為神門穴。

- **按摩方法**

  按壓 10 秒後休息 5 秒，左、右手各按壓 5 分鐘，每天早中晚 3 次，可鎮靜、調節自律神經。

- **功效**

  神門穴屬心經，為心經之原穴，可補益心氣、鎮靜安神、瀉心火、開竅醒腦，使心氣通暢，主治心煩失眠、神經衰弱，對暈車也很有效。

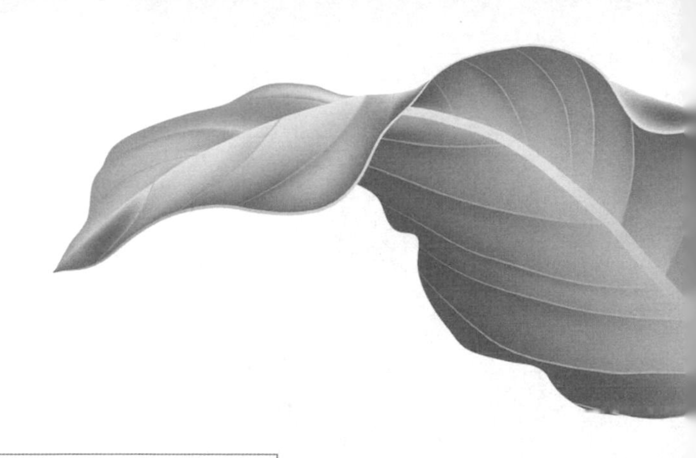

二月 February

農曆新年通常在二月，

也是二十四節氣中第一個節氣「立春」的月分。

立，有開始、豎立的意思，

很適合在二月立定一年的新目標，

開始為身體的健康打基礎。

讓我們跟著春天的腳步，

一步一步地開始調理一整年的體質吧！

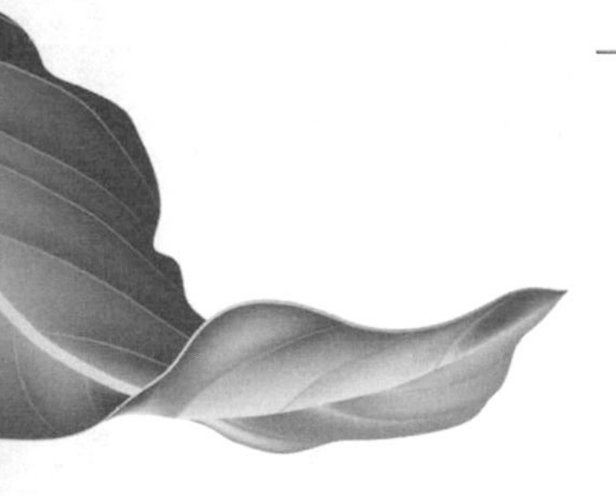

2月1日 來了不走好困擾 祛色斑從底改起

宜	忌
多吃蔬果、11點前就寢	壓力大、易怒、吃生冷食物

臉上、手上總是會冒出一顆顆的斑點，不管再怎麼保養都沒用，但是市面上去斑、遮斑的美妝品仍不斷的推陳出新。對付斑點難道只能束手就擒嗎？

皮膚上的斑點一般稱之為色斑，是黑色素不正常代謝，在皮膚上形成的黑色或褐色斑點，雀斑、晒斑、黃褐斑都屬於色斑。中醫認為，色斑的產生屬於肝、腎失調，氣血失和、肝鬱氣滯、氣滯血瘀都會形成黑斑，例如常吃生冷食物造成脾胃虛弱、壓力大、容易生氣、久病體衰或年紀大，都會在臉上長斑，因此應少吃辛辣油膩、多吃富含維生素C及E的蔬果，如番茄、山楂、檸檬、蘋果等；最好在晚上11點前上床睡覺，因為11點～3點是膽經、肝經運行的時間，膽能代謝身體廢物，肝則是解毒跟造血，這時候睡得好，身體不容易生病，自然氣色變好、人不老。

亮白四神粥

許多女生都相信「一白遮三醜」，但皮膚白了，各種問題就遮不住了。這道「亮白四神粥」，美白還能消脂去斑，一舉數得。

- **材料**

紅豆 10 公克、紅棗 10 公克、蓮子 15 公克、生山藥 50 公克、生芡實 15 公克、白茯苓 15 公克、薏仁 15 公克、白扁豆 10 公克、白米 100 公克。

- **做法**

1. 將所有藥材（除白米外）加水煮 40 分鐘。
2. 加入白米一起熬煮成粥。

- **功效**

此粥品以四神湯當基底，可消水腫、降血糖、增強抵抗力，再加入俗稱皇帝豆的白扁豆，能健脾化濕；而紅棗富含維生素 C，只要吃上 4 ～ 5 顆就能滿足一天所需的維生素 C，但經血多、咳嗽有痰、便祕者都應少吃。

2月2日 痘痘長在哪？從位置找根治之道

宜	忌
多做運動、吃退火食物	經常熬夜、壓力太大

有一句話大家應該都很有印象——「只要青春不要痘」，青春痘幾乎是每個人青春期的噩夢。青春痘在西醫稱之為「尋常性痤瘡」，通常會因為皮脂腺分泌過旺、毛孔阻塞、細菌增生、荷爾蒙變化、生活作息不規律或情緒起伏大、遺傳或藥物等因素造成長青春痘。

中醫則認為，青春痘生長的位置代表五臟六腑的變化，中醫稱青春痘為「肺風粉刺」或「酒刺」，如果長在眉上或下巴，屬腎陰虛，可多吃些退火食物，如冬瓜、菠菜、番茄等；若長在鼻子和自己的左臉頰，屬肺火旺，要多做些運動增強肺部功能，宜多吃薏仁、木耳等食物；若經常熬夜或壓力大，痘痘就會出現在右臉頰，要多從事戶外運動，多吃具退肝火功效的食物；若是長在人中部位，通常會有月經不調、痛經的症狀，可服用四物湯來調經養血。

銀花美膚茶

如果屬於常吃辛辣食物、愛吃燒烤，且容易嘴破、喜歡喝冷飲、毛孔粗大型的人，建議多喝「銀花美膚茶」，可收斂毛孔還能清熱解毒。

- **材料**

金銀花 2 錢、蒲公英 2 錢、甘草 1.5 錢、蜂蜜少許。

- **做法**

1. 將金銀花、蒲公英及甘草洗淨，放入過濾袋中。
2. 將過濾袋置於杯中，以 600c.c. 沸水沖泡。
3. 悶約 20 分鐘，加入蜂蜜即可飲用。

- **功效**

金銀花，性甘、寒，歸肺、心、胃經，可清熱解毒、疏散風熱，蒲公英的功效也是清熱解毒，還能利濕消腫，再加上甘草及蜂蜜調味，可以舒緩咽喉腫痛、皮膚瘡瘍等症狀。但若是脾胃虛寒者，如經常腹痛、手腳發冷的人，則會有副作用產生，建議諮詢醫師再飲用。

2月3日 立春──春天之始 養肝護肝好時機

宜	忌
晚睡早起、多散步	吃太多酸、鑽牛角尖

戰國荀況有云：「春耕、夏耘、秋收、冬藏，四者不失時，故五穀不絕，而百姓有餘食也。」「立春」是二十四節氣之首，代表春天即將到來，農夫們要打起精神耕作，我們也要迎接新一年的挑戰。

中醫理論中，春天在五行屬木，五臟中肝屬木，因此春天要養肝，《黃帝內經》提到：「春三月，此謂發陳，天地俱生，萬物以榮，夜臥早起，廣步於庭，被髮緩形，以使志生，生而勿殺，予而勿奪，賞而勿罰，此春氣之應，養生之道也。逆之則傷肝……」是告訴我們要晚睡早起、放鬆形體、多散步、不要鑽牛角尖等，若違背就會傷肝。春天吃什麼好呢？唐代醫學家孫思邈在《備急千金要方》中寫到「春七十二日，省酸增甘，以養脾氣」，建議少吃點酸，多吃甘性食物，如韭菜、豌豆苗、茼蒿、春筍、甘蔗等食物來補肝護肝。

二冬膏

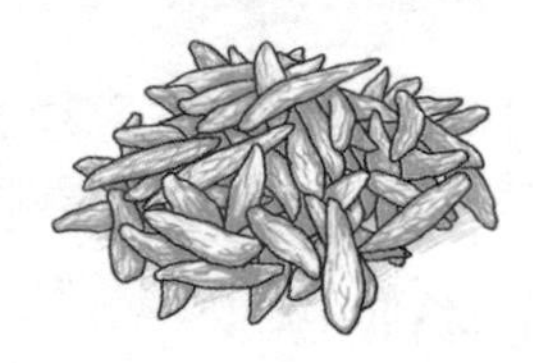

《清太醫院配方》記載的宮廷祕方「二冬膏」，長期服用可除五臟之火、補元陰虧損、潤肺止咳。

• 材料

天門冬（去心）500 公克、麥門冬（去心）500 公克、蜂蜜少許。

• 做法

1. 將天門冬與麥門冬洗淨泡水 1 小時後去心，將去心的天門冬與麥門冬根肉加水煎 30 分鐘，取出湯汁備用。
2. 將根肉再加水煎 30 分鐘，再取出湯汁，重複 3 次。
3. 根肉以果汁機打碎，用棉布過濾擠出汁液，混入步驟 2 取出的湯汁中，再以小火燜煮，煮至濃稠狀，再加入蜂蜜熬煮至膏狀即可熄火。
4. 每天 2 次，每次取一匙（9 ～ 15 克）加水稀釋，空腹服用。

• 功效

天門冬可抗腫瘤活性，對於各種細菌有抑制的作用；麥門冬可安神、定肺氣、養五臟，可清除自由基、延緩老化。

2月4日 感冒分兩種、不可自己亂吃藥

宜	適當按摩，請專業醫師診斷
忌	自行亂服成藥

天氣寒冷時，經常聽長輩說：「多穿一件衣服，免得著涼。」或是「出門不要吹到風或淋雨，當心會著涼。」長輩口中的「著涼」，跟中醫說的寒邪一樣，意思是讓會讓人生病感冒的外邪、寒氣侵襲體表，出現畏寒、頭疼、喉嚨癢等等症狀，造成身體的不適。

身體遭受風寒感冒入侵，大部分是因為過於疲勞、沒有獲得足夠的休息、突然吹到冷風，或是進到寒冷的環境中所罹患的感冒。較明顯的症狀包括流清鼻水、怕冷怕風、頭痛、舌苔不明顯或呈現薄薄的白色舌苔，有時候會伴隨著輕微發熱、拉肚子的症狀。常見的感冒分為風寒和風熱兩種，千萬不要自行亂服藥，應該請專業的醫師診斷，才不會因為用藥錯誤延誤了最佳治療時機。

風門穴

當風寒入侵，感覺到頭疼、咳嗽、鼻塞、流鼻水的時候，按壓刺激「風門穴」，可以改善外感風寒的症狀。

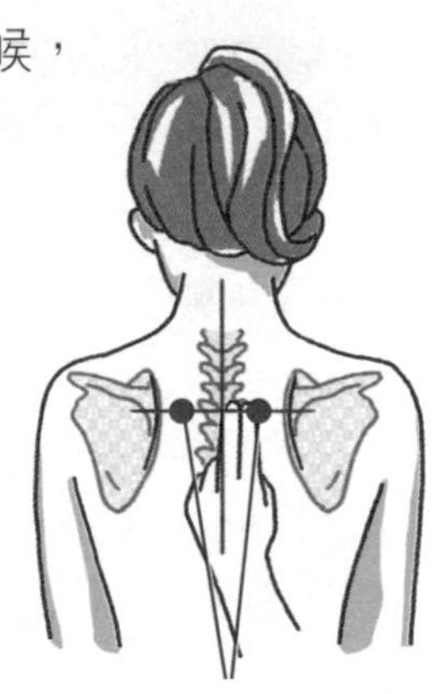

風門穴

- **穴道位置**

  「風門穴」位在背部，第二胸椎棘突下旁開 1.5 寸處（約 2 指橫寬處），約與肩胛骨上角相平。

- **按摩方法**

  按壓風門穴時最好深呼吸，當吸滿氣時用食指強力按壓住穴位，然後緩緩吐氣，6 秒後再慢慢放手，重複 10 ～ 30 次。

- **功效**

  「風門穴」屬於足太陽膀胱經，顧名思義就是風的門戶，它是我們身體的一扇門，關牢了，病邪進不來；關不嚴，病邪就長驅直入。所以可以適度的按壓刺激「風門穴」，讓病邪得解，經氣通暢，這樣就能關好門戶，降低風寒入侵的機會。

2月5日 紅糖生薑湯治感冒？喝錯問題大

宜	多休息，攝取適當飲食
忌	不肯就醫，胡亂飲用偏方

當出現頭痛、咳嗽、打噴嚏等感冒的徵兆時，總會有人說：「趕快喝一碗紅糖生薑湯治感冒。」但是在中醫的理論中，感冒可分為「風寒型」、「風熱型」，如果是風熱型感冒，喝了「紅糖生薑湯」反而會讓感冒更加嚴重，因為薑屬熱性食物，這時候喝反而火上加油，所以不適合飲用。

該如何區分風熱型、風寒型感冒呢？可以從幾個特點來簡單的區分。風寒型感冒多半是因為身體受寒，導致代謝變慢、免疫力降低所引起，容易出現身體發冷、鼻塞、流鼻水等症狀；風熱型感冒則會出現流鼻涕、發燒、喉嚨痛、痰液黏稠呈黃色等症狀。感冒時應該多休息，配合適當的飲食才能恢復健康。最重要的是，若無法分辨自己是哪一種感冒，一定要尋求醫師的診斷，千萬不要自己胡亂飲用偏方，以免加重病情。

桑菊飲

冬、春是氣候多變的季節，往往一不小心就容易風寒入侵，當身體遭受風寒侵襲、感到不舒服的時候，適時飲用「桑菊飲」可防患於未然。

- **材料**

桑葉8克、菊花3克、薄荷2克、杏仁6克、桔梗6克、連翹5克、甘草2克、蘆根6克。

- **做法**

1. 將材料放入鍋中，加兩杯水煮成一杯。
2. 一天喝2次。

- **功效**

漢代醫家張仲景《傷寒論》記載，桑菊飲主治「風溫初起。但咳，身熱不甚，口微咳」，所以這是一帖預防良方，適合在剛開始感覺到身體不舒服，沒有完全發燒、發熱，鼻塞、咳嗽也不嚴重的情況下飲用。臨床上以疏散風熱為主，除了用於風熱感冒，也可用於中耳炎、扁桃腺炎等症狀。

2月6日 肝好不好？從手掌看出端倪

宜	忌
保持心情平靜、多運動	酗酒、抽菸、熬夜、化學食品

肝是不會喊痛的器官，發現出問題時，通常都已受損或功能減退了。

病毒性肝病（A、B、C、D和E型）、脂肪肝、酒精性肝病、藥物或毒物性肝病、新陳代謝異常肝病等是常見的肝病種類，就中醫的望聞問切來說，從手就可看出病人的肝好不好。首先看手掌，如果手掌在大小魚際線出現片狀充血或紅斑，一般稱之為肝掌，可能是肝功能衰竭；再來是看指甲，如果指甲出現一條條黑色垂直的線，可能是肝陰、肝血不足或肝過度消耗；若指甲發白或乾枯易斷裂則可能是肝血不足。若發現以上徵兆應主動就醫，避免演變成肝病變或其他肝臟疾病。

因此，少吃含有過多化學添加物的食物、少酗酒、少抽菸、避免攝取過多動物性油脂、保持心情平靜（喜傷心、怒傷肝）、少熬夜、多運動，都是減少罹患肝病的不二法門。

丹參黃豆湯

肝屬木，水生木，春天想養肝，不妨煲碗湯來滋補一下。

- **材料**

丹參 10 公克、黃豆 10 公克、蜂蜜少許。

- **做法**

1. 將丹參洗淨、黃豆泡水 1 小時。
2. 丹參及泡水後的黃豆加水熬煮。
3. 煮至黃豆熟透、撈出丹參，加入蜂蜜即可食用。

- **功效**

丹參性微寒、味甘微苦，入心、肝經，有散瘀止血、消腫止痛的作用，所以臨床上經常用於活血去瘀、安神寧心。現代藥理學也發現，丹參可以擴張冠狀動脈，增加心臟的血流量，改善循環，但如果有服用抗凝血劑的情況，要小心中西藥並用會加速活血效果，可能會引起出血。黃豆能健脾寬中、生津潤燥，「春七十二日，省酸增甘，以養脾氣」，加點蜂蜜增加甘味，對補肝有幫助。

2月7日 傷肝疾病百生 春天養肝有撇步

宜	忌
多吃綠色食物、甘味食物	熬夜、酸味食物、不運動

肝對人體的重要性，除了促進體內醣、蛋白質、脂肪、維生素及荷爾蒙的新陳代謝，還能轉化藥物，使其得以發揮作用。肝能解毒眾所皆知，還能合成血液中的蛋白質、製造膽汁促進腸胃道消化吸收。一旦肝出了問題，會產生黃疸、肝昏迷、食慾不振、水腫等徵兆，嚴重還會引發猛爆性肝炎、肝硬化甚至肝癌。猛爆性肝炎有高達80%的致死率，所以如何讓肝不生病變得異常重要。

以中醫的角度而言，肝主疏泄、肝主藏血、肝主筋，其華在甲、肝開竅於目，形容肝一旦失調，其他器官就跟著出問題；而肝屬木，春天是養肝最好的季節，五行中青也屬木，青能疏肝、解鬱，建議多吃綠色食物、少食酸味以免肝氣過旺，多吃紅棗、山藥、枸杞等甘味食物滋補脾胃，多運動，晚上11點前上床睡覺，避免熬夜才能養肝護肝。

期門穴

如果是常常熬夜導致「肝勞血損」者，每天按壓「期門穴」可恢復肝氣保肝，但按摩穴位只能保健，根本之道還是要有充足睡眠，才能真正做到護肝。

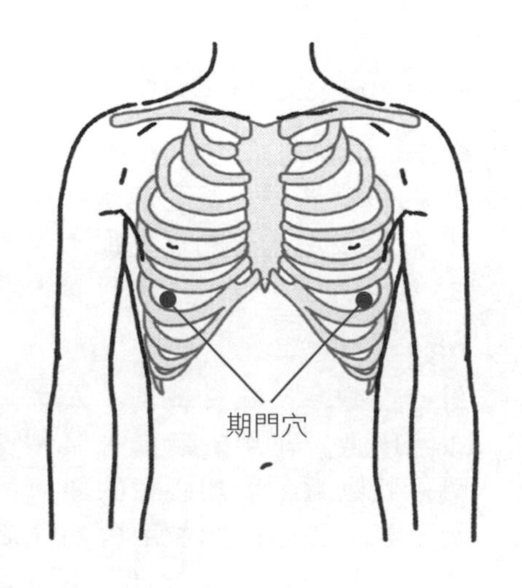

- **穴道位置**

  「期門穴」位於胸部，乳頭之下第 6 肋間隙凹陷處，前正中線旁 4 寸。

- **按摩方法**

  每天按摩 3 分鐘。

- **功效**

  「期門穴」屬足太陰肝經，《傷寒論》認為此穴為疏泄肝膽的首選穴位，是腑臟之氣聚會於胸腹部的特定穴位，對治療肝病有很好的效果。

2月8日 什麼是肝火？肝火旺火氣也大？

宜	忌
多吃酸性食物降肝火	補肝補過頭

《黃帝內經・素問第八・靈蘭秘典論》中提到：「肝者，將軍之官，謀慮出焉。」意指肝像保衛人體正氣的大將軍一樣勇猛，謀略出此出。可見中醫非常強調養肝的重要性，但如果補肝補過頭呢？

若補過頭，可能導致肝火旺。肝的機能亢盛而出現熱象或衝逆症狀，稱為肝火，以中醫來看是肝的疏泄功能失調，但西醫並無肝火旺這個名詞，若以現代醫理來論，肝火旺指自律神經失調，而非肝臟出問題，這是要先釐清的部分。

肝火旺的臨床表現有頭痛眩暈、眼紅、眼痛、面赤、口苦、急躁易怒、舌邊尖紅、苔黃、脈弦數有力、發狂、嘔血、咯血（由喉中咳吐出血塊或血液）、衄血（鼻出血）等，甚至可能有心肌梗塞、腦血管的意外產生。肝火旺可多吃葡萄、梨、火龍果、荸薺、蘋果等酸性食物來補陰肝、降肝火。

降壓溝

肝火旺可能會造成壓力大、血壓飆高、頭痛，這時候請按摩「降壓溝」來降降壓。

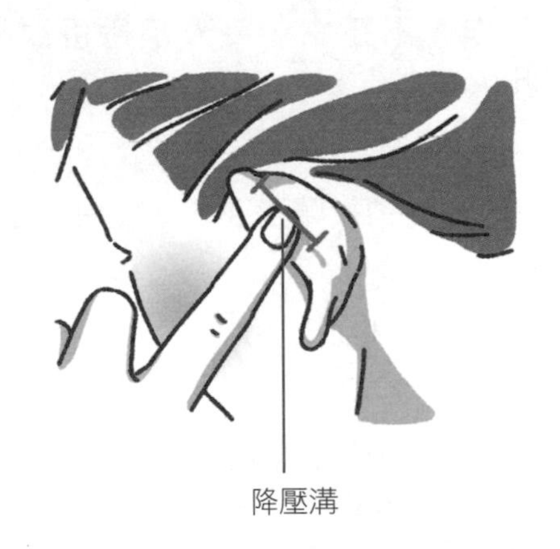

- **穴道位置**
  「降壓溝」非穴位，而是位在耳廓的背面，耳朵外緣及內緣的交接處，由內上方斜向外下方行走的凹溝。
- **按摩方法**
  沿著耳朵慢慢按壓。
- **功效**
  按摩「降壓溝」，可幫助降壓、降肝火，自古以來就是用來治療高血壓的部位。

2月9日 肝火旺小問題？小心臟腑齊抗議

宜	忌
多喝開水、減少上火飲食	情緒起伏過大、作息不正常

「氣有餘便是火」，指陽氣旺盛會導致各種火症，那麼陽氣過盛的原因為何？飲食問題、作息不正常、季節變化、不運動都有關聯，在中醫理論中，不管是體質、情緒的過激變化，或臟腑陰陽氣血失調都是原因。火證又分實、虛兩種，實火有突發性耳聾、各種出血、大便秘結等症，宜用梔子清肝瀉火；而虛火有眼睛乾澀、頭重腳輕、盜汗、心煩等症，需滋陰以去陽熱，玫瑰、浮小麥都可舒緩情緒，疏肝解鬱。

肝火旺也會造成肝氣上湧使油脂分泌過旺、臉上長痘，多吃蘆薈、苦瓜可排毒潤燥。肝火旺若調理不好，會影響大腦正常運作、腦細胞快速衰老、胃潰瘍、心肌缺氧、甲狀腺亢進，甚至加重肝臟負擔引發肝病變。可用桑葉、菊花、金銀花來調理，多喝開水、減少易上火的刺激性飲食，保持心情穩定、多運動，可有效避免肝火旺盛。

七葉膽茶

生活作息不正常，每天都昏昏欲睡，精神不佳嗎？喝喝「七葉膽茶」來瀉肝火。

- **材料**

  七葉膽 1 錢、陳皮 3 錢、生甘草 3 錢。

- **做法**

  將全部藥材加入 800c.c. 水煮 20 分鐘，即可飲用。

- **功效**

  七葉膽，中藥名為絞股藍，性寒、味苦，歸肺、脾、腎經，傳統用於消炎解毒、止咳祛痰，常用於偏頭痛、神經痛、風濕性關節炎及胃潰瘍等情況。現代藥理學發現，七葉膽含有近 80 餘種皂苷成分（其中 Rb1、Rb3、Rd、Rf2、Rg3、Rk 六種與人參皂苷結構完全相同），因含有人參成分及作用，所以有「南方人參」之美譽，可以提高白血球數值，增加白血球吞噬能力，增強人體免疫力，同時可以降低肝臟脂質氧化物含量，增加自由基損傷細胞氧化酵素的活力，具有保肝效果。

2月10日 人美心情不美 肝氣鬱結病美人

宜	疏肝理氣的食物或茶飲
忌	過度大吃求抒壓

現代人生活壓力大，往往都靠吃喝玩樂來抒壓，但吃出好心情的同時，可能也得了壓力性肥胖。肥胖會帶來許多疾病，那心情鬱悶該怎麼辦？除了找到壓力源加以解決，中醫也會透過養肝來調和情緒、保持身體健康。

在中醫理論中，肝主疏泄，喜條達而惡抑鬱，如果肝失疏泄，則抑鬱傷肝，稱為「肝氣鬱結」，肝氣鬱結會表現出心情抑鬱或煩躁、小腹疼痛、乳房脹痛、頭痛、頸部或咽喉部有病變、月經病變、消化系統病變，男性則會出現性功能降低等症狀。「女子以肝為先天」，因此女生比男生更容易出現肝氣鬱結的問題，其中，林黛玉就是最佳代表人物。建議多吃可疏肝理氣的食物，如佛手、韭菜、蕎麥、大蒜等，也可將茉莉花、玫瑰花等花材當茶飲來飲用，藉此調理我們的肝。

行間穴

穴通、氣就順，按壓「行間穴」可舒肝、養肝，舒緩鬱悶。

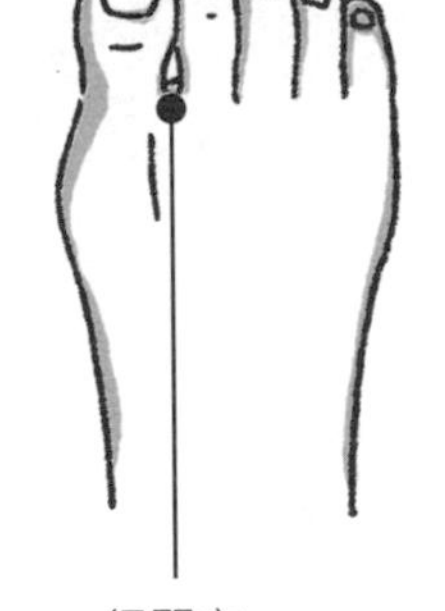

- **穴道位置**

  「行間穴」位在足背側，第 1、2 腳趾之間，趾蹼緣的後方赤白肉交接處。

- **按摩方法**

  每天按摩 10 ～ 15 分鐘。

- **功效**

  「行間穴」屬足厥陰肝經，因此穴位在第 1、2 的趾縫處，經氣行走在其間，故名行間穴，肝經的水濕風氣由此順傳而上，故可清泄肝火、疏肝理氣、熄風潛陽，對於肝氣鬱結所產生的症狀有極佳之緩解。

2月11日 傷肝也傷身，心情好，病就好

宜	忌
多吃除肝火、穩定情緒食材	情緒失調、大喜大悲

《黃帝內經・素問》提到「人有五臟生五氣，以生喜怒悲憂恐」，指情緒失調會直接傷及內在腑臟，「內傷七情」將導致腑臟失調、疾病叢生。

中醫認為「肝主怒」，若因情緒不能盡情發洩、憤怒鬱結於心，失於疏泄導致經絡運行不暢，就是肝氣鬱結，又分成肝氣橫逆及肝氣鬱結兩種類證，兩者都因精神刺激、肝臟氣機不調所致。肝氣鬱結以精神抑鬱、意志消沉、寡言少語為主症狀，肝氣橫逆則會危及它臟，乘脾、犯胃、沖心、侮肺、擾腎，若肝氣鬱結太過，會轉化為肝氣橫逆、小病變大病，建議以青皮、川芎、吳茱萸等入藥治之。

平日可利用柴胡疏肝散、逍遙散來調理，或將夏枯草、酸棗仁、蓮子心等沖泡飲用，以去除心肝之火，也可多食紅豆、柑橘、核桃、香蕉、黃豆等食物讓心情好，穩定情緒、改善焦慮。

推肝經

中醫的肝除了指肝臟外，還包含內分泌的調節功能，一般而言，我們可透過鍛鍊肝經的方法來護肝，也可達到降肝火的效果。

- **位置**

  肝經位於大腿內側，由上而下分別經過「陰廉」、「足五里」、「陰包」及「曲泉」等四個穴位。

- **做法**

  左腿向前伸直，右腿彎曲、雙手交疊，沿著大腿肝經的位置往前推到髖關節，以稍微用力的力道反覆推 40 ～ 50 次後，換另一腿再重複同樣的動作。

- **功效**

  推肝經可疏肝理氣，還有瘦腿的功用。按摩時，將手握拳，以指關節為施力點，建議抹上適量乳液或按摩油在按摩部位上以保護皮膚。

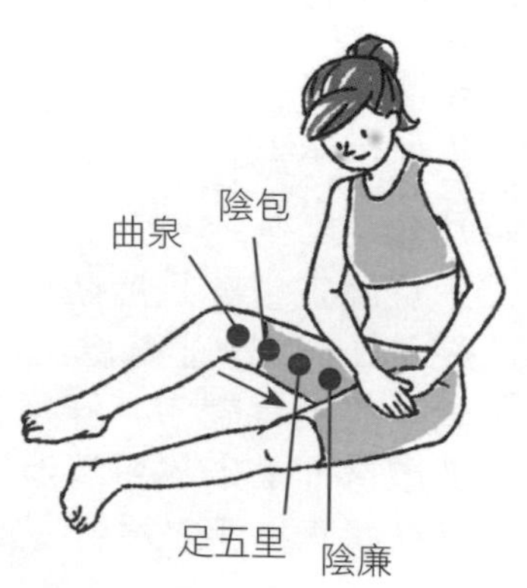

2月12日 噴嚏、咳嗽氣喘 過敏一族心好苦

宜	忌
按壓印堂穴，舒緩過敏	亂吃不忌口、作息不正常

近年來社會汙染問題日趨嚴重，加上空氣品質不良、加工食物盛行、精神壓力大，導致過敏的人數日漸增多，世界衛生組織（WHO）已將過敏性疾病列為21世紀世界重點研究和預防的疾病。保守估計，全臺灣有過敏體質的人約有80%以上，症狀包含異位性皮膚炎、蕁麻疹、過敏性結膜炎、過敏性鼻炎、氣喘等等，過敏的症狀遍及皮膚、眼睛、鼻子等身體各器官，在在困擾著過敏一族。

什麼是過敏？過敏是身體的免疫系統對環境中的某些物質產生過度反應，進而引起後續的慢性發炎現象，所以過敏是症狀不是疾病。過敏是會遺傳的，當父母一方有過敏體質，子女就有50%的機會有過敏體質。中醫認為有過敏體質的人，主要是因為肺、脾、腎功能失調，所以要強化這三臟的功能、穩定免疫系統，預防過敏反覆發生。

印堂穴

季節交替、早晚溫差大是誘發過敏的原因之一，這時候可以按一按「印堂穴」，舒緩過敏的症狀。

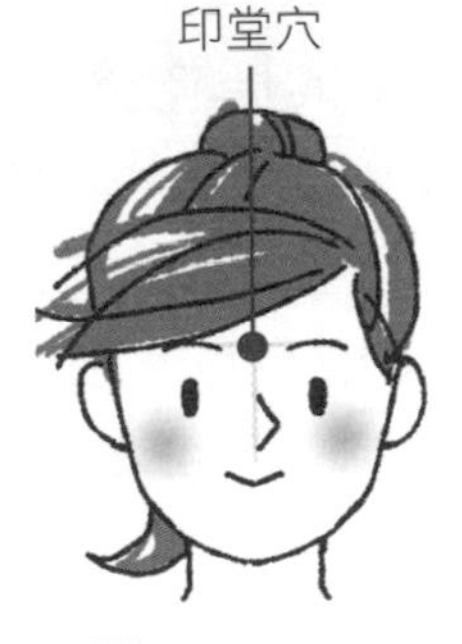

- **穴道位置**

  「印堂穴」位在前額，左右眉頭中間連線與前正中線之交點處。

- **按摩方法**

  可以用大拇指或食指的指腹，輕揉的迴旋按摩或是點按壓的方式，力度要適中，不要過度使力按壓，每天按摩 3 ～ 5 分鐘。

- **功效**

  印堂是人體精氣神聚集的地方，想要提振精神、達到百毒不侵的目的，可以經常按壓刺激「印堂穴」。同時也適用於頭疼、鼻塞、流鼻水、目眩等等不適應症。

Tips

中醫裡有「冬病夏治」的說法，所以有過敏體質的朋友，也可以選用三伏貼來治療兼預防鼻過敏的問題。

2月13日 小時不過敏，長大就不會過敏？

宜	忌
吃熱性、平性食物取代寒性	不瞭解自身體質就亂吃補藥

現代人因為工作壓力大，吃東西常不忌口，作息不正常又不愛運動，讓身體承受過多外界刺激，導致免疫功能調節失靈，「活化」了隱藏在身體裡面的過敏基因，改變了原來的體質，就變成過敏體質，所以有些人是長大後才開始過敏。這樣的人多數屬於腎氣虛，中醫認為生長過程都與腎有關，隨著年紀愈大，腎氣會逐漸消耗，所以腎氣不足，就會有過敏的情況發生。

依照中醫看法，有過敏的人是氣虛，氣虛屬寒性體質，過敏容易發作與吃過度寒涼的食物有關係。所以建議有過敏體質的人，或正處於過敏急性發作期，應避免吃過度寒性的食物，可用吃熱性、平性食物來取代。另外，若不了解自己的體質，千萬不要自行抓補藥來吃，應該先徵詢中醫師的意見，以免進補的效果不好又傷身，就得不償失了。

參鬚豬心湯

很多人長期處於過敏、發炎狀態下卻不自知，這樣會造成體內正氣衰弱、免疫力失衡，讓過敏症狀更加嚴重。平時喝一碗「參鬚豬心湯」可以補氣、調節免疫力。

- **材料**

人參鬚 30 公克、豬心 1 個、水 4 碗。

- **做法**

1. 豬心洗淨，整個不切加入人參鬚及水，放入電鍋燉煮約半小時。
2. 等豬心燉熟了，取出豬心切片，再放入湯中一起吃。

- **功效**

人參是刺五加科，多年生草本植物人參的根，性微溫，味甘苦，不同種類的參，作用也不一樣，例如：西洋參藥性偏涼，一般用於熱證，高血壓及便祕的人較適合；紅參性溫，適用於寒證，具有大補元氣、補脾益肺、生津止渴及增治安神等作用。豬心對身體營養及增強心肌收縮力有很大的幫助，吃碗參鬚豬心湯，可以幫助調理容易過敏的體質。

2月14日 脂漏性皮膚炎該怎麼治才對？

宜	忌
正常作息、用中性肥皂清洗	壓力大、辛辣刺激飲食

好發在冬季的皮膚炎有兩種，除了「缺脂性皮膚炎」，還有名字很像、成因跟表徵卻截然不同的「脂漏性皮膚炎」。

「脂漏性皮膚炎」就是皮脂腺分泌旺盛，導致皮膚發紅、脫皮、頭皮搔癢、頭皮屑增多、黃褐色油性或乾燥結痂鱗屑等症狀，冬天血液循環變差、頭皮代謝變慢、吃太補、生活習慣、免疫力低下、缺乏維生素B_{12}等都可能是成因，又可分成「濕熱風盛型」的油性脂漏性皮膚炎與「血虛風燥型」的乾性脂漏性皮膚炎。濕熱風盛型屬外感風邪，皮膚發紅、滲溢、結黃厚痂都屬此型，採祛熱利濕療法；皮膚（或頭髮）乾燥、結痂鱗屑、舌苔白等症狀則為血虛風燥型，宜採養血潤燥、祛風止癢療法醫治。

兩種皮膚炎都應正常作息、減少壓力、忌辛辣刺激飲食、用中性肥皂清洗，才能降低復發機率。

解鬱抗屑茶

如果你有脫屑、皮膚紅腫等症狀，「解鬱抗屑茶」可以助你減緩壓力、改善皮膚狀況。

- **材料**

  玫瑰花 10 朵、白芍 2 錢、薄荷 2 錢。

- **做法**

  玫瑰花、白芍及薄荷用 500c.c. 沸水沖泡，1 ～ 2 天服用一次。

- **功效**

  玫瑰花性微溫、味甘微苦，入肝、脾經，可疏肝理氣、和胃化痰；薄荷性涼、味辛，歸肝、膽經，可解汗發熱、清利頭目、醒腦開竅；白芍性微寒、味酸甘苦，入肝、脾經，有平肝止痛、養血調經之效，可發揮鎮定、鎮痛、降壓、擴張血管的作用。三者合用，可發揮減壓解鬱之作用，同時可以穩定因皮脂腺分泌過度旺盛而紅腫發炎的皮膚，對於個性容易緊張的焦慮體質，也有幫助。

2月15日 乍暖還寒 皮膚龜裂抓不停

宜	忌
滋陰、養血、潤燥食物	燥熱的燒烤、油炸類食物

宋代詞人李清照《聲聲慢・尋尋覓覓》中提到「乍暖還寒時候，最難將息」，乍暖還寒指的是冬末春初，指忽冷忽熱的氣候最難調養休息。很多人喜歡在冷冷的天氣泡熱水澡，卻發現澡越洗、皮膚越乾燥，甚至乾裂起紅疹，小心這可能是罹患了「缺脂性皮膚炎」。

「缺脂性皮膚炎」又稱為「乾燥性皮膚炎」，冷空氣讓人體皮脂腺及汗腺的保護力下降，局部血液循環變差，所以在四肢外側、髖部、大腿甚至全身，會出現網格狀裂紋、脫屑及搔癢現象，冬天是發作旺季，故又稱冬季癢。

中醫認為冬季癢屬「血虛風燥」證型，以養血潤燥、祛風止癢來緩解皮膚搔癢所引起的不適感，建議少吃燥熱如燒烤、油炸、酒、麻油雞等食物，多吃如菠菜、雲耳、紫菜、黑芝麻、牛筋、鳳爪等滋陰養血潤燥食物來滋潤皮膚。

曲池穴

皮膚搔癢難耐睡不著嗎？趕快來按摩「曲池穴」舒緩一下吧！

- **穴道位置**

  屈起手肘成直角，在手肘關節彎曲的凹陷處。

- **按摩方法**

  以拇指按壓對側的曲池穴，按揉的同時反覆屈伸手肘，持續約 3 分鐘，直到有痠脹感為止。

- **功效**

  「曲池穴」位於手陽明大腸經，大腸經的濕濁之氣皆聚集於此，按摩此穴可疏風清熱，紓解肩肘關節疼痛、上肢癱瘓、高血壓、蕁麻疹、全身搔癢等症狀。切記！按壓「曲池穴」容易流產，因此孕婦禁用。

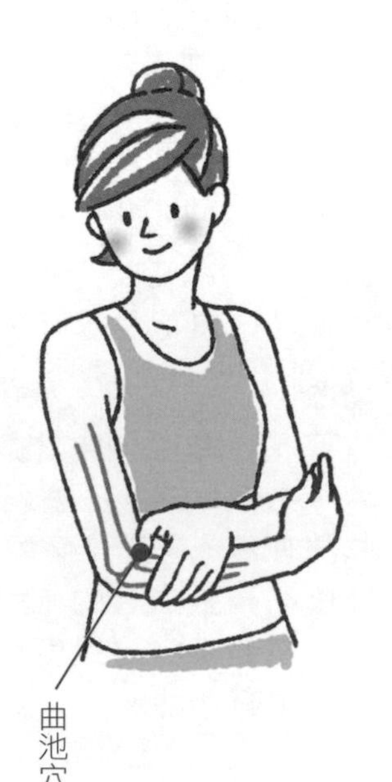

2月16日 心臟病要人命「望」診知風險

宜	忌
日常望聞問切，定期健康檢查	有前兆卻忽視不理

在臺灣，平均每24分鐘就有人因心臟病死亡，其危險眾人皆知，但為何國民健康署提供40～64歲民眾三年一次的免費成人預防保健服務，40～44歲的人使用率卻低於三分之一？

心臟病發作時，會有胸悶、左前胸或上腹部有壓迫感、胸痛、呼吸困難、心悸、喘、累、冒冷汗等症狀。在此提供中醫界傳承已久的望聞問切法，從以下四處來檢視罹患心臟病的風險有多高。

首先是耳朵，**耳垂**若出現摺痕（中醫稱冠心溝），摺痕越深或兩耳有對角摺線，表罹病機率高；二、**印堂**若出現縱紋，貌似懸著一根針（懸針紋），心肺循環也有問題；三、**山根**低陷或出現橫向細紋，表示上了年紀易有心臟問題；四、**舌頭**，舌下靜脈暗沉紅腫，表氣血瘀滯。上述四部分若有任一處出現徵兆，請趕緊就醫；也建議定期健康檢查，為健康有效把關。

膻中穴

偶發性的胸口疼痛不舒服，「膻中穴」可舒緩症狀、提高心臟的工作能力，平常如果按摩此穴，也可保養心血管。

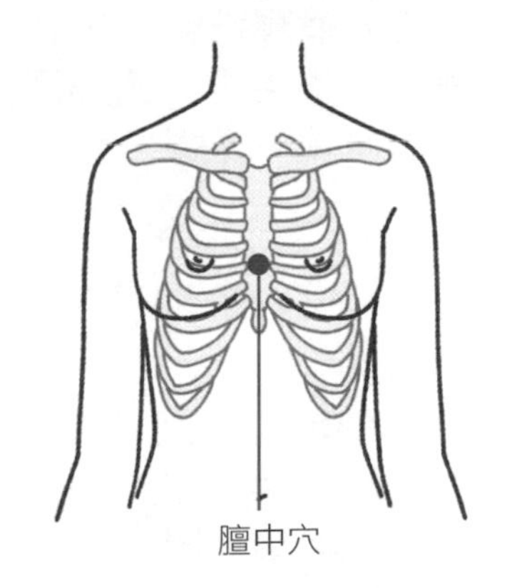
膻中穴

- **穴道位置**

  「膻中穴」位於人體兩胸首連線之中點處。

- **按摩方法**

  用拇指或食指指腹由輕到重的力道按壓此穴，按壓到穴位出現痠、麻、脹、痛或發熱為止。每天按摩2～3分鐘，一天兩次，上下午各一次。

- **功效**

  「膻」指胸腔，此穴位在胸腔之中，故名「膻中穴」，《黃帝內經》提到：「膻中者，臣使之官，喜樂出焉。」按摩膻中穴，可以紓解心中鬱悶之氣，讓人變得喜悅。「膻中穴」可利氣、寬胸、催乳，對心絞痛、冠心病、心律失常、胸膜炎或婦女的乳腺疾病都有其效用。

2月17日 靠吃預防心臟病 中醫保心這樣吃

宜	忌
對症食養、多運動	飲食不規律或不當習慣

冬天因為氣溫驟降、血管收縮，容易引發心臟病發作，除了有心臟病史外，高血壓、糖尿病、高脂症、抽菸、肥胖、大於45歲的男性或停經婦女，都是危險族群。從上述族群可見，除了遺傳或器官老化外，罹患心臟病幾乎都是飲食不規律或不當習慣所引起。

中醫視冠心病、心絞痛等胸痛為胸痺，成因與寒邪入侵、飲食不當、情緒失調或年老體衰有關。若屬肺氣不足者，可以用人參、黃耆、黨參、紅棗等中藥材來補肺；若屬心血不足如思慮過重，可選當歸、肉蓯蓉、枸杞子等來入藥；停經婦女所出現的腎陰不足，可用地黃、葡萄乾、紅棗等來滋水降火、養心補血。

平常可多吃山楂、大蒜、洋蔥、銀杏、益母草，或利用橄欖油來料理，都有助於降血壓或保護心臟血管。若能從基本調養起、多運動，就能減少罹患心臟病的機會。

黃耆山楂飲

現代人很難避免外食，一不小心三杯下肚就熱量爆表；再加上只坐不動，體重直線上升，對心臟又是極大的負擔，這時候來杯「黃耆山楂飲」，疏通血管、降體脂肪，是不錯的選擇！

- **材料**

黃耆 20 公克、山楂 10 公克。

- **做法**

1. 將藥材用冷水洗過，放入保溫杯中。
2. 倒入 400 毫升的沸水，加蓋。
3. 30 分鐘後即可飲用。

- **功效**

黃耆性溫、味甘，歸肺、脾經，主要功效為補氣固表，現代醫理發現黃耆對心臟有加強收縮的效果，對冠狀動脈硬化、心肌梗塞有益，也能降血壓。山楂，歸脾、胃、肝經，研究顯示服用山楂，可改善心律不整或因心跳加速所產生的呼吸急促、疲累感。

2月18日 雨水滋潤大地 脾胃過濕百病生

宜	忌
吃熱粥調養脾胃、足浴	濕邪入侵、過敏源

俗話說：「春寒雨若泉，冬寒雨四散。」冬天乾冷無雨，春天低溫則多雨，正好反映了此時的氣候變化。「雨水」是立春過後的第二個節氣，「雨水」的到來，萬物得以滋養，但人體在春雨綿綿的浸潤下，如《黃帝內經》說的「濕氣通於脾」，健脾祛濕是此時最重要的養生之道。

中醫認為脾胃為後天之本，元代醫家李東垣《脾胃論》也明白指出「內傷脾胃，百病叢生」，脾胃虛弱則百病叢生。濕氣過重，人體容易產生食慾不振、消化不良、腹瀉、身體疲倦、沉重等症狀，建議多吃熱粥調養脾胃，或吃平性如韭菜、紅蘿蔔、芋頭、春筍等蔬果，也可利用足浴來暖活下肢，減少濕邪入侵。

春天百花齊放，也是花粉症的好發季節，有過敏症狀的人此時也要特別留意。

黨參紫蘇茶

愛看韓劇的人都知道，韓國人吃烤肉的時候，都會用新鮮紫蘇葉包肉吃，除了解膩的功效外，你知道紫蘇葉自古就是一種中藥材嗎？它的莖、葉和種子皆可入藥。今天就來介紹一款茶飲「黨參紫蘇茶」，可益氣散寒、滋陰潤肺。

- **材料**

黨參 5 公克、陳皮 3 公克、紫蘇葉 8 公克。

- **做法**

1. 將黨參、陳皮及紫蘇葉放入沸水中，加蓋。
2. 用小火煮約 15 分鐘後瀝出，即可飲用。

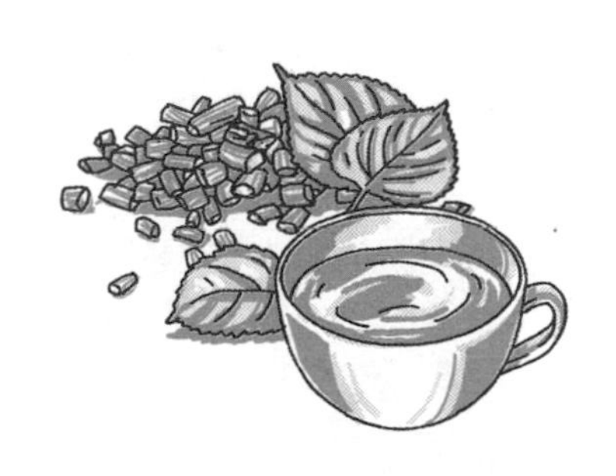

- **功效**

紫蘇葉，性溫，味辛，歸肺、脾經，主治祛寒解表、行氣化痰，解魚蟹中毒、安胎等症；黨參，性平，歸肺、脾經，主治脾胃虛弱、氣血兩虛、體倦無力，可補中益氣、加強脾胃功能。

2月19日 胃糟糟、胃脹氣 消化不良不舒服

宜	忌
節制飲食、有自覺的吃	飲食不當、思慮過多、過累

民以食為天，特別在天氣寒冷的時候更容易不自覺吃多、多吃，這時候就容易產生消化不良的問題。「消化不良」是所有胃部不舒服所發生病狀的統稱，中醫稱消化不良為「積滯」或「食積」，不管是什麼年齡層都會發生，主要表現為腹部脹悶、打飽嗝、噁心反胃，腹瀉等等，長期消化不良的患者甚至出現厭食、無力、消瘦等症狀。

從西醫觀點來看消化不良，可以是急性的，也可以是慢性持續的；從中醫觀點來解讀消化不良，則是因為「胃氣失調」。會造成胃氣失調的原因，主要是飲食不節制、思慮過多、過度疲勞、長期腹瀉等等原因，導致胃氣虛弱所致。症狀輕微又短時間的消化不良對生活影響不大，若是長期的消化不良會造成營養不足，嚴重甚至危害健康，不可小覷。

中脘穴

消化不良該按哪個穴位？這時候可以按「中脘穴」，又叫太倉穴，人體萬能的顧胃穴位，是脾胃生病時常按壓的穴位。除了直接按摩，也可以用熱敷的方式。

- **穴道位置**

  「中脘穴」在肚臍正中線上方 4 寸，大約五根手指頭橫放的地方。

- **按摩方法**

  按摩中脘穴最好兩隻手相對，同時用食指與中指的指腹直接按壓穴位，力道比較足夠，或順時針按摩，時間3～5 分鐘。按壓時有痠痛感，如出現打嗝是正常現象。

- **功效**

  胃痛的時候按壓中脘穴具有舒緩效果。可增強胃的蠕動，改善調節胃機能，促進脾胃活絡，保健氣血運行效用，對於治療消化系統的病症有相當程度的療效。

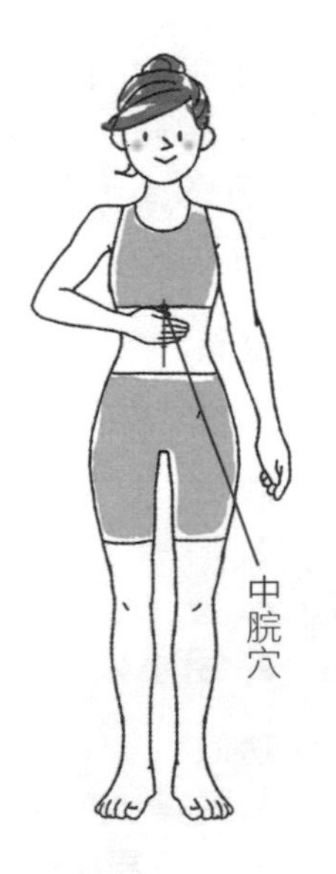

2月20日 天寒多食 消化不良脾胃損

宜	忌
恢復正常飲食緩解消化不良	持續或反覆腹痛、體重下降

醫學上將消化不良定義為：「上腹部中間位置或是胸部下方，出現慢性或間歇性疼痛，並且在一年內持續出現多達三個月以上。」現代人幾乎人人都有消化不良的經驗，尤其在天冷時喜歡用大吃來禦寒，一不小心就會消化不良。據統計，它是國人就醫的第二大原因，僅次於感冒。如果是偶爾吃過多、腸胃道不堪負荷而造成的消化不良，只要恢復正常飲食就能有效緩解。

中醫認為消化不良與脾胃功能、食量、進食速度有關，若脾胃虛損，即使食量正常，也容易發生消化不良。消化不良雖是個小毛病，但是不留心也會出現大問題。如果經常性出現嚴重消化不良，極可能是身體反應出更嚴重的健康問題。特別是當出現持續或反覆性的腹痛、體重莫名下降、嘔吐（吐血）、血便等嚴重的症狀，一定要盡速就醫治療。

氣運丹田

太極拳是著名的養生功法，其中「氣運丹田」對於強化腸胃道功能效果顯著。

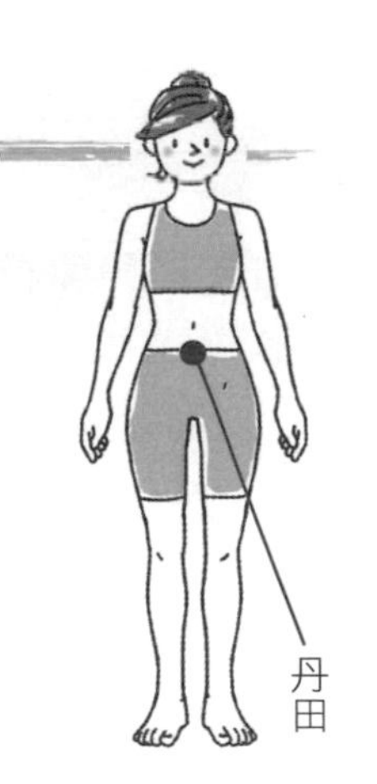

- **運動方式**
  1. 兩腳分開與肩同寬，全身放鬆直立於地面上。
  2. 氣入丹田：用腹式呼吸慢慢深吸一口氣，將雙手放在腰側感覺腹部漲大。
  3. 閉氣寧神：吸滿氣後憋住口中真氣，集中注意力在肚臍下方三指寬處，感覺丹田周圍的肌肉正用力支撐著。
  4. 聚力吐氣：丹田周邊肌肉用力，其他部位放鬆，緩緩的將氣吐出來。
  5. 氣盡神鬆：身體裡的氣全吐完後，全身放鬆，準備再吸一口氣。
- **運動次數**：每次 3 ～ 5 分鐘，一天至少早晚 2 次。
- **功效**
  太極拳最重要的是呼吸，結合導引、吐納的方法，著重練身、練氣、練意三者間的協調。腹式呼吸可訓練腹肌收縮和舒張，增強消化系統的功能。

2月21日 癒後失能第一位 中風預兆要牢記

宜	忌
把握搶救黃金時間	憂思惱怒、飲食失調

腦中風是造成全球人口死亡與失能的主因，輕者可能半身麻木或癱瘓、口齒不清、智力下降、走路搖晃，嚴重者可能重度昏迷、全身癱瘓甚至死亡。中風的失能後遺症也是成人殘障的原因之一，恐為患者家人及社會帶來沉重的負擔。

中醫將中風分為閉證及脫證兩大辨證，突然猝倒、顏面潮紅、牙關緊閉屬閉證，多因風火內閉、痰熱鬱阻所致，而脫證則是突然昏倒、目合口開、汗出如油、面色蒼白，臨床上多採針刺治療讓病灶周圍的血管擴張，改善腦部缺氧情形。

中風最令人害怕的就是罹病後引起的失能症狀，因此搶救腦中風有所謂的黃金3小時，現在醫學發達，已經延長至4.5小時內搶救都能降低嚴重殘障與失能的風險。若遇到意識不清的病患，可按壓人中穴，讓昏迷患者甦醒，有開竅之功用。

百會穴

如果是日常的醒腦，也可按壓「百會穴」來抒壓。

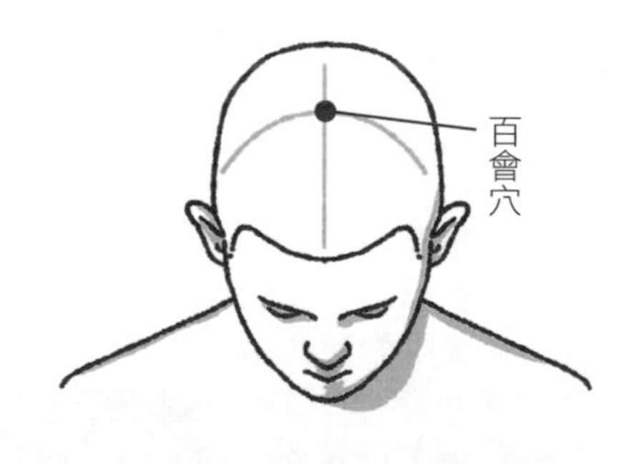

- **穴道位置**

「百會穴」位在頭頂的最上方，可從兩耳耳尖往頭頂畫一條線，再從頭前方往頭頂中央也畫一條線，兩條線交會處，摸下去有個凹陷，該穴就是「百會穴」。

- **按摩方法**

利用拇指關節搓揉「百會穴」5分鐘，每天2～3次。

- **功效**

「百會穴」位於人體正上方，為一身之宗、百神所會，是全身氣流交匯之處，可平肝熄風、安神、醒腦、開竅、明目，對高血壓、低血壓、休克、抑鬱症、精神分裂症等都有其功效。經常按摩「百會穴」也可調整自律神經、助眠、釋放腦部壓力、預防腦中風等病症。

2月22日 遠離腦中風 預防加治療

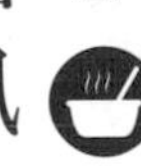

宜	多吃紅色、補中益氣食物
忌	吸菸喝酒、肥胖不運動

根據世界中風組織的報告顯示，90%的腦中風都跟高血壓、高血脂、糖尿病、心律不整、肥胖、不運動、不均衡飲食、吸菸、飲酒有關，只有10%的腦中風患者是受遺傳、年齡、性別所影響。

中醫看中風為氣血虧虛，因心、肝、腎三臟陰陽失調，加上憂思惱怒、或飲酒飽食、或房室勞累、或外邪侵襲所引起。因此，除了遺傳等無法控制的中風成因外，思慮重、飲酒、飽食、房室勞累、外邪侵襲等後天因素所引起的中風，就是我們所能預防及控制的。因此建議多吃紅色食物（五行中，火對應心臟，紅色食物屬火），例如火龍果、葡萄等，或是黑木耳、黃耆等補中益氣的中藥也不錯，可幫助預防腦中風。當然，最重要的仍是應養成良好習慣，少喝酒、多運動，才能讓中風遠離我。

天麻川芎茶

坊間盛傳預防中風的中藥——天麻，該怎麼吃比較好？《本草綱目》有云「久服天麻，遍身發出紅丹」，身體不適者仍應問過醫生再嘗試為宜。今天介紹一款「天麻川芎茶」茶飲，若是頭痛、煩躁不安，可用來舒緩症狀，但血壓過高者請勿嘗試。

- **材料**

天麻 3 公克、白芷 3 公克、春茶 3 公克、川芎 10 公克。

- **做法**

1. 將上述藥置於煮沸的滾水中，加蓋，小火煮 20 分鐘。
2. 煮滾，瀝乾藥材及茶葉後，倒入杯中即可飲用。

- **功效**

「天麻」，性平，味甘，可平肝、息風、止痙定驚，在現代醫理中，天麻有降低冠狀血管阻力，可降壓、減慢心率及鎮痛，主治肢體麻木、中風、小兒驚風等疾病。

2月23/24日 食不知味 嘴巴味道看疾病

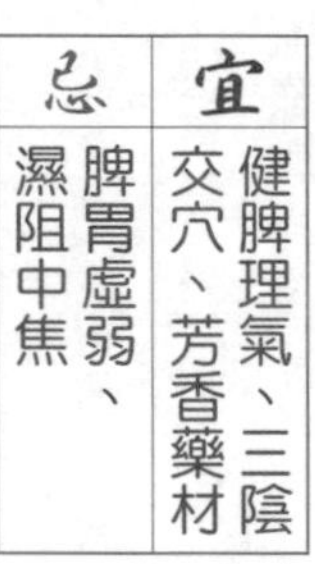

宜	忌
健脾理氣、三陰交穴、芳香藥材	脾胃虛弱、濕阻中焦

新冠肺炎有項症狀是味覺異常，還有什麼原因也會這樣呢？老化、荷爾蒙、糖尿病、肝硬化、胃食道逆流、口腔衛生不良、缺乏維生素A、B_{12}、葉酸及鋅等，也會造成食之無味。

《靈樞．脈度篇》提到：「脾氣通於口，脾和則口能知五穀矣。」因此味覺異常在中醫論述屬脾胃氣虛，稱口淡或口不知味，又分「脾胃虛弱」及「濕阻中焦」兩種。「脾胃虛弱型」症狀為口淡、食不知味，多為飲食失調、大吐大瀉或久病失養所致，須益氣健脾，可多吃蘿蔔、薑、赤小豆、山藥、白扁豆等食物；「濕阻中焦型」多因外濕入侵脾胃或飲食所傷，症狀為口淡黏膩、飲食無味、噁心欲吐，須以芳香化濁，如藿香、佩蘭、草豆蔻等芳香類中藥材來恢復脾運胃納之功能。嘴巴出現各種異味或突然口淡無味，都可能是疾病前兆，請趕緊就醫，才能恢復美味人生。

三陰交穴

看著滿桌美食卻吃不出味道，久而久之不只食慾不振，可能還會憂鬱。找找看「三陰交穴」，來健脾理氣一番吧！

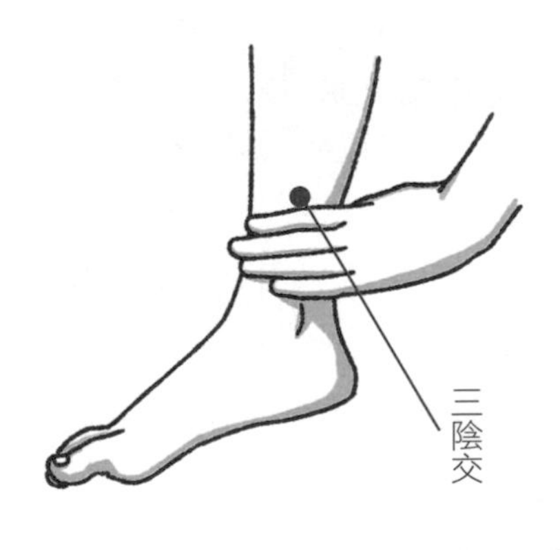

- **穴道位置**

  「三陰交穴」位在小腿內側，足內踝尖上3寸（約手4橫指寬），脛骨內側緣後方凹陷處。

- **按摩方法**

  每天2～3次，每次以指腹按壓穴位50次，按壓至有點微痠感即可。

- **功效**

  「三陰交穴」屬足太陰脾經、足厥陰肝經、足少陰腎經三條陰經交會處，有補脾土、助運化、通氣滯、疏下焦等功效，自古就是治療月經不調、不思飲食、脾胃虛弱、食不消化的大穴，對於女性的婦科疾病也很有效。

2月25／26日 嗅覺異常勿輕忽 迎香穴位迎香氣

宜	忌
溫肺散寒、補氣養血、按迎香穴	營養不均衡、長期鼻過敏

嗅覺異常指嗅覺能力減退、喪失或一直有憎惡的味道，可能是過敏性鼻炎、鼻竇炎等疾病所引起，或頭部外傷、病毒感染、新陳代謝疾病、營養不良、惡性貧血、維生素缺乏、抽菸等，也可能導致嗅覺異常。

中醫稱嗅覺異常為失嗅，《外科大成》則稱為鼻聾，分為「肺經風熱」、「膽腑鬱熱」、「脾經濕熱」、「肺脾兩虛」、「血瘀阻肺」及「氣血兩虧」六種證型，其中「肺經風熱」、「膽腑鬱熱」、「脾經濕熱」皆屬實熱證，因風、熱、濕邪阻滯所引起，以調理肺、脾、肝膽為主，可考慮溫肺散寒、通鼻竅如迷迭香、薑、七葉膽等藥材來滋養脾肺；若因血瘀或氣血虛者所造成之失嗅，多因毒邪侵襲、遷延日久所致，應以補氣養血、活血化瘀藥材如當歸、芍藥等來入藥，以收活化神經之效。多吃肉類、乳製品、蛋白質、全穀類、豆類等也會有幫助。

迎香穴

聞不出香氣，想再次迎接香味的到來嗎？「迎香穴」可舒緩鼻塞，讓人得以聞香。

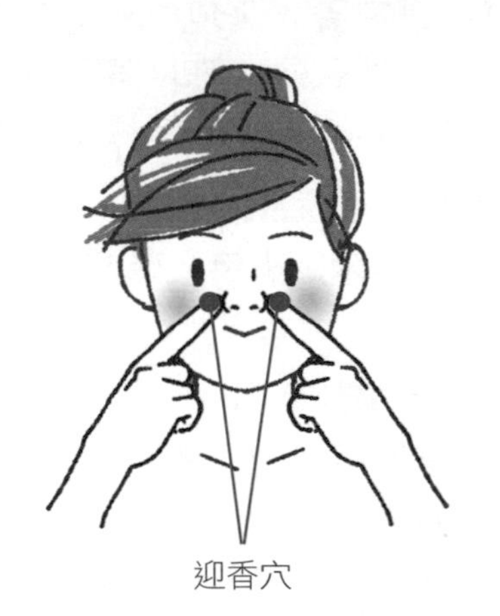
迎香穴

- **穴道位置**

  「迎香穴」位在兩邊鼻翼的外緣，當鼻唇溝中，也就是鼻翼兩側的凹陷處。

- **按摩方法**

  以食指指腹垂直按壓迎香穴，每次1～3分鐘。

- **功效**

  《針灸甲乙經 卷之十二》記載：「鼻鼽不利，窒洞氣塞，歪僻，鼽衄有癰，迎香主之。」由此可見「迎香穴」自古就是治療鼻部疾病的要穴，因其位於鼻旁，可通經活絡、通利鼻竅，也可疏面齒風邪，被拿來改善顏面如面癢、面神經麻痺等疾病。

2月27日

第三型糖尿病？失智症飲食調理

宜	攝取蔬果、豆類、堅果、魚類
忌	喝酒、精緻穀類

一般認知的糖尿病，第一型是本身無法分泌胰島素，第二型是胰島素分泌不足或功能低下，那第三型糖尿病是什麼？

我們俗稱失智症的阿茲海默症，有學者認為是第三型糖尿病。因為低血糖會傷害大腦，而高血糖會造成腦部神經、血管病變，因此罹患糖尿病會增加失智的風險，是種持續退化的腦部疾病。腦部沉積在中醫屬「瘀」，分成髓海不足、脾腎兩虛、瘀血內阻及痰濁蒙竅四種證型，根據症狀有不同治法及藥方，主要仍以益腎、養心、補脾為主，丹參、遠志、人參、天麻等藥材都可幫助腦部保健。

飲食方面可採地中海飲食法，多攝取蔬果、豆類、堅果、未精緻穀類及富含Omega-3的魚類，不喝酒、多以橄欖油來烹調，可下降七成的罹病風險，還能減緩認知功能減退的速度。

補腦活血益氣茶

臺灣研究團隊發現中藥材天麻可以緩解神經退化性疾病，阿茲海默症也屬於此類型疾病，未來有望研發出延緩失智症的藥物。天麻早在神農本草經就有記載，更將其列為上品。想延緩失智，來壺「補腦活血益氣茶」吧！

- **材料**

天麻 1 錢、黨參 2 錢、丹參 2 錢、甘草半錢。

- **做法**

1. 將上述藥材放入 500c.c. 的沸水中沖泡。
2. 5 分鐘後即可飲用，可回沖一次。

- **功效**

天麻性平、味甘，主諸風濕痺，四肢拘攣，是大腦及神經系統疾病的重要用藥，可以用於眩暈、頭痛、肢體麻木等症狀；黨參性平、味甘微酸，歸脾、肺經，臨床上用於補中益氣、生津止渴；丹參性微寒，味甘微苦，臨床上用於活血化瘀，養血安神；甘草性平、味甘，甘草根和根莖含甘草甜素，是甘草的甜味成分，同時也具有抗發炎、解毒的作用。

2月28日 失智或健忘？中醫從心肝脾救起

宜	忌
自製舒眠藥枕睡好覺	誤將失智當健忘，錯過治療

在臺灣，65歲以上者每12人就有1人失智。容易健忘就是失智嗎？

失智症分為退化性跟血管性兩類，一般熟知的阿茲海默症屬退化性失智症，明顯會記憶力衰退、對人、事、時的辨認有困難；若是因腦中風或腦血管病變導致腦細胞死亡的失智症，則為血管性失智症，特徵是人格變化、吞嚥困難、步履障礙。若是突然忘記、事後會想起來，可能只是老化，不算失智，失智症患者會完全忘記自己說過的話或做過的事，甚至出現個性改變、憂鬱症、妄想幻覺等症狀。

清代醫典《醫方集解》提到：「人之精與志皆藏於腎，腎精不足則志氣衰，不能上通於心，故迷惑善忘也。」失智症雖病於腦，但跟心肝脾腎都有關，服用六味地黃丸可填精益髓、溫補腎陽；或採用針灸治療，以頭皮針的方式刺激頭皮穴位，可提升患者的認知功能。

舒眠藥枕

根據研究發現，睡眠品質不好，會增加認知障礙的風險，導致失智，而失智症患者通常也伴隨著睡眠障礙的問題，所以如何擁有好眠，對於預防失智症或失智症患者來說都是一件非常重要的事。現在就來教大家如何自製舒眠藥枕。

- **材料**
  熟艾 1000 公克。
- **做法**
  將熟艾用布包起來，做成艾枕即可使用。
- **功效**
  《本草綱目》記載：「凡用艾葉，須用陳久者，治令細軟，謂之熟艾。」所以用陳艾葉製作成艾絨後就是熟艾。何謂陳艾？就是將大家所熟知的艾草，避光儲存一年以上，是為陳艾，陳艾可溫通經脈、培養元氣、健脾益胃、升舉陽氣。將艾草放進枕頭中，可溫經祛濕，幫助睡眠。

2月29日 拯救失智！按摩四神聰來助腦

宜	忌
多動腦、多運動、均衡飲食	三高、頭部外傷、抽菸

罹患失智症如同不可逆的人生，從輕度知能障礙到重度完全無法自主，目前沒有藥可治癒，但罹病人口卻在快速增加中，因此趨吉（增加大腦保護因子，如多動腦、多運動、均衡飲食、多跟社會互動）、避凶（減少危險因子，如三高、頭部外傷、抽菸、憂鬱症）降低罹患風險很重要。巴西科學家更發現，游泳時肌肉會釋放一種荷爾蒙，可拯救因阿茲海默症造成的記憶力損失。

中醫將失智症患者分為「陽虛」和「陰虛」兩種體質，「陽虛」者反應遲鈍、活動力低，適合用補陽藥補神醒腦，如將乾薑、肉桂熬煮成茶飲用；而「陰虛」者，會呈現恐慌、害怕、焦慮等症狀，就得用養心安神的藥材來滋陰清熱，如甘草、浮小麥、紅棗熬煮的紅棗甘草茶。同時，失智症患者也可用泡溫泉或藥浴的方式行氣活血，有助腦部循環。

四神聰

按摩「四神聰」，也可促進細胞活化、醒腦開竅，有助改善健忘等症狀。

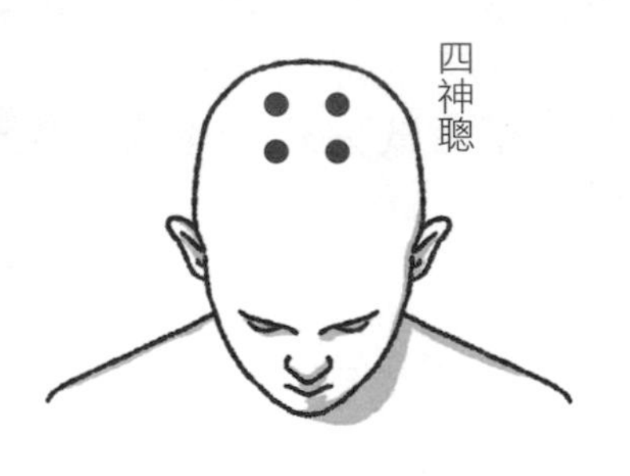

- **穴道位置**
  「四神聰」不是一個穴位，而是位在頭頂「百會穴」前後左右各 1 寸（約 2 根指頭距離）的四個穴位。
- **按摩方法**
  將手做成爪狀，每天輕敲「四神聰」100 下。
- **功效**
  「四神聰」隸屬頭頸部穴，主治頭痛、失眠、眩暈、神經衰弱、健忘等病症，可鎮靜安神、清頭明目、醒腦開竅，刺激頭頂可醒腦、改善大腦認知及記憶等功能。

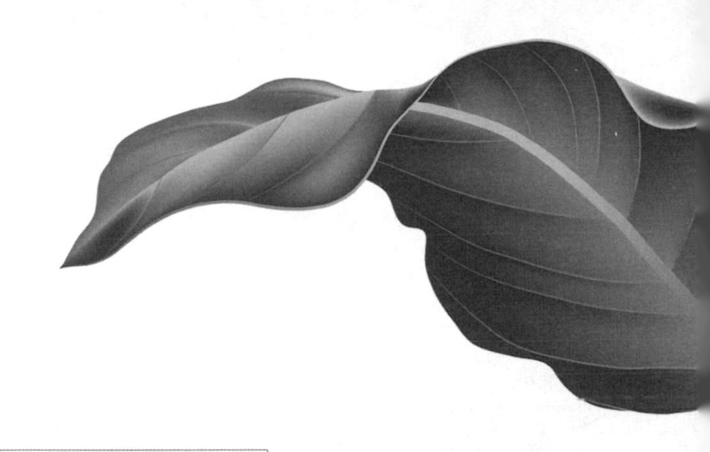

三月
March

三月是百花盛開的月分，

對體質不佳、容易過敏的人而言，

卻也是過敏性鼻炎、結膜炎好發的時節。

許多人在冬天進補後，

也有腸胃調理及瘦身消腫的需求。

很簡單，跟著書中的穴位、按摩加食療，

一起來期待輕盈飛舞的三月吧！

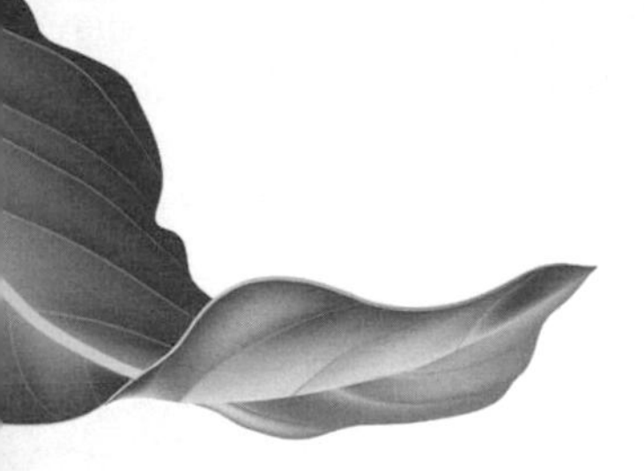

3月1日 高危險群要打流感疫苗嗎？

宜	忌
施打前先諮詢專業醫生	過度勞累、情緒起伏大

每當流感季節來臨，疾管署會呼籲民眾提早施打疫苗來預防流感，但流感疫苗是每個人都適合打的嗎？

首先思考一下，誰是最容易得到感冒的人？《黃帝內經》提到「正氣存內，邪不可干，邪之所湊，其氣必虛」，邪為風、寒、暑、濕、燥、火等外感病邪，當正氣不足無力抵抗外邪入侵，或氣候驟降、過度勞累、情緒起伏大等都會導致感冒，而起居不慎、勞累過度、過度安逸者也會導致正氣受損；除此之外，本身體虛的慢性疾病患者，也會因正氣虛弱容易招來風寒；而抵抗力較低的老人、小孩，也是容易感冒的族群。以上這些人最好經由施打疫苗來防範流感，避免產生嚴重的併發症。

但如果正在發燒、有服用抑制免疫力的藥物，或是曾對流感疫苗過敏、有嚴重反應的人，施打前還是先問過醫生比較好。

防風蔥白粥

正氣不足，容易招致風寒，那麼，該如何培養正氣？運動、均衡飲食、保持好心情，都可防範外邪入侵。如果快感冒了，可來碗「防風蔥白粥」增強免疫力。

- **材料**

防風 10 公克、蔥白 2 ～ 3 段、白米 50 公克。

- **做法**

1. 防風洗淨，浸泡 30 分鐘後，水煮 15 分鐘，瀝乾取汁。
2. 將防風汁加入白米中，小火熬煮 1 小時。
3. 放入蔥白及少許鹽巴調味，即可食用。
4. 連吃 3 天，早晚各一次。

- **功效**

防風又稱屏風，顧名思義就是用來阻擋風寒，所以防風的主要功效是解表祛風、除濕止痙，對感冒、頭痛都有效，但陰虛火旺或血虛者應慎用。

3月2日 治療新冠肺炎，中醫也有效！

宜	忌
適量飲用魚腥草茶	孕婦、體寒者不可飲用

提到流感，不得不提2020年引起全球恐慌的新冠肺炎COVID—19。根據美國南加州大學團隊從WHO提供的確診數據資料顯示，新冠肺炎的症狀會先發燒、咳嗽、肌肉痠痛、噁心、嘔吐，跟一般流感發作順序不太一樣。

中醫稱流行病為時疫，在這次新冠肺炎的防疫上，中醫也根據《內經》及《傷寒雜病論》調和營衛（扶正）以抗邪（驅邪）的基本原理，針對輕症、重症、危重症、癒後病患制定出四款袪邪、清熱解毒的複合藥方，其中不約而同的都使用了「魚腥草」這款中藥材。

「魚腥草」又名蕺菜、臭臊草，在2003年抗SARS期間非常火紅，因為國內研究團隊發現「魚腥草」可以殺死SARS病毒，魚腥草內含的魚腥草素對多種病原微生物有抑制作用，還能增強白血球吞噬細菌的能力，所以對治療時行感冒、急性腸胃炎等症狀都有效。

魚腥草茶

「魚腥草茶」對現代人來說是一款非常簡便的養生茶飲，可舒緩感冒初期症狀。

- **材料**

新鮮魚腥草50公克、薄荷葉5公克、糖少許。

- **做法**

1. 將新鮮魚腥草倒入500c.c.的水中，煮沸。
2. 加入薄荷葉以小火煮30分鐘，關火。
3. 濾掉葉渣，加糖即可飲用。

- **功效**

「魚腥草」，性微寒、味辛，歸肺、大腸、膀胱經，《本草綱目》有云可「散熱毒癰腫」，故功效為清熱解毒、消癰排膿、利尿通淋，主治肺炎、肺膿瘍、熱痢、濕疹等疾病，不過一天飲用不可超過500c.c.，且孕婦、體寒者忌用。

3月3日 流感還是感冒？症狀搞混可不行

宜	忌
多補充水分、多吃蔥薑蒜醋	一燒、二痛、三疲倦

每當季節交替之際，就是流行性感冒猖獗之時，但是，該如何辨別是感冒還是流感呢？

中醫對感冒及流感分別稱為「傷寒」和「時行感冒」，傷寒的症狀有輕微發熱、鼻塞、打噴嚏、流鼻涕、咳嗽、喉嚨痛等等，而時行感冒是指在一個時間內廣泛流行、而且具傳染性的病症，症況與傷寒類似但較為嚴重，會有發熱、全身痠痛、咳嗽痰多、胸脇苦滿（胸悶不適）、腹瀉、腹痛等，嚴重者可能併發肺炎、腦炎、中耳炎、心肌炎、鼻竇炎等疾病。中醫會採清熱解毒來解表風邪、宣通肺氣，平常可多補充水分幫助汗出熱退，多食蔥、薑、蒜、醋來提升抵抗力。

最後提醒大家，如果「一燒（發燒）」、「二痛（頭痛、肌肉痠痛）」、「三疲倦」，可能就是得了流感，請盡速就醫，以免併發其他重症。

大椎穴

如果是感冒初期不舒服，「大椎穴」可幫助舒緩感冒帶來的不適。

- **穴道位置**

「大椎穴」位於脖子正後方骨頭最突起之處、也就是第 7 頸椎棘突下方凹陷處。

大椎穴

- **按摩方法**

以食指指尖按壓「大椎穴」，先按壓 30 秒後，再沿著穴位繞圈按摩，先順時針後逆時針，各按摩 30 圈，每天 1 次可改善體虛。

- **功效**

「大椎穴」是手足三陽、督脈交會穴，「大椎穴」如果不通，督脈、膀胱經、大腸、小腸、三焦經、膽經、胃經等 7 條經絡也會堵住不通，是一個極為重要之穴位，又名「百勞」，意味著此穴能補虛治勞，其功效為升陽、益氣、退熱、補虛，自古就是治療傷寒、時病、五勞七傷的大穴。怕冷的人，多按此穴也可提升免疫力、發揮保暖的功效。

3月4日 鼻水流不停？從涕的顏色找病因

忌	宜
生冷食材、燥熱食物	觀察鼻涕顏色、對症吃藥

中醫依據鼻水的顏色及濃稠度將其分為「風寒鼻流涕」、「風熱鼻流涕」、「氣虛鼻流涕」、「腎虛鼻流涕」、「濕熱鼻流涕」、「燥熱鼻流涕」等六種證候。前四種的流涕皆清澈，「風寒型」、「風熱型」為外感風寒所引起，但「風熱型」鼻涕偏黃且量多；「氣虛型」與「腎虛型」屬虛證，前者鼻涕量多，久了會變白濁，後者伴隨腰痠膝軟、日久不癒等症；「濕熱型」及「燥熱型」屬裡熱證、流黃色鼻涕，但前者鼻涕氣味腥臭、濁而量多，後者則涕中帶血。因此，大擤鼻涕之前請先看看顏色，以便醫生對症下藥。

若屬虛寒體質，需溫補脾肺，少吃生冷、冰品，或西瓜、白蘿蔔、大白菜、葡萄柚等涼性蔬果，多喝熱水幫身體加溫；若是燥熱或濕熱體質，須少吃高熱量或燥熱食物避免火上加油，以減緩流鼻水症狀。

辛夷蒼耳泡薰蒸浴

現代人長年都待在冷氣房，又愛喝冰品，「辛夷蒼耳泡薰蒸浴」可解身體的冷，帶來溫暖夜晚。

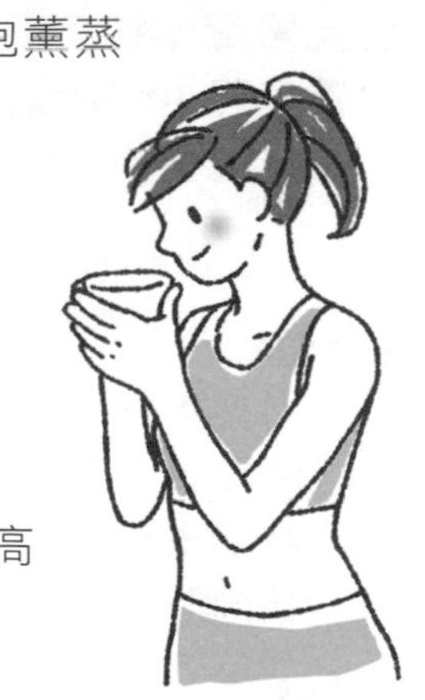

- **穴道位置**

  白芷、辛夷花、蒼耳子各 20 公克、水 1000c.c.。

- **按摩方法**
  1. 將所有材料放入鍋中煮 15 分鐘。
  2. 濾渣取汁倒入保溫杯中，置於鼻下薰蒸 10 分鐘。
  3. 將薰好鼻子的水倒入盆中，加入少許冷水至小腿肚高度，需將水溫降至 38°C 左右以免燙傷。
  4. 每天 2 次，直到流鼻水症狀緩解。

- **功效**

  白芷及辛夷花可散風祛濕、通竅止痛，白芷對鼻塞或流清涕者有效，而辛夷則可治頭痛、鼻竇炎；蒼耳子，主治發汗、止痛、通竅，對感冒頭痛、齒痛有舒緩效果。

3月5日 驚蟄動物活力旺 吃對食物防百病

宜	忌
多吃養肝食物、加強排毒	細菌孳生、邪氣趁虛而入

今天的每日一辭要來介紹「驚蟄」這兩個字。「驚蟄」指的是「受驚醒的蟄居動物」，晉朝文學家左思《魏都賦》寫到：「抑若春霆發響，而驚蟄飛競。」所以「驚蟄」二字放在二十四節氣裡，就代表春天到來，蟄居動物也被驚醒、要開始活動了。

「驚蟄鳥仔曝翅」，意指不只土中的動物復甦，連鳥也跟著飛上樹枝晒太陽，所以這時最應注意的是害蟲的入侵。相傳古人會在驚蟄日將石灰灑於門外，以防蟲蟻上門；這時雨水多，容易孳生細菌，邪氣也會趁虛而入。俗話說：「百草回芽，百病易發。」所以春天也是多發病的季節，更是流行性感冒好發的時節，因此在養生上宜多吃養肝食物、加強排毒功能，提高自身免疫力以預防病毒感染；食材上可多吃水梨、春筍、枸杞、韭菜來潤肺，也可增強人體對抗細菌的能力。

紅棗枸杞米糊

唐代醫學家孫思邈在《備急千金藥方》中提到，春季養生要「省酸增甘，以養脾氣」，所以奉上「紅棗枸杞米糊」這道甘甜又有飽足感的養肝粥。

- **材料**

紅棗 5 顆、枸杞 8 公克、小米 45 公克、糯米 45 公克。

- **做法**

1. 紅棗去籽、剖半，與枸杞一起泡水至紅棗摸起來軟濕即可。小米與糯米洗淨瀝乾備用。
2. 將小米與糯米放入鍋中乾炒，炒至糯米顏色變微黃，再加入水、枸杞，拌勻即可。

- **功效**

枸杞可滋陰補腎、潤肺除躁、養肝明目，在中藥材中最能起到補肝腎之作用，《本草經》將其列為上品；紅棗可補中益氣、潤心肺、補血、通九竅，可提高身體免疫力，是解毒保肝、健脾、養顏美容的好藥材。

3月6日 過敏性鼻炎，喝保健茶緩一緩

宜	忌
調理肺脾腎、加強抗病能力	頻繁暴露於過敏源中

大家知道7月8日是什麼日子嗎？不是情人節，也不是誰生日，而是「世界過敏性疾病日」，為什麼有這個日子呢？因為環境、空氣汙染等因素，讓全球過敏人數不斷增加，是WHO在21世紀列為重點研究及預防的疾病。

在臺灣，有20％的大人及30％的兒童有過敏性鼻炎的問題，過敏性鼻炎就是身體對某種物質產生過敏，引起鼻腔黏膜發炎的一種疾病，好發在冬天及花粉紛飛的3月天。中醫稱此症為「鼻鼽」，屬肺脾腎虛損，為腑臟功能失調，外乏抵禦病邪之力，異邪外氣乘虛而入，進而發病。因此在治療上以調整肺脾腎功能為主、加強抗病能力，以改善鼻過敏問題。

黃耆、枸杞、山藥、西洋參、薏仁、茯苓等中藥材健脾又益腎，可用來做為平日保健之茶飲或藥膳。

舒敏保健茶

過敏性鼻炎最痛苦之處就是噴嚏打不停、鼻水流不停，嚴重影響生活及工作。以下這款保健茶飲，能適時緩解發作時的症狀。

- **材料**

辛夷6公克、薄荷6公克、川貝母6公克、蔥白6公克、白芷10公克、蒼耳子9公克、生薑4公克、水1000c.c.。

- **做法**

1. 將以上材料全部浸泡水中。
2. 開火，水滾後轉小火續煮30分鐘。
3. 去渣留汁，分早、中、晚三次、飯後1小時飲用。

- **功效**

辛夷、白芷、蒼耳子、蔥白、生薑、薄荷可發散表邪、解除表證，而辛夷、白芷、蒼耳子皆具有通竅止痛之功效，還能祛風散寒，主治感冒、鼻竇炎等疾病；川貝母能止咳化痰，對過敏性鼻炎的咳嗽症狀也能發揮舒緩之效果。

3月7/8日 又是感冒？其實是過敏性鼻炎

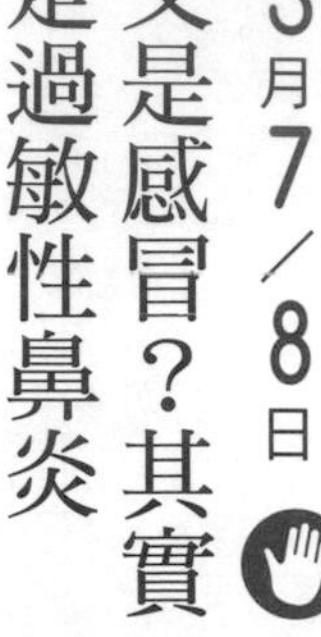

宜	忌
四神湯、山藥排骨湯	生冷飲料、辛辣刺激物

過敏性鼻炎是很常見的疾病，症狀有打噴嚏、流鼻水和鼻塞。但到底是感冒還是過敏？其實過敏是身體對某種物質產生過敏，引起鼻腔黏膜發炎的一種疾病，通常會伴隨眼睛、耳朵、喉嚨發癢，症狀會長期反覆發生，感冒則還會發冷、發燒，約1～2週就會緩解。

中醫將過敏性鼻炎分為肺氣虛弱、脾肺氣虛及腎氣虧虛等三種證型，肺氣虛弱者鼻癢、流清涕、舌質淡紅、遇冷風就感冒；脾肺氣虛者鼻塞鼻脹、食慾不振、舌質淡胖，是最常見的證型；腎氣虧虛者長年鼻癢、夜尿多、手足冷，平常可多喝四神湯、山藥排骨湯，用黃耆、枸杞、山藥、西洋參、薏仁、茯苓等中藥材健脾益腎，也可用三伏貼、鼻噴法、薰蒸等外治法調理；忌食生冷飲料、涼性蔬果（如竹筍、水梨、白菜等）、辛辣刺激食物。遠離過敏原，可降低過敏性鼻炎發作時的不適。

鼻通穴

鼻子不通好難過，聽古人的話準沒錯，「鼻通穴」一按就通！

- **穴道位置**

  「鼻通穴」位在鼻唇溝的上端處，鼻軟骨與鼻甲的交界。

- **按摩方法**

  用食指按壓「鼻通穴」，以 2 秒 1 次的速度按壓，按至皮膚稍紅即可。

- **功效**

  「鼻通穴」，位於大腸經迎香穴的上方，故又稱上迎香穴，主要功效為治療鼻炎、鼻塞、過敏性鼻炎、肥大性鼻炎等跟鼻子相關之疾病。

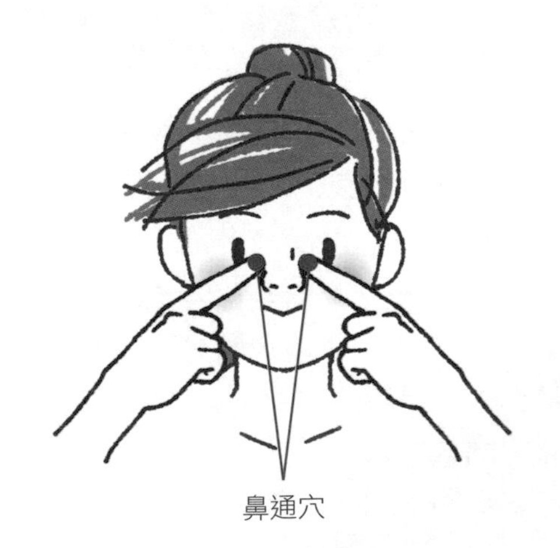

3月9/10日 手機看太久眼睛會發癢？

宜	忌
菊花、薄荷、荊芥、防風藥材	油炸類、蝦蟹、發物

別以為只有過敏體質的人才有過敏問題，長期盯著手機不放，也可能引發過敏性結膜炎。過敏性結膜炎就是俗稱的紅眼症，患者通常會有眼睛乾、癢、紅眼、流眼淚現象，花粉、黴菌、髒空氣都是誘發過敏的原因。一般來說春天是好發期，但現在很多人習慣戴著隱形眼鏡長時間看電腦、手機，導致眼球乾澀，眼睛沒辦法分泌淚液將髒污排除，就會引發過敏性結膜炎。

西醫多以抗組織胺或類固醇來治療，中醫則認為臟腑精氣通過經絡滋養雙目，使其清明視物，若臟腑失調則影響眼睛功能。在治療上會採疏風清熱法，因為容易眼睛紅癢的人大多脾胃不固、風熱外侵、脾胃濕熱內蘊，故復感風邪，可用針灸或藥物治療。平常調理可使用菊花、薄荷、荊芥、防風等祛風藥材，少吃油炸類食物，發物如羊肉、蝦、蟹等，滋補藥材如人參等，當眼睛紅癢時也不宜吃。

絲竹空穴

如果你有眼睛過敏、紅癢問題，按摩「絲竹空穴」可以改善過敏症狀喔！

- **穴道位置**

  「絲竹空穴」位於眼角上方，眉毛尾端的凹陷處。

- **按摩方法**

  早晚以中指指腹按壓「絲竹空穴」，按壓同時吐氣，按 6 秒、停 1 秒後再續按 6 秒，重複此動作 6 次，按壓時穴位有痠脹感即可，不需太用力。

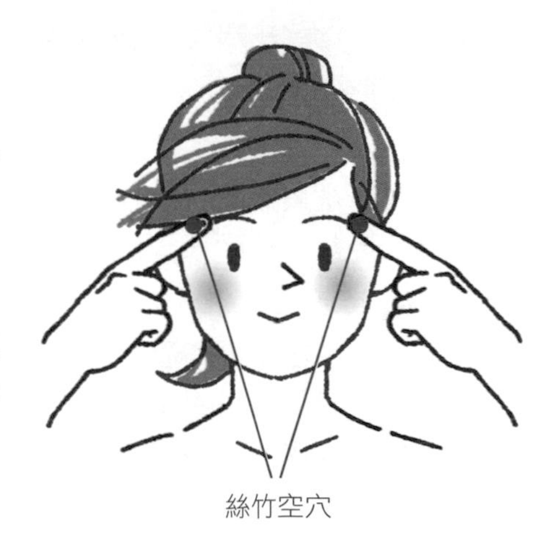

絲竹空穴

- **功效**

  「絲竹空穴」屬少陽膽經，可疏風、明目，對目赤目昏、視物不明、眩暈、面癱、面掣眉跳都有疏緩之效，平常多按摩，可護眼及消除眼睛疲勞。

3月11日 滑鼠肩、烏龜頸手機使用症候群

宜	忌
維持良好姿勢、適時休息	沉迷3C產品、久坐不動

時代在進步，人類的疾病也跟著日新月異，滑鼠手大家都聽過，這些年還出了幾個新名詞——「滑鼠肩」、「烏龜頸」。

有研究指出，每天使用電腦2～3小時，肩頸痠痛的機會就會提高，如果超過5小時，連下背都會跟著疼痛，「滑鼠肩」就是滑鼠用太久導致的肩膀疾病，「烏龜頸」則是頭過度前屈、像烏龜一樣。換言之，就是現代人使用電腦或3C用品太久，導致頸部肌肉、肩膀痠痛，還會引發骨刺及椎間盤病變的危機。使用3C用品若都上肢懸空或長時間固定同個姿勢，或缺乏運動、年紀大、壓力大等都是滑鼠肩的好發族群。中醫會以針灸及按摩穴位的方式來緩解疼痛，配合熱敷、艾炙、紅外線等方法加強療效，針對烏龜頸還會採用傷科手法來放鬆緊繃的肌肉，以矯正或復位偏差的頸部。

肩井穴

工作太認真、不小心維持同個姿勢太久，肩膀好僵硬？按「肩井穴」可舒緩僵硬的肩膀，讓你肩膀不再硬梆梆。

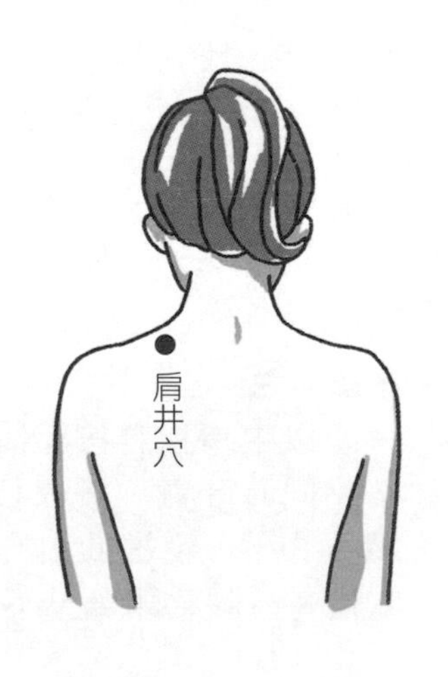

- **穴道位置**

「肩井穴」位於肩上，大椎穴與肩峰端連線的中央，也就是我們肩膀最高之處，肩膀兩邊皆有。

- **按摩方法**

早晚一次，用左手食指壓在中指上，按揉右肩的肩井穴5分鐘、至出現痠脹感，再換右手按壓左邊肩井穴，重複以上動作即可。

- **功效**

肩井穴，屬足少陽膽經，三焦經、胃經和大腸經交會處，所以按壓肩井穴就能通經絡、疏導氣血，主治肩膀痠痛、頭痛、眼睛疲勞、肩背痛、手臂不舉、癱瘓、產後血暈、功能性子宮出血等症狀，所以孕婦忌按此穴。

3月12日 頸僵硬不只頸有問題，勿輕忽

宜	忌
對症促進血液循環	伴隨其他症狀、久痛不就醫

根據流行病學的研究，臺灣的上班族有45%的人有肩頸疼痛的問題。還有哪些疾病也會以頸部僵硬或疼痛來表現呢？

當頸部神經受到壓迫，如椎間盤突出、頸椎退化性關節炎會出現頸部疼痛外，顱內出血、腦膜炎、顱內腫瘤、脊髓腫瘤、椎間盤鈣化跟免疫風濕疾病也會有頸部疼痛症狀。所以如果頸部僵硬疼痛還伴隨其他症狀發生，或疼痛症狀已持續很久，就可能是神經病變問題，不可不慎。

如果是單純的肩頸部痠痛問題，可利用加入中藥材的藥草包進行局部熱敷促進血液循環、用艾草行艾灸來理氣血、推拿整脊來活化經絡、刮痧來改善血液循環，或用具止痛成分的外用藥布來消除痠痛。

桂枝葛根茶

根據國外研究，女生除了要忙家務外，職場上的女性還須承擔工作壓力，再加上較容易從事高重複性的工作，故發生肩頸痠痛的比例是男生的2倍之多，所以女性要多愛護自己一點，來一壺適合女性喝的「桂枝葛根茶」告別痠痛吧！

- **材料**

桂枝12公克、葛根12公克、水1000c.c.。

- **做法**

1. 將桂枝及葛根放入水中煎煮30分鐘。
2. 每天一劑，分早、中、晚3次飲用。

- **功效**

醫藥古籍《傷寒論》記載：「太陽病，項背強几几（肩頸僵硬），無汗惡風，葛根湯主之。」葛根自古就是升陽解肌的中藥材，主治傷寒、溫熱頭痛等，而桂枝是桂花乾燥後的嫩枝，能溫經通脈、發汗解肌，對肩背痠痛、風寒表證皆有療效，但要注意，此藥方燥熱體質不宜多喝。

3月13日 肩頸僵硬先養肝 中醫帶你調體質

宜	忌
補肝腎、強筋骨、活氣血	長期熬夜、酸性水果

肩頸痠痛可說是現代人的文明病，最常見的病因就是長期姿勢不良；而肌肉拉傷或扭傷、高重複性工作、肩頸退化性神經病變，及情緒或壓力也會造成肩膀僵硬、痠痛。

肩痛在中醫屬痺症範疇，分為閃扭瘀血、痰濕、風寒三種證型，若外力扭傷、氣血運行不暢導致局部刺痛，以活血祛瘀止痛為主；若是年紀大或長期熬夜導致肝腎虧虛，所謂「肝主筋、腎主骨、脾主肉」，肝腎出問題，筋骨先知道，可多食枸杞、栗子、芝麻、山藥、秋葵等食物來補肝腎、強筋骨，或食雞腳、豬蹄等富含膠質食物來以形補形，忌吃如柳丁、鳳梨、橘子等酸性食物來傷筋骨；而氣溫忽冷忽熱容易受涼，風寒濕邪入侵筋脈痺阻則痺痛，可用黃耆桂枝五物湯加當歸、薑黃、桑枝等活化氣血、行氣止痛，氣血運化通暢，就能減少肌肉痠痛。

上半身伸展運動

肩膀痠痛應該是許多人的通病，如何紓解肩膀的壓力？做做「上半身伸展運動」，鬆鬆筋骨吧！

- **運動方式**
  1. 雙腳張開與肩同寬，身體站直，兩手在背後伸直交握。
  2. 一邊吐氣、一邊慢慢將身體彎曲，使背與地板平行，膝蓋盡量不彎曲，若真的沒辦法，微微彎曲也可以。
  3. 繼續向下彎腰，使額頭與膝蓋慢慢靠近、彎到身體最大極限，以不疼痛為原則，保持姿勢進行5次深呼吸。

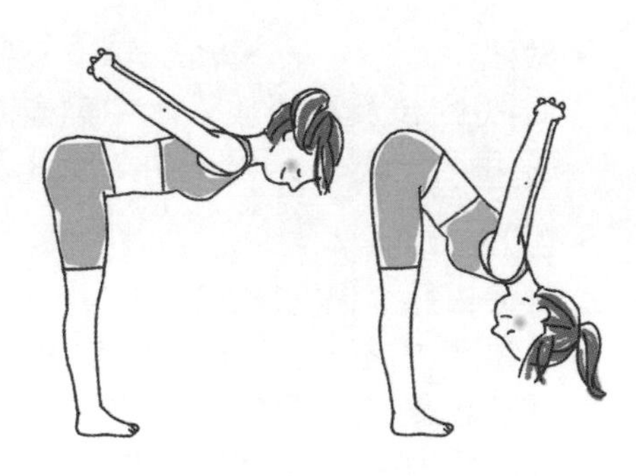

- **功效**

  手部伸展運動可伸展我們的肩胛骨與胸大肌，保持肩胛骨的靈活與柔軟度，也能矯正駝背問題及頸部前傾，進而解決肩頸痠痛與胸悶的問題。

3月14日 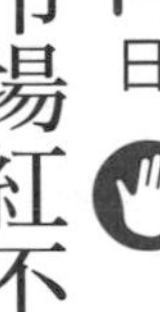 手搖市場紅不讓 喝多小心腸胃炎

宜	忌
飲食均衡、多洗手多喝水	過多冰品、甜食，常熬夜

臺灣人手一杯手搖飲早已不是新聞，但這類冰品對身體有何影響？最常見的就是腸胃炎。

夏天是腸胃炎發作的高峰期，因為食物保存不當、暴飲暴食，或病毒感染如諾羅、沙門氏菌、霍亂弧菌等經出食物傳染，都會造成腸胃炎。中醫視脾胃為氣血生化之源，五臟六腑、四肢百骸皆賴其溫養，濕、熱、寒最損脾胃，冰品吃多易成「寒濕型」腸胃炎，需以生薑、紫蘇、白芷、霍香等藥材來散風除濕；若愛吃甜食或常熬夜引起的「濕熱型」腸胃炎，得靠清熱化濕如葛根、黃芩、白扁豆、車前子等幫助新陳代謝；至於暴飲暴食導致的「食滯型」，採消積化食治法，佐以山楂、麥芽、陳皮可幫助消化。

想預防病毒型腸胃炎，應多洗手、多喝水並補充電解質，若有持續性的腹痛、糞便帶血、嚴重嘔吐，就醫治療才是王道。

梁丘穴

突然間感到腹脹腹痛，可按壓「梁丘穴」來舒緩疼痛。

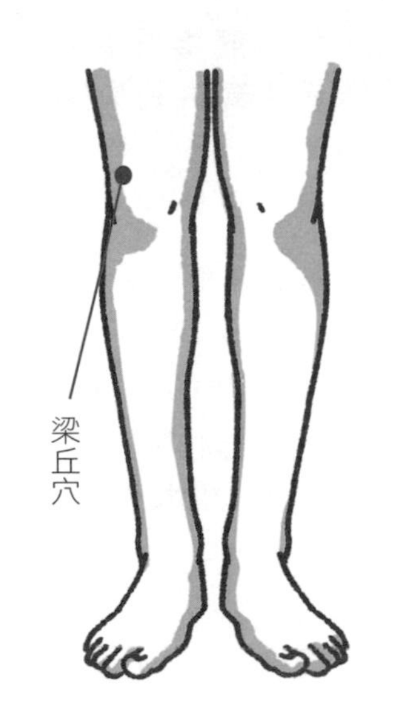

- **穴道位置**
  「梁丘穴」位於膝蓋外側、往上 2 寸之處。

- **按摩方法**
  以大拇指先重壓「梁丘穴」後，再重重按揉「梁丘穴」10 次，連續做 6 次，可舒緩急性疼痛；若是日常保健，需將力道減輕，重複以上步驟 12 次。

- **功效**
  「梁丘穴」位於足陽明經上，是胃經氣血匯集之處，按壓此穴可治療急性腹痛如胃炎、腸胃炎、胃痙攣等疾病，有舒肝理氣之效。

3月15日 腸胃型感冒？乃病毒型腸胃炎

宜	忌
吃飯前、如廁後勤洗手	吃到保存不良的腐壞食物

腸胃炎的症狀是腹瀉、嘔吐、發燒，而腸胃型感冒症狀是嘔吐、腹瀉。兩者該如何區分？其實大家都誤會了，所謂的腸胃型感冒就是病毒型腸胃炎或單純感冒。

病毒型腸胃炎是人吃到或接觸到沾有病毒如輪狀病毒、諾羅病毒的食物、衣物或飛沫等而感染，會侵襲腸胃道黏膜，造成腹瀉、嘔吐、發燒、疲倦、肌肉痠痛；還有一種腸病毒是細菌感染，食物腐壞易滋生細菌，如大腸桿菌、沙門桿菌等，兩種腸胃炎的差異在於細菌型的排泄物含水量較低，但裡面會出現血液或黏液。就中醫的論點，兩者都屬濕熱損傷脾胃，可用葛根黃連黃芩湯或霍香正氣散來解表和中，理氣化濕。

病毒型的腸胃炎傳染性非常高，可存活數小時，也可在排泄物中待3星期都還有傳染力，所以吃飯前、如廁後記得勤洗手，才不會病由口入。

豬腸四神湯

如何避免被病毒傳染？當大家都哀鴻遍野的時候，惟有強健的身體才能對抗病毒！如何避免腸病毒上身？就從一碗健強脾胃的「豬腸四神湯」開始吧！

- **材料**

芡實、蓮子、淮山、茯苓（四者均量），豬小腸適量、米酒適量。

- **做法**

1. 豬小腸洗淨，放入沸水中汆燙後備用。
2. 將中藥材洗淨後，加水浸泡 20 分鐘撈起。
3. 所有材料加水煮至豬小腸熟爛，加入米酒即可食用。

- **功效**

四神湯是臺灣傳統小吃，也是中醫自古用來溫脾健胃的藥方，茯苓可利水滲濕、健脾和胃，淮山可補脾養肺、生津益肺，芡實是健脾止瀉、蓮子則是養心、益腎補脾，這四種藥材都可強化脾臟功能，對腹瀉也頗具療效。

3月16日 胃痛的痛點不同，症狀也不同

宜	忌
戒甜食、舒緩壓力源	大吃大喝、生冷食物

高居癌症死因第七位的胃癌，初期徵兆是上腹部疼痛。你知道不同的胃痛方式代表不同症狀嗎？

一般胃炎會痛在上腹部的中間；若是飯前胃痛，可能是十二指腸潰瘍；胃潰瘍會在進食後半小時左右規則性疼痛；若是突然劇痛、嘔吐，但1～2小時後症狀緩解，可能是胃痙攣；會呈現像火燒般的劇烈疼痛是胃穿孔；胃食道逆流則是上腹部的心窩處疼痛，還有心口灼熱感。

以中醫來看，會出現胃痛，多跟食積、痰濕、胃熱、肝氣橫逆等因素有關。食積型通常是大吃大喝後會有噁心感，可在下腹部從左到右做ㄇ字形按摩來舒緩；痰濕型的胃痛則有胃脹感、沒吃也脹，要少吃生冷食物健脾胃；胃熱型表示胃可能在發炎，還會胃酸上逆、口乾舌燥，忌甜食才能減緩；肝氣橫逆則是壓力大，找到壓力源抒壓就能解胃痛。

薑燉豬肚

煩躁的時候來杯珍珠奶茶「心涼脾土開」，但冰喝多了腸胃也跟著不舒服，「薑燉豬肚」可紓解因為常吃冰品或涼性蔬果所導致的胃痛。

- **材料**

豬肚一個、生薑 150 公克、麻油適量、鹽巴適量、米酒適量。

- **做法**

1. 豬肚及生薑洗淨，生薑切片放入豬肚內。
2. 將生薑及豬肚放入水中，開火，大滾後轉小火續煮 1 小時後關火。
3. 加入麻油、鹽巴、米酒等調味料即可食用。

- **功效**

豬肚具有治療虛勞羸弱、腹瀉、下痢等功效，對腸胃虛弱者可有溫補之效，亦能開胃健脾、改善消化不良；而生薑可降逆止嘔、化痰，能治嘔吐、反胃等症。 胃痛若不謹慎處理，可導致胃潰瘍、胃癌等疾病，不可等閒視之。

3月17日 肚子痛還是胃痛？該怎麼分？

宜	忌
正常飲食、少發脾氣	緊張、壓力大、暴飲暴食

有時候吃多了、緊張，或不明原因，就覺得肚子痛，到底肚子是哪裡痛？簡單的判斷方式，就是把肚子從心臟以下、以肚臍為中心點畫出一個井字型，左上方是胃，上腹部是胃、胰臟、十二指腸，右上腹是肝及膽囊，右下腹是盲腸，左右兩側則是腎臟，以上是最常感覺肚子痛的部位，其中以胃痛最常見。

中醫稱胃痛為心下痛，將胃痛分為肝氣犯胃、腸胃虛寒、腸胃氣滯等三種，皆因氣血瘀滯、運行不暢所導致，易緊張、長期壓力大者為肝氣犯胃型，需疏肝理氣；先天腸胃不佳者屬腸胃虛寒型，可多吃溫熱食物補益脾胃，增強抵抗力；作息不正常、飲食也不正常的腸胃氣滯型，可用山楂、陳皮、洛神等泡茶來消滯解膩。

正常飲食、不暴飲暴食、放鬆自己少發脾氣，才是根本解決胃痛、避免胃痛再找上門的方法。

天樞穴

長期「胃糟糟」讓人很困擾，若想讓腸胃順暢，「天樞穴」能幫助新陳代謝，還能幫忙減肥喔！

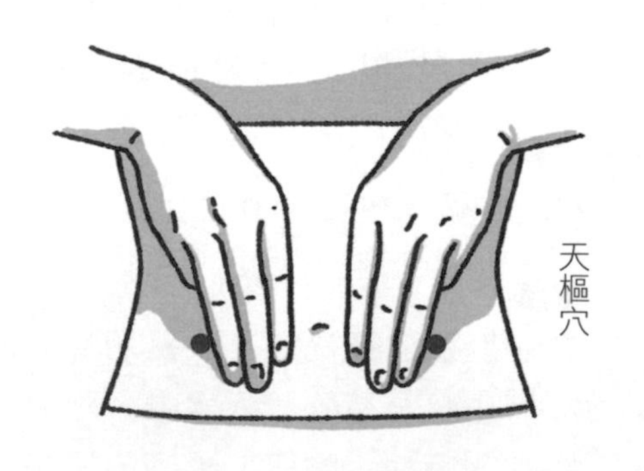

- **穴道位置**

  「天樞穴」位於肚臍外側 2 寸（約三指幅）之處。

- **按摩方法**

  以稍重力道每小時按壓五次，每次按 1 分鐘。

- **功效**

  「天樞穴」位於足陽明胃經，胃經上、下兩部經脈的氣血在此穴交會，將強盛氣血輸送至大腸經，是大腸經氣血的主要來源，故可理氣行滯、消食、調中和胃，對於胃炎、消化不良、便祕、腹瀉、腹痛等都有效果。

3月18日 指甲易斷裂，表示肝不好？

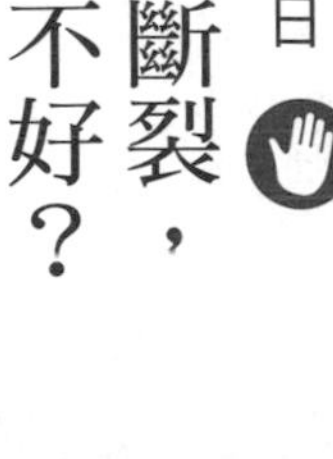

中醫認為：「爪為筋之餘、筋為肝所主。」肝主筋，筋是指聯絡骨頭和肌肉的筋膜，爪是手腳指甲，是肝臟精氣所生，肝臟好不好，看指甲就知道。

指甲易斷裂，西醫稱為脆甲症，因常接觸水、指甲油等化學物質、年紀增長指甲脂質減少、停經婦女等因素所引起，好發於女性。但中醫則認為是肝血不足、筋失所養才導致指甲易脆裂，肝血不足還會造成指甲淡白及指甲上豎線增多；指甲淡白是因脾胃失調，豎線增多則可能是肝功能異常或耗損過度，可多補充如紅棗、豬肝、木耳來補血養肝。針對指甲斷裂，西醫還建議多吃富含生物素的酪梨、牛肉、起司、杏仁、大豆等加快指甲生長速度；若指甲顏色變黃，是肝經藏濕熱，可多吃如薏仁、黃瓜、苦瓜來清熱利濕；若指甲變紅則肝火旺盛，可用蒲公英、綠豆降肝火、消熱毒。

太衝穴

肝主怒，所以肝不好通常心情也會很 blue，因此做事容易「太衝」出問題。想疏肝降火嗎？記住，按壓「太衝穴」可平肝熄火喔！

- **穴道位置**

  「太衝穴」位於腳背的大拇趾和第二趾的趾縫，往上約 1 寸之處（約 1 指幅寬）。

- **按摩方法**

  以原子筆筆蓋按壓「太衝穴」3 秒後暫停，依照此步驟連續按壓 7 次。

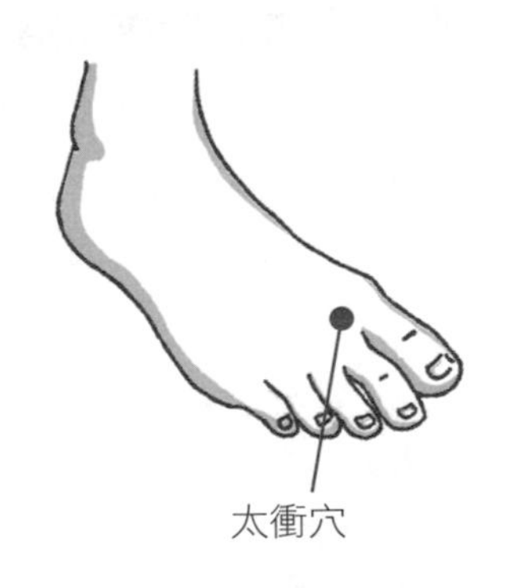

- **功效**

  「太衝穴」位於足厥陰肝經，是肝經的原穴，太衝意旨本穴位於衝要之處，是保健肝臟的要穴，具有疏經活血、補肝血、活血通絡之功效，因此能治肝病、高血壓、咽喉痛、痛經、更年期症候群、失眠等疾病。

3月19日 指甲顏色學問大 暗藏健康密碼

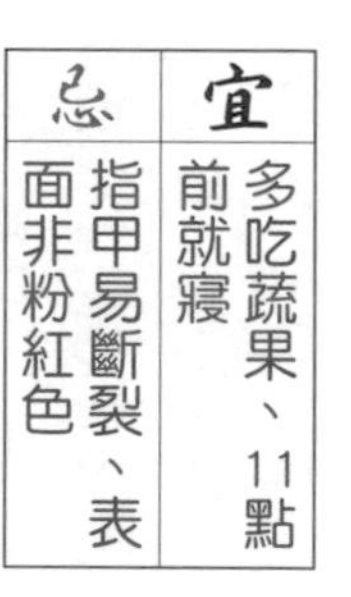

很多女生喜歡彩繪指甲，但長期下來可能導致指甲泛黃、變脆易斷裂，所以指甲有異狀時，應休息一下讓指甲恢復健康。此外，指甲還會透露哪些疾病徵兆呢？

一般來說，指甲其實是沒有顏色的，健康指甲所呈現的粉紅色，是透過指甲看到血液的顏色，因此，如果指甲不是粉紅色，就代表身體出了問題。例如剛提到的黃色，可能是指甲油殘留或去光水所含的丙酮讓角質層受損，而抽菸或真菌感染、甲狀腺疾病、糖尿病或牛皮癬也會讓指甲變黃；若指甲顏色變蒼白，可能是貧血、營養不良所引起；若是深褐色，可能是腎虛或腎臟疾病、電解質不平衡；若為藍色，可能身體缺氧、肺部感染或有心臟疾病；黑色則可能是黑色素瘤，要特別留意。

若指甲常斷裂、無光澤、顏色非粉紅色，建議還是諮詢專業醫生比較好。

黃耆當歸鱸魚湯

如果指甲表面有凹陷、呈現彎曲狀（匙狀指甲），可能是缺鐵性貧血造成，先喝碗「黃耆當歸鱸魚湯」從補血做起！

- **材料**

黃耆 5 錢、當歸 1 錢、枸杞 3 錢、參鬚 3 錢、紅棗 5 粒、鱸魚 1 尾、豬大骨半斤、生薑少許、鹽少許、蔥花少許、米酒適量。

- **做法**

1. 豬大骨洗淨後汆燙瀝乾，鱸魚除內臟洗淨切段、紅棗洗淨去子備用。
2. 將豬大骨與黃耆、當歸、參鬚置於鍋內倒水，開火，煮滾後轉小火續煮 40 分鐘，加入鱸魚、生薑、枸杞、紅棗開火煮。
3. 待魚熟後加鹽、蔥花、米酒，關火，即可享用。

- **功效**

黃耆對氣虛乏力、中氣下陷的人可補氣固表、提升免疫力；當歸性溫，可補血和血、潤燥滑腸，可養血補虛，很適合產後體弱或想補氣血的人食用。

3月20日 春分──首重養陽氣、固根本

宜	忌
注意保暖、吃綠色養肝食物	生氣、熬夜、吃太燥太辛辣

俗話說「春分日夜對分」，「春分」到了，晝夜長短一樣，也代表春天已經過了一半，是二十四節氣中的第四個節氣。

西漢大儒董仲舒在《春秋繁露》寫下：「春分者，陰陽相半也，故晝夜均而寒暑平。」春分陽氣日盛而陰氣漸弱，是調節陰陽平衡之氣最好的時候，首先要做的就是「養陽氣」。在中醫的論點中，陽氣是生命的根本，春分養好陽氣，自然可以抵擋疾病的入侵，就如同這時候農民已經插好秧、佈好了田，等待下雨好迎接豐年到來。

所以此時不能做傷害陽氣的事，例如生氣、熬夜、吃太燥太辛辣的食物，宜養氣而非補，故盡量少進補，多吃溫和的綠色食物來養肝，如花椰菜、綠豆芽、毛豆等。「二八月亂穿衣」意指農曆二月及八月氣候冷熱變化多端，衣服常亂穿，所以春分仍要注意保暖，避免風邪入侵。

玫瑰花茶

春天百花盛開，看著花開可以讓人心情變得愉悅，因此來壺「玫瑰花茶」保持心情平靜，也是養陽氣的好方法。

- **材料**

玫瑰花 3 朵、紅棗 4 顆、枸杞子 20 公克、冰糖或蜂蜜適量、滾水 300c.c.。

- **做法**

1. 將玫瑰花、紅棗、枸杞子洗淨。
2. 放入沸水中浸泡 5 分鐘，瀝渣後即可飲用。
3. 可加入冰糖或蜂蜜調節口感。

- **功效**

玫瑰花性溫，歸肝、脾經，可疏肝理氣，主治胸悶、噁心、嘔吐、腹脹腹痛、月經不調等症狀，可調理血氣、滋陰美容；紅棗可補脾和胃、益氣生津，枸杞子則是能養肝、滋腎、潤肺，是春天養肝最好的藥材。

3月21日 春天就是想睡！春睏疲累有解？

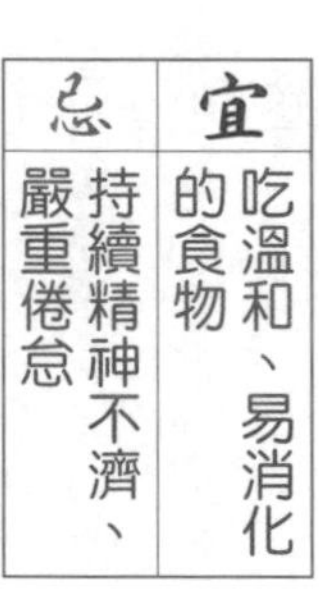

宜	忌
吃溫和、易消化的食物	持續精神不濟、嚴重倦怠

春暖花開、萬物生長，為什麼有些人就是整天昏昏欲睡、睡再多都不夠或反應遲鈍、提不起勁？很可能就是「春睏」了。

「春睏」不是病，所謂「春睏秋乏夏打盹，睡不醒的冬三月」，冬天氣候寒冷，血管收縮以維持體溫，所以大家也樂於冬眠；春天氣候變暖，血管、毛細孔開始舒張，血液要輸送到全身的器官，流向大腦的血液就變少，導致腦細胞供氧量不足，因而春睏。春睏是因季節變化而產生的生理現象，但如果長久以來都精神不濟、有嚴重的倦怠感，可能就不是春睏，而要考慮是其他疾病所造成的症狀。

就中醫來看，脾胃不佳的人易有春睏的狀況，因此可多吃山藥、芡實、茯苓、蓮子、生薑、蔥等食材健脾祛濕，減少油膩、多選擇溫和易消化的食物，保持固定運動、作息規律，都能有效改善春睏的困擾。

翳風穴

穴道按一按

怎麼睡都睡不飽、全身無力提不起勁，按壓「翳風穴」可通竅醒腦，還能改善失眠問題，讓你睡飽覺、養足體力再戰。

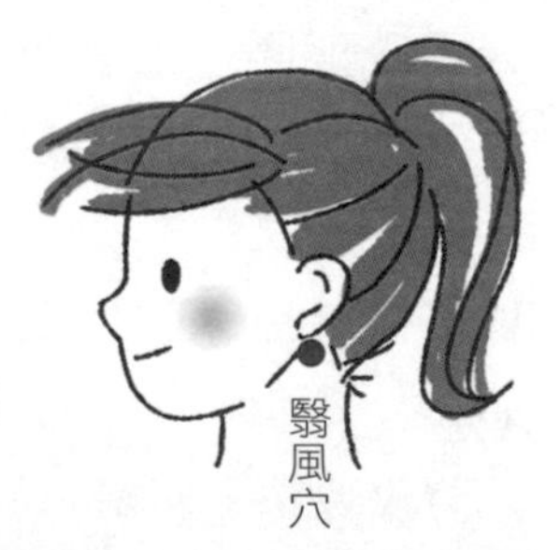

- **穴道位置**

  「翳風穴」位在耳垂後方，當乳突與下頷角間的凹陷處，也就是耳垂跟頭相連處的凹槽。

- **按摩方法**

  以拇指用力按壓「翳風穴」，採繞圈的方式按揉 6 秒鐘，邊按壓邊吐氣，每次約按 3 分鐘左右。

- **功效**

  「翳風穴」屬手少陽三焦經，其功效為利頰、聰耳通竅、正口僻，所以對顏面神經麻痺、腮腺炎、耳鳴耳聾、眼歪嘴斜都有其療效，也能活血通絡，故能讓身體產生活力、通竅醒腦、去除乏力感，對於工作壓力大、思慮多的失眠也能發揮安眠之效果。

3月22日 緊盯螢幕不放？小心偏頭痛！

宜	減少3C使用時間、多動一動
忌	引發頭痛的食物或調味料

現代人仰賴3C，工作上班離不開電腦、搭車走路也要看手機，平均一天緊盯螢幕超過12小時以上，因此很多人都有「現代3C頭痛症」。主要是因為螢幕亮光對腦部會造成刺激，加上長時間近距離緊盯螢幕，導致眼睛或肩頸過度疲勞，造成頭顱周圍肌肉過度收縮，因此引發頭痛現象。據統計，女性偏頭痛的機會是男性3倍，其中又以30歲階段的盛行率最高，平均每5人就有1人偏頭痛。

此外，遺傳也是偏頭痛的原因之一。據統計，有七成患者至少在家中可找到一個以上同症狀的患者。想要避免誘發頭痛，首先要減少3C的使用時間，避免長時間緊盯螢幕不放，三不五時讓眼睛從螢幕移開休息；其次，避開容易誘發頭痛的食物或調味料，例如：紅酒、巧克力、味精等，改善生活習慣，降低頭痛發生的機率。

頭部側傾操

因為情緒緊繃、疲勞過度、心情煩躁所引起的頭痛問題，可以站起來動一動，做做「頭部側傾操」，釋放肩頸的壓力，有助改善頭痛問題。

- **運動方式**
  1. 雙腳打開與肩同寬，雙手自然下垂，不要用力。
  2. 運用腹部呼吸、慢慢的用鼻子吸氣，讓腹部慢慢充滿空氣脹起來。
  3. 一邊緩慢吐氣，一邊把頭往右肩膀方向伸展，頭越靠近肩膀越好。
  4. 把氣吐光後，然後再一次用鼻子吸氣、頭回正。
  5. 吐氣換另一邊，把頭往左肩膀方向伸展，頭越靠近肩膀越好。
  6. 左右一個來回算一次。

- **運動次數**

  一次 10 下，一天可做 3 ～ 4 次。

- **功效**

  可將肩頸部位緊繃的肌肉拉開、放鬆筋骨，降低頭痛發生的機率。

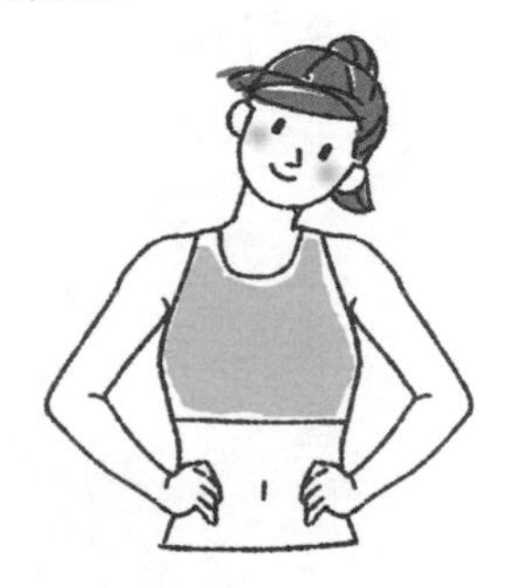

3月23日

找出病因，頭痛不找碴

宜
找出頭痛真正的原因
忌
只吃止痛藥、不求病因

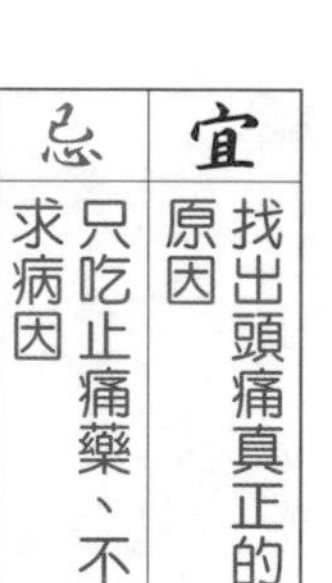

頭痛是現代人的通病，中醫將頭痛分為「外感頭痛」與「內傷頭痛」二大類。引起「外感頭痛」的主要原因多半是天氣變化，和身體遭受風邪入侵所引起的傷風感冒有關，此類痛感來得快又急，痛的時間短，並伴隨有咳嗽、發熱、全身痠痛等狀況。「內傷頭痛」則是與體內的五臟六腑運化失常有關，所以可反映出全身的臟腑疾病。

很多疾病都會引發頭痛的問題，嚴重者可能是腦血管疾病或是發生顱內疾病的問題，所以出現頭痛常是一種警訊，一定要探求背後的原因，不能盲目的只吃止痛藥止痛。而且若長期吃止痛藥止痛，恐會造成消化系統的健康問題、引發胃部的疾病，不但無法根絕頭痛的問題，反而增加身體其他的健康風險。

防風川芎茶

當吹風著涼引發頭痛時，可以喝一杯防風川芎茶，能有效改善頭痛情況。

- **材料**

防風 9 公克、川芎 9 公克、茶葉 9 克。

- **做法**

所有材料泡水洗淨後放入杯中，直接用沸水沖泡當茶飲用。

- **功效**

川芎的成分裡含有可擴張血管、改善血液循環、鎮靜、解痙攣的作用，可舒緩疼痛；防風能防止外邪再入侵，並保護人的脾胃。

3月24日 單邊頭痛，就是偏頭痛嗎？

宜	忌
按摩紓解、積極就醫治療	情緒緊張、過度疲勞

很多人都有頭痛的毛病，每個人容易發生頭痛的部位都不同，不是發生在一側的疼痛就稱為偏頭痛。偏頭痛的痛感是一種脈搏性的頭痛，有點像血管跳動的規律，經常出現的位置在前額、頭兩側或頭頂等。偏頭痛與其他型態的頭痛不同之處在於：一、嚴重時會痛到需要休息；二、會噁心想吐；三、發作時看到光線會不舒服。若這三項症狀中出現兩項以上，有九成機率就是偏頭痛。

中醫認為，偏頭痛大多是因肝氣鬱結或痰飲造成，經常偏頭痛的人平時容易緊張、有過度疲勞的情況，影響了氣血上行至頭部。偏頭痛發作前會感覺到疲勞，發作時容易合併頭暈想吐。偏頭痛若不積極治療，恐惡化成為慢性偏頭痛，每個月會有一半的時間發作，不但會導致睡眠障礙，嚴重者甚至會提高失智症的風險。

頭痛舒緩操

按摩可以舒緩頭痛的症狀，試試「頭痛舒緩操」，一起緩解頭痛吧！

- **運動方式**
  1. 將雙手搓熱，敲敲兩手的合谷穴。
  2. 接著以食指指腹從迎香穴，沿著鼻翼的方向，向上輕輕按摩至鼻通穴、兩側太陽穴，按壓 1 秒後即可放手，按壓至此穴有痠脹感，重複此動作 30 次。

- **運動次數**

  每天 1 至 2 次，可在早晨下床前或洗完澡後做此過敏操，可得到最好之療效。

- **功效**

  中醫說：「面口合谷收。」大多數頭面部的不適症狀，都可以透過按摩合谷穴來舒緩。迎香穴位在鼻翼旁約 1 寸之處，而鼻通穴則位在迎香穴的上方，所以又稱為上迎香穴，兩者都可祛風通竅、主治鼻塞、宣通鼻竅、增加腦內含氧量，按摩這兩穴，可緩解頭痛的惱人不適。

3月25日 水腫又不愛動，怎麼擺脫象腿？

宜	忌
穴道按摩、適度肌力訓練	油炸、冰冷、甜食

擁有一雙修長美腿是很多人的夢想，但是因為工作的關係，雙腿不是久站就是久坐，導致氣血循環不暢，因此讓腿部越來越粗壯、浮腫，屁股也越坐越大，大腿內側肌肉黏TT不願分開。什麼樣的人下半身容易虛胖？答案是「脾虛濕盛」的水腫體質。現代人常因油炸、冰冷、甜食吃過多，讓身體內多餘的水分及廢物無法代謝，因此造成「痰濕」體質，所謂「濕性下注」，濕氣重的人容易下半身肥胖，包括下腹部、臀部、大腿。

尤其是女性朋友，脂肪更容易堆積在大腿及臀部，這是為了刺激女性身體將脂肪累積在大腿以供應急之用。想要擺脫大象腿的煩惱，首先要先排除體內的濕氣，活絡下半身的氣血循環，搭配穴道按摩以及適度的肌力訓練，就可以跟「穩重」的下半身說再見。

飢點穴

不知不覺就容易吃過量、無法控制食慾的人，想要避免吃太多造成的肥胖問題，可以在吃飯前多按按飢點這個穴位，有助抑制想吃東西的慾望。

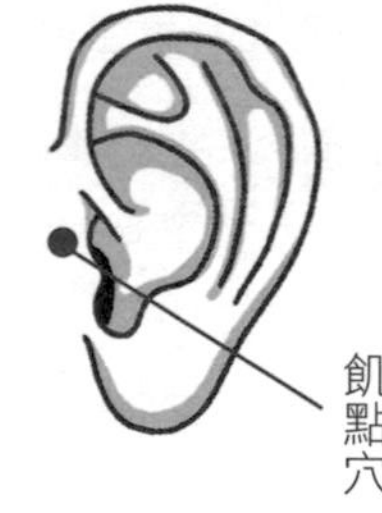

- **穴道位置**

  「飢點」位於耳朵中央，耳輪腳末端的耳屏旁。

- **按摩方法**

  每日5秒鐘、每次按壓5下左右，要用感覺得到痛的力道按壓，可降低食慾，最好在飯前30分鐘進行，效果更佳。這個穴位點面積較小，建議可貼耳豆輔助。

- **功效**

  容易吃過多造成肥胖的人，通常腦部的攝食中樞對「吃飽了」這個訊息不太敏感，因此往往容易吃過量，這時可利用多刺激耳朵穴道的方式，改善攝食中樞的敏感性，達到瘦身目的。

3月26日 上身不胖臀部胖 梨型身材神救援

宜	忌
泡一泡排水消腫藥浴	濕氣重、久坐不動

上班族整天坐在辦公室面對電腦，不知不覺間臀部就越坐越大，主要是因為久坐不動讓下半身的血液循環變差，容易導致脂肪團積、水腫等問題，這是後天造成的困擾。有些人臀部肥胖則是與身體先天結構有關，當身體將熱量轉換成脂肪儲存時，容易囤積在下半身及內臟，所以造成肥胖問題。

下半身肥胖的體型，又稱為「梨型身材」，主要的身型表現是肩窄、腰細、大腿豐滿及臀部圓潤。如果女性的「腰臀比」超過0.8就算是下半身肥胖的「梨型身材」，男性的「腰臀比」超過0.9，則是上半身肥胖的「蘋果形身材」。中醫認為上半身不胖、下半身胖的「梨型身材」，是典型濕氣重、體寒造成的虛胖，只要祛除體內的濕氣，對於改善臀部肥胖有良好效果。

排水消腫泡澡方

在水中加入中藥材泡澡是中醫常見的祛濕禦寒療法，藉由溫水的溫熱效應幫助血液循環、加強排汗，既能放鬆心情又可改善下半身肥胖。

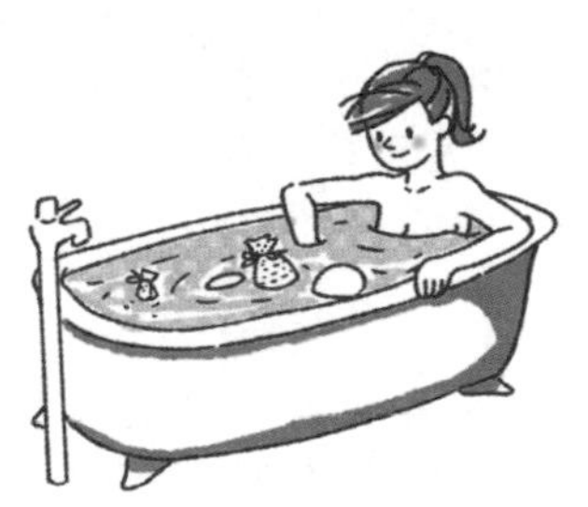

- **材料**

荷葉 3 錢、玉米鬚 2 錢、香茅草 10 克、柑橘類果皮 2 顆（如：橘子、柳丁、柚子）。

- **方法**

1. 將中藥材洗淨後加裝入紗布袋中。
2. 在浴缸中注入約 35°C ～ 40°C 熱水，放入中藥包浸泡約 10 分鐘。
3. 將身體洗淨後就可開始泡中藥浴。浸泡 10 ～ 15 分鐘宜休息 3 ～ 5 分鐘，浸泡時間不宜超過 30 分鐘。

- **功效**

「排水消腫泡澡方」可改善循環、利水消腫，改善下半身水腫型肥胖。泡澡時若感到頭暈、心悸、胸悶等不適情況，或剛吃飽飯，都不適合泡澡。

3月27日

忌糖、多運動，蘿蔔腿退散！

宜	忌
鍛鍊腿部肌肉、適度忌口	精緻糖、重口味、油炸物

小腿肚是人的第二顆心臟，要想人不老就要顧好小腿肚，對於女生而言，更在乎有沒有蘿蔔腿的問題。當小腿的靜脈血液回流不順暢時，容易造成水腫、腫脹、脂肪堆積。小腿的曲線、粗細從天生上來看，決定於脛骨的長短、形狀及肌肉的粗細，當然遺傳也占了一部份的原因。從中醫觀點，氣與水不協調是小腿粗腫的原因，必須從膀胱經與腎經加以疏通、排毒，才能改善小腿粗壯的現象。

想要揮別蘿蔔腿，先搞清楚小腿粗壯的原因，是來自遺傳、久坐、缺少運動肌力不足，還是體內濕氣過重，才能針對上述原因一一擊破、對症下藥，改善蘿蔔腿的問題。其次要適度的忌口，避免精緻糖、重口味及油炸食物，減少脂肪的堆積，用走樓梯代替搭電梯，多鍛鍊腿部肌肉，就可以擁有一雙纖細的美腿。

玉米薏仁利水湯

飲食重口味又常久坐不動，導致小腿容易水腫，這時只要喝一碗利水去濕的玉米薏仁利水湯，可幫助解決小腿浮腫的問題。

- **材料**

紅蘿蔔 4 兩、牛蒡半條、小排 3 ～ 4 塊、玉米鬚 1 錢、薏仁 3 錢、赤小豆 2 錢、鹽少許。

- **做法**

1. 紅蘿蔔、牛蒡洗淨削皮備用，排骨先過熱水去除血水。
2. 所有材料放入鍋中，水加 8 分滿，大火煮滾後用小火慢煮，待 10 ～ 20 分鐘後即可，也可用電鍋蒸煮，食用前加入少許的鹽巴調味。

- **功效**

牛蒡可幫助排便，紅蘿蔔熱量低，有助脂肪消耗；玉米鬚可排除體內多餘水分，改善下半身水腫造成的肥胖；薏仁也可促進體內新陳代謝。此道料理對消除下半身肥胖有良好效果，唯獨身體寒涼、頻尿者不適合食用。

3月28日 睡到一半抽筋痛醒，原因為何？

宜	喝點黑豆茶排濕氣
忌	姿勢不良、過度疲勞

不少人都有睡到半夜突然抽筋的經驗，抽筋是指肌肉突然、不自主的強烈收縮，造成肌肉僵硬、疼痛。雖然造成抽筋的確實原因不明，但是不排除是因為姿勢不良、過度疲勞、血液供應不足，以及礦物質失衡有關。在中醫觀點裡，筋膜是屬於肝所管轄的範圍，所以小腿抽筋可能和肝血不足、受到寒邪或濕邪所影響有關，因此經常看到肝腎虧虛的老人容易有夜半抽筋的問題。

從中醫的臨床上發現，寒邪會阻礙人體的氣血運行，因為氣血難以順利到達小腿，所以容易造成抽筋問題；濕邪則是有重濁黏滯的特性，同樣容易讓小腿因為氣血運行不順而抽筋。《黃帝內經》提到「諸痙項強，皆屬於濕」，所以必須根據抽筋者不同的狀況對症治療。

黑豆茶

臺灣氣候屬濕熱，臨床上比較容易見到因濕氣造成的小腿抽筋，平時可以多喝黑豆茶，有助於利濕、預防抽筋。

- **材料**

黑豆 100 公克。

- **做法**

1. 黑豆先洗過瀝乾再炒，建議可用平底鍋、受熱較均勻。等炒至超過一半的豆皮裂開即可熄火，待涼後再封裝入袋。
2. 將黑豆放入 3000c.c. 的清水裡，用中小火煮約 20 ～ 30 分鐘燒開，取湯汁當茶喝，可反覆用熱水沖泡飲用。

- **功效**

黑豆富含抗氧化物，可清除體內的自由基，防止衰老；中醫認為色黑入腎，黑豆水可利濕，所以有助於因為濕邪造成的小腿抽筋，同時也可用於滋養腎陰以及烏黑頭髮的效果，平日可多飲用。

3月29日 抽筋只因缺鈣、所以補鈣就好？

宜	忌
按摩活動、放鬆肌肉	身體寒冷、疲勞、餓肚子

抽筋是生活中經常遇見的狀況，通常容易抽筋的部位在腿部，但是手部也有可能發生抽筋的情況，通常是因為維持一個姿勢過久，如長時間使用滑鼠、手機，或打字的時間太長等等。當肌肉沒有足夠的時間放鬆，會產生大量的代謝產物乳酸，讓肌肉無法正常的收縮及放鬆，進而造成抽筋的情況。

一般人抽筋時第一個念頭就是缺鈣，但是缺鈣只是原因之一，通常因為低血鈣而發生抽筋的族群，常見於兒童、維生素D攝取不足的人，或是罹患嚴重肝臟、腎臟疾病，以及長期應用利尿藥的族群。大部分抽筋的原因，在於身體寒冷、疲勞、餓肚子，另外也有可能是因為大腦的疾病，如腦血管病、腦炎、運動神經出問題等等。所以抽筋的問題，有時並非單純的只要補鈣這麼簡單。

承山穴

當溫度早晚變化大、特別是凌晨溫度最低時，睡到一半特別容易小腿突然抽筋；或是游泳水溫過低，致小腿抽筋的時候，可以按壓「承山穴」，緩解抽筋的不適。

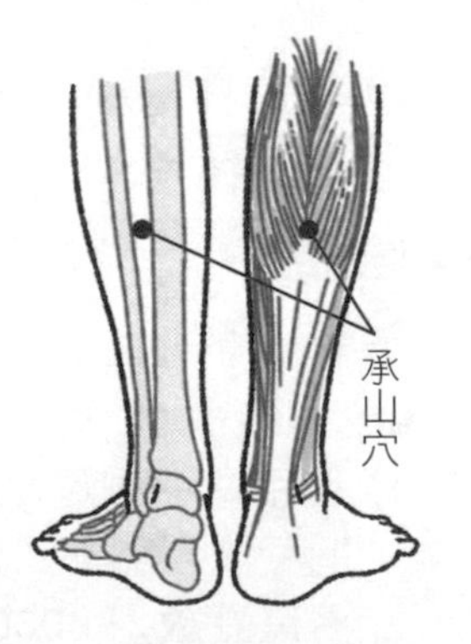

- **穴道位置**

「承山穴」位於小腿肚下方正中、小腿伸直時突起的尖角凹陷處。

- **按摩方法**

可用大拇指以輕柔的力量按壓，再慢慢加重力道，左右各 1 ～ 3 分鐘。

- **功效**

「承山穴」顧名思義，就是承受一座山，所以承受著人體全身的重量及壓力，也是人體陽氣最盛的經脈樞紐，所以不時輕輕的揉一揉、壓一壓，當感到微微的痠脹痛感時，可以振奮大腸膀胱經的陽氣、排出人體濕氣，同時釋放身體的壓力，改善抽筋的情況。

3月30日 打呼問題多，呼吸中止損健康

宜	忌
對症調理 穴位按摩	飲食不節制、肥胖、壓力大

你是否曾在睡覺時被打雷聲驚醒，卻發現是枕邊人在打呼？為什麼人會打呼？打呼代表熟睡嗎？

人會打呼，是因為入睡後呼吸道肌肉張力降低，使呼吸道變得狹窄造成打呼，只要呼吸仍正常，基本上問題不大，但如果打呼時會暫時停止呼吸，可能是罹患了「阻塞型睡眠呼吸中止症候群」，嚴重時可能導致高血壓、腦血管病變及缺氧窒息、半夜猝死。中醫稱此症為「鼾眠」，患者多為「痰濕」或「氣虛」體質，「痰濕」者飲食不節制、代謝功能下降，常覺胸悶腹脹、舌苔厚重，肥胖者多屬此證；而「氣虛」者說話有氣無力、全身疲倦，年紀大或壓力大皆因氣虛而引起打呼。中醫會根據不同證型，以祛痰利濕如山藥、茯苓、薏仁、霍香等藥材治之，或補益中氣用黨參、黃耆、升麻等藥材來健脾，以改善打呼的問題。

改善打呼穴位按摩

若想改善打呼問題，可以這樣按摩。

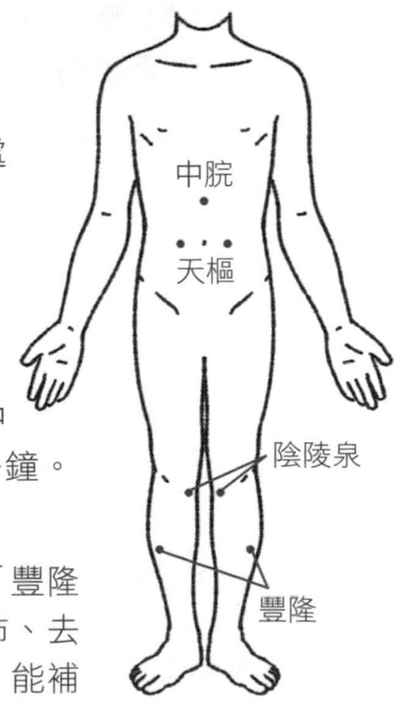

- **穴道位置**

  「陰陵泉穴」在小腿內側，脛骨內側髁後下方凹陷處
  「豐隆穴」位在小腿外側、外踝尖上 8 寸
  「中脘穴」位在上腹部、肚臍上方 4 寸處
  「天樞穴」位在肚臍兩側 2 寸處。

- **按摩方法**

  早晚各一次，沿著「陰陵泉穴」、「豐隆穴」、「中脘穴」、「天樞穴」的順序，每個穴位按摩 3 ～ 5 分鐘。

- **功效**

  「陰陵泉穴」及「豐隆穴」具有祛痰化濕的作用，「豐隆穴」自古就是祛痰、止咳的要穴；「中脘穴」能宣肺、去痰，是中醫用來治療打呼的最佳穴位，而「天樞穴」能補虛化濕，與「中脘穴」配穴，能增強治療效果。

3月31日 小孩打呼 小心生長遲緩！

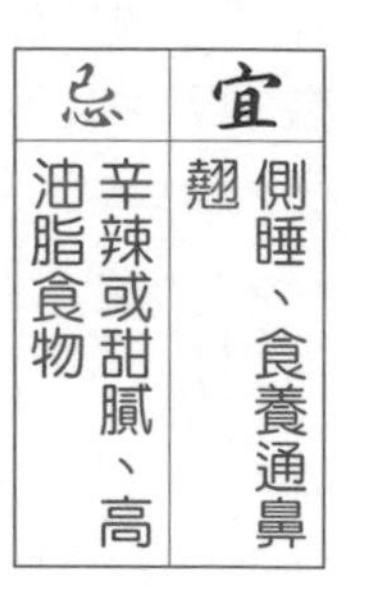

每個人都需要睡覺，但哪些睡眠姿勢會造成打呼、引起呼吸中止呢？一、仰睡，會造成舌頭滑落、阻塞呼吸道，更加重呼吸中止的危險性；二、枕頭過高，會阻塞呼吸道，更容易造成打呼和呼吸中止；三、嘴巴張開，用嘴巴呼吸表示呼吸不順，更容易打呼及呼吸中止。最好的睡覺姿勢其實是左側睡，讓舌頭不會擋住呼吸道，保持呼吸暢通。

一般來說，睡眠中止症好發在中年男性、停經後婦女、肥胖、呼吸道狹窄、抽菸飲酒、鼻塞等族群。但小孩也會打呼，可能還會造成生長遲緩或有心血管疾病問題，這類兒童多屬痰濕體質，要避免辛辣或甜膩、高油脂的食物，也可透過蒼耳子、薄荷、枇杷葉等藥材來清熱通鼻竅。據統計，會打呼的兒童九成以上都有呼吸中止症，有時會被誤判為過動症，若小孩有長期打呼困擾，千萬不可輕忽。

白芥子粥

「白芥子粥」是一道非常溫和的食療妙方，不管是大人打呼或小孩打鼾，都可以用它來改善打呼症狀。

- **材料**

白芥子 5 公克、白米 50 公克、水 500c.c.。

- **做法**

1. 將白芥子攪碎取汁備用。
2. 將白米洗淨瀝乾，倒入清水開火煮沸。
3. 水滾後轉小火慢熬，熬至白米呈現半粥狀，加入白芥子的汁液，續煮。
4. 待水再次大滾後，即可關火食用。

- **功效**

白芥子，性溫，歸肺、胃經，早在《本草經疏》中就提到其藥效：「白芥子味極辛，氣溫。能搜剔內外痰結，及胸膈寒痰，冷涎壅塞者殊效。」有溫肺化痰、利氣散結之功效，對於痰多、打呼等症狀，都能發揮舒緩之效果。

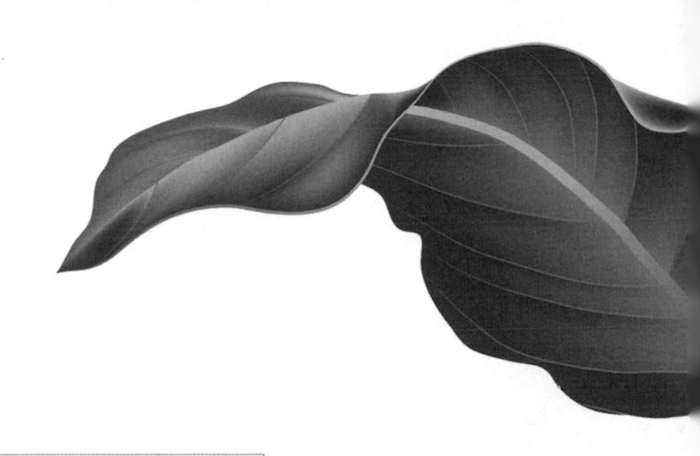

四月
April

四月起，

天清地明，草木旺盛，百花齊開，

此時是大地萬物「皆潔齊而清明」的時期。

中醫建議人們在春季宜養肝，

吃些紅棗、栗子、南瓜、桂圓等性溫味甘的食材，

可健脾益氣、防止肝氣過旺，

同時維持美麗的好心情！

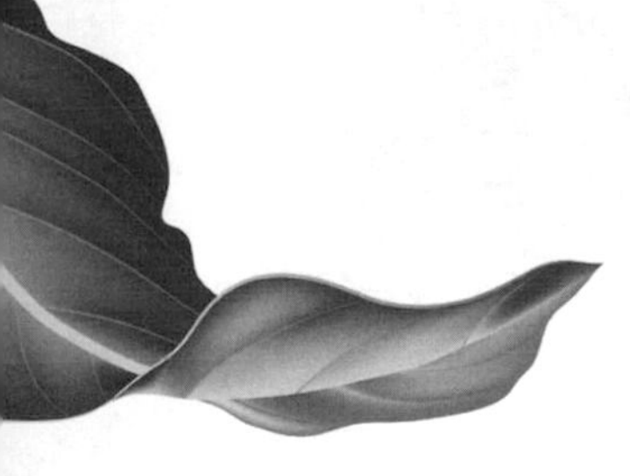

4月1日

此傷寒非彼傷寒 西醫傷寒會傳染

宜	忌
喝黨參紫蘇茶補氣排毒	病好了就掉以輕心

聽到傷寒，會想到西醫的傷寒，還是中醫的傷寒？西醫傷寒指的是「由傷寒桿菌所引起的腸道傳染病」，分為傷寒及副傷寒，皆因吃到被帶菌者或患者的糞便或尿液汙染的食物或飲水所感染，患者痊癒後可能變帶菌者，蒼蠅也是傳播媒介之一，傳染力非常強；5～9月為流行季，多數人都是在衛生環境較差的國家感染，臺灣本土病例已逐漸減少。中醫的傷寒則是「感受六淫中之寒邪所致」，較像是現代的感冒，在《難經》中提到「傷寒有五，有中風、有傷寒、有濕溫、有熱病、有溫病」，其中濕溫是因濕熱疫癘之邪經口鼻而入致病，相當於西醫的傷寒，若沒有及時治療，可能導致小腸出血或穿孔。

傷寒從感染前一週到恢復期皆具傳染力，恢復期長達12個月都有帶菌現象，所以病好了之後還得小心造成別人的二度感染。

黨參紫蘇茶

不管是哪一種傷寒，缺乏抵抗力都容易被傳染，「黨參紫蘇茶」可補氣、排毒，有助增強抵抗力、抵擋病毒入侵。

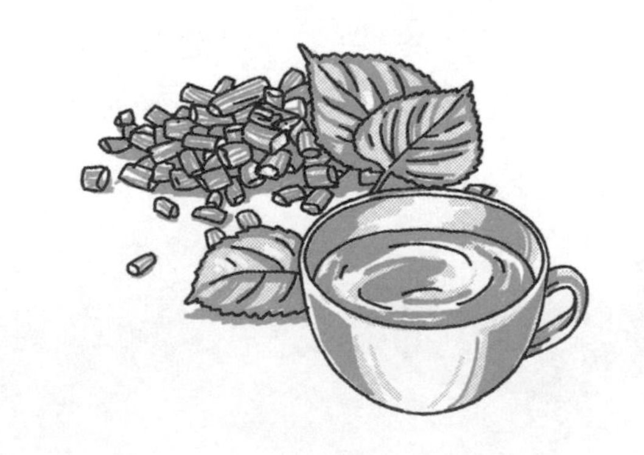

- **材料**

黨參 5 公克、紫蘇葉 5 公克。

- **做法**

1. 將黨參與紫蘇洗淨放入杯中，上蓋。
2. 悶約 2 ～ 3 分鐘後，即可飲用。

- **功效**

黨參對於氣血虛弱、體倦無力的人而言，是一款很適合用來補中益氣的中藥材，能加強自身抵抗力，還能降壓、改善腸胃不適。紫蘇葉能散寒解表、排毒解毒、行氣化痰，對風寒表症、腹痛吐瀉、食物中毒都有療效。

4月2日 夏天傷寒好發期 出國旅遊別生病

宜	忌
喝煮沸的水、澈底洗手	包裝不完整的水、病從口入

臺灣的夏天潮濕高溫，病媒蚊最易孳生，也是腸胃道疾病好發的季節，如傷寒、腸胃炎、腸病毒等，應提前預防以抵禦病毒上身。

傷寒是全球性的傳染病，感染後會出現持續發燒、頭痛、厭食、腹痛、紅疹、咳嗽、便祕或腹瀉、淋巴腫大，嚴重還會心律減慢、脾臟腫大，缺乏免疫力或胃酸的人易被感染，若要去傳染風險較高的地區，建議接種傷寒疫苗以避免感染。中醫稱此症為濕溫傷寒症，夏秋季多發、青壯年及兒童居多，初期身熱不揚、汗出而熱不解，中後期則有腹痛加劇、大便出血、昏厥、腸穿孔等現象。中醫會採三仁湯治之，用杏仁、白豆蔻及薏仁等來清熱利濕、抗菌、鎮痛，可治初期的濕溫傷寒。

要防止傷寒入侵，小心病從口入，應喝煮沸或包裝完整的水、澈底洗手保持良好衛生習慣，才能減少病菌感染。

外關穴

「正氣內存，邪不可干，邪之所湊，其氣必虛。」正氣充足，外邪無法入侵，從根本保健起，才能應付看不見的病毒傳染，「外關穴」有助還你一身正氣。

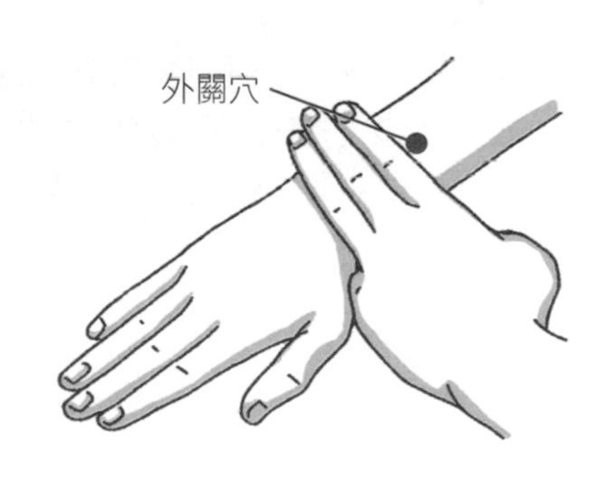

- **穴道位置**

  「外關穴」位於手臂外側，手腕背橫紋上 2 寸處（約 3 指幅寬）。

- **按摩方法**

  用大拇指指腹按壓穴道 50 ～ 100 次，有痠脹感即可，再換對側按揉，記得要配合吐氣。

- **功效**

  「外關穴」位在手少陽三焦經上，能補陽益氣、舒經活絡、清熱解毒、聯絡氣血，因氣不通堵塞在該條經絡上所產生的疾病，都可經由按摩「外關穴」來疏通，如坐骨神經痛、肩膀痛、頭痛、熱病、手臂疼痛等。

4月3日 多夢好嗎？中醫也能解夢治病！

宜	忌
吃對食物、潤肝補血	睡不好、慢性失眠

每個人都會做夢，但你知道做什麼夢代表身體哪裡出問題嗎？

「陰氣盛則夢涉大水而恐懼、陽氣盛則夢大火而燔焫、陰陽俱盛則夢相殺、上盛則夢飛、下盛則夢墮、甚饑則夢取、甚飽則夢予、肝氣盛則夢怒、肺氣盛則夢恐懼哭泣飛揚、心氣盛則夢善笑恐畏、脾氣盛則夢歌樂身體重不舉、腎氣盛，則夢腰脊兩解不屬。」在現存最早的醫學經典《黃帝內經》中，對夢有詳盡的解釋，不同夢境代表該臟腑出了問題，所以中醫需要辨證論治。人為什麼會做夢？《黃帝內經》說因為「正邪從外襲內」，那怎麼辨呢？疏通宣洩一番就能痊癒。多夢者多屬「心膽氣虛」型，中醫強調肝主臟魂，肝血虛則魂越，肝血不足者愛作夢、半夜容易醒、整天疲乏無力，所以要潤肝補血，當歸、白芍、熟地黃、何首烏都很適合拿來養肝血。

酸棗仁茯神甘草湯

睡不好、失眠，不只影響隔天的精神，還會增加罹患心臟病或中風的機率，34 歲以下的人若有慢性失眠，中風機率會比年長者高出 8 倍之多。「酸棗仁茯神甘草湯」能對失眠者發揮寧心安神之效。

- **材料**

酸棗仁 10 公克、茯神 10 公克、小麥 30 公克、甘草 10 公克、紅棗 10 公克、水 1500c.c.、鹽少許、糖少許。

- **做法**

1. 所有藥材浸泡在水中 30 分鐘後瀝乾，酸棗仁、茯神及甘草注入 1500 c.c. 水後，大火煮 30 分鐘，去渣留汁備用。
2. 小麥及紅棗放入汁液中，開火煮至小麥熟爛，加入糖及鹽調味即可食用。

- **功效**

酸棗仁，味甘歸心、肝、脾經，有養心益肝、安神的功效，主治肝血虛引起的心悸失眠；現代藥理認為酸棗仁具有鎮靜、催眠的作用，還能對抗因咖啡因引起的興奮情緒，對安眠極有用。

4月4日 萬物清明百花開 心情憂鬱宜養肝

宜	忌
適量吃甘性食物、安定身心	吃蝦、羊肉、海鮮等發物

很少人知道，清明掃墓節的「清明」也是二十四節氣之一，意指花木開始茂盛、水稻進入發芽期，大地萬物「皆潔齊而清明」之意。

儘管氣候逐漸回暖，但清明的雨容易下到令人發霉，再加上正逢掃墓祭拜親人之際，情緒難免有起伏，因此清明宜養肝、安定身心來休養生息。清明體內肝火旺盛，青入肝，多吃綠色蔬菜如菠菜、莧菜、芹菜來養肝，助肝氣循環、代謝；忌吃發物，如蝦、羊肉、海鮮等會助長邪氣入侵，導致慢性疾病復發。春天也是精神疾病好發的時節，若想預防肝氣鬱結，吃點甜食可保持心情愉悅。黃帝內經也說春天要省酸增甘，這裡的甘當然不是蛋糕等高甜度的食物，而是紅棗、栗子、南瓜、桂圓等性溫味甘的天然食材，食甘能健脾益氣、防止肝氣過旺，適量的吃甘性食物，帶來幸福好滋味。

紅棗銀耳枸杞湯

連日細雨綿綿讓人心情煩悶提不起勁，「紅棗銀耳枸杞湯」可健腦嫩膚、趕走疲勞、明目美白，為煩悶心情帶來些許調劑。

- **材料**

銀耳 30 公克、紅棗 20 公克、枸杞少許。

- **做法**

1. 銀耳泡發過夜、紅棗與枸杞洗淨備用。
2. 泡發後的銀耳去蒂汆燙備用。
3. 將銀耳與紅棗放入水中煮 1 小時後關火。
4. 放入枸杞，上蓋悶 5 分鐘後即可食用。

- **功效**

銀耳具有滋陰潤肺、補脾開胃之效，能養心、活血、補腦，現代醫理也發現銀耳可促進腸胃蠕動、抗衰老、增強體力、幫助脂肪代謝、養顏美容；紅棗則有「一日吃三棗，一輩子不顯老」的說法，多食紅棗可安神補脾、補中益氣、通九竅。清明多食銀耳、紅棗，可平息肝氣，保持愉悅心情。

4月5/6日 工作倦怠全身煩 慢性疲憊太谿穴

宜 多吃補氣食材
忌 長期壓力過重

「慢性疲勞症候群」是因為工作、情緒或生活長期處在壓力下，所衍伸出的身心疾病，通常找不出病因，以女性朋友居多，因長期處在工作或家庭的壓力之下，容易造成免疫系統功能異常，進而引發各種疾病，憂鬱症是最常見的病例。而中醫將其分成虛證、濕邪及氣鬱三種證型，虛證者有可能因氣、血、陰、陽不足導致慢性疲勞，脾胃者後天氣血之本，故首要調理脾胃功能，增強氣血運化；濕邪者多呈現大便溏黏、肢體浮腫之症，需祛濕健脾；氣鬱者則是情志不暢、壓力導致肝氣鬱結，可以逍遙散來疏肝解鬱。可用人參、黨參、黃耆等藥材來補中益氣，適量吃牛肉、海鮮、鰻魚、馬鈴薯、肉桂、紅茶、豆類、蘑菇等也能達到補虛的效果。最重要的還是要放自己一馬、退一步海闊天空，給自己的身體一個喘息機會，才是解決倦怠的真正方法。

太谿穴

工作壓力大不知道如何是好？整天忙碌不知為何而累？按揉「太谿穴」來提振一下精神！

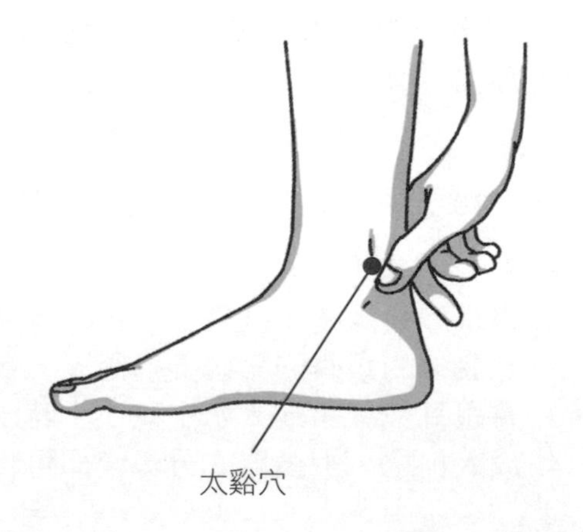

- **穴道位置**

  「太谿穴」在足內側，在內踝之後，內踝尖與跟腱之間的凹陷處。

- **按摩方法**

  以大拇指指腹由上往下按揉「太谿穴」，約 2 分鐘即可。

- **功效**

  「太谿穴」是補腎大穴，位於足少陰腎經，常按「太谿穴」可打通整條腎經，有助改善神經衰弱、失眠、腎臟病等問題，還可補益腎氣、提升精力。

4月7日 心悸喘不過氣！這些病也會心悸

宜	忌
適度運動、保持愉快心情	刺激性食物、抽菸喝酒

平常不會特別感到心臟在跳動，但卻在某些瞬間感覺到心跳跳得比平常快、讓人喘不過氣，這就是心悸。有人喝咖啡、喝茶後會心悸，心情緊張時也會心悸，這都屬於心理因素的心悸，只要在短時間內恢復正常都沒問題；更年期婦女、甲狀腺亢進、貧血、低血糖症、身心疾病，或是吃了感冒藥等藥物也會引起心悸，最常見的心悸就是心臟疾病了。

中醫將心悸分為驚悸和怔忡，驚悸多跟情緒有關、症狀較輕，而怔忡則是內因所致，跟心臟疾病或久病體虛有關，病症較重。若是因情緒壓力所引起的心悸，屬陰虛範疇，心血虧耗、心失所養，會有失眠多夢、健忘、不安、盜汗之症，多以加味逍遙散、天王補心丹等治之；飲食上少吃辛辣、咖啡、濃茶等刺激性的食物，少抽菸喝酒、適度運動、保持愉快心情，就能緩解心悸問題。

搖頭擺尾去心火

因為情緒或壓力所引起的心悸，可經由長期運動來抒壓。八段錦是自古流傳已久的氣功，其中「搖頭擺尾去心火」一式可降火氣、解心悸。

• **方法**

1. 兩腿屈膝蹲馬步，手背朝下放置於膝上，頭部及上半身向前俯，做大幅度的圓形轉腰。
2. 轉動數圈後，再換反方向轉，轉腰時吸氣，復原時吐氣。

• **功效**

「搖頭擺尾去心火」簡單明瞭告訴大家，練此招式對於壓力大、焦躁得快爆炸者可降心火、安神健腦；在運動過程中還能訓練脊柱、增強腰部及腿部的肌力，也能減輕因長期坐姿所帶來的肌肉痠痛等症狀。

4月8日 心臟問題引心悸 以形補形強心臟

宜	忌
用食療安神補氣	伴隨胸痛、頭暈、盜汗症狀

上一篇有提到心悸可分成非心臟因素與因心臟疾病所造成的兩個面向，哪些心臟疾病會引發心悸？包括心律不整、心臟瓣膜異常、冠狀動脈阻塞、心房顫動等，若出現不規則或長時間的心悸，就要緊急治療。此類型的心悸，中醫將其歸為心腎陽虛證，多為陽虛、年長者或久病不癒之人，心悸、氣短、息促、舌淡苔白為其症狀，可以用苓桂朮甘湯合四逆湯來溫陽利水、鎮逆定悸治之。

在飲食上，黃連、當歸、苦參、人參等藥材可抑制心跳加快，丹參、紅花、麥冬等則可擴張血管、增加血流量，可多吃黑木耳、桂圓、小麥、山楂、銀耳、百合等食物來安神或補氣，對治療心悸也有益處。如果覺得自己好像心悸了，先不要慌張，測量一下脈搏是否有規律的跳動，如果伴隨胸痛、頭暈、盜汗等症狀，就要立刻就醫。

豬心湯

中醫注重以形補形，心臟不好，來碗「豬心湯」溫補強心吧！

- **材料**

豬心一顆、人參 9 片、枸杞適量。

- **做法**

1. 豬心洗淨後，於上方 1/4 處輕劃一刀插入人參片。
2. 豬心、枸杞放入鍋中，加水至淹過豬心。
3. 慢火燉煮 1 小時後關火，食用前再將豬心切片即可。

- **功效**

人參是非常適合用來補氣之藥材，能補益健脾，還能生津、安眠，對氣不足或陰虛者能提振元氣、固本培元；豬心則可補心脾、增強心肌收縮力，還能安神，對心悸能發揮放鬆之效果。

4月9日 主動脈剝離猝死 胸悶痛不可輕忽

宜	忌
食療清血、降血壓	經常熬夜、作息不正常

根據統計，若是急性的主動脈剝離，50%的人會在48小時內死亡，甚至來不及送醫就走了。該如何預防？從胸悶痛尋找可能的危機！

如果胸悶是疼痛幾秒或幾分鐘後就停止，有刺痛感，可能是較輕微的症狀；但若胸悶痛疼痛感達半小時以上、有劇烈疼痛還伴隨喘、胸口悶痛、呼吸困難，那可能要小心主動脈剝離、心肌梗塞或肺栓塞等重大疾病發生，這三種皆屬急性症狀，要立刻就醫。中醫則認為是因先天不足、後天失養、外邪入侵導致陰血虧虛、心脈衰弱而致病，會佐以丹七散來治血瘀及血虛，還能擴張血管、降低血壓，減少心血管阻塞。平常也可多吃黑木耳、高麗菜、番茄或綠葉蔬菜、海帶芽、黑豆、大蒜、洋蔥、鯖魚等食物來清血、降血壓、降膽固醇。

黃芩黃連升麻茶

現代人十之八九都有胸悶這個症狀，而且會讓人做事提不起勁，「黃芩黃連升麻茶」可以降血壓、舒緩情緒，提升免疫力。

- **材料**

黃芩 6 公克、黃連 6 公克、升麻 10 公克。

- **做法**

1. 將中藥材倒入沸水中，以小火慢煮 20 分鐘。
2. 關火後瀝出藥渣，即可飲用。

- **功效**

黃芩性寒，歸肺、膽、脾經，能清熱燥濕、瀉火解毒，對胸悶、嘔吐、咳嗽、安胎有效，而現代醫理也發現黃芩可降血壓、鎮定、利尿，對傷寒桿菌、肺炎雙球菌、腦膜炎雙球菌、流感病毒等皆有抑制效果。黃連則可鎮肝涼血、除煩躁、清熱瀉火，對肝膽腸胃都有益。

4月10日 胸悶都跟心臟有關？怎麼判別？

宜	忌
按摩俞府穴暫時舒緩	忽視小症狀不就醫

有些人會想：「不會那麼剛好啦，我只是小小的胸悶不舒服，怎麼可能是心臟疾病呢？」那為什麼會胸悶呢？胸悶的起因是什麼？

沒錯，真的不是只有心臟疾病才會引起胸悶，有胃食道逆流的人會在飯後或躺下時，覺得胸悶；氣喘的人也會在晚上、清晨或運動後有胸悶的症狀；身心疾病如恐慌症、焦慮症、過度換氣症候群患者也會胸悶，心臟或肺部疾病，如心絞痛、心臟病、肺水腫等，也會伴隨胸悶症狀。中醫可從幾個症狀來辨別是不是心臟問題，首先是指甲上的月牙，如果少於6指有月牙，表示心臟功能在減弱中；若是大拇指根部凹陷可能心肺功能衰弱；如果中指、無名指及小指無端發麻，也代表心臟可能有問題；而耳垂上若出現橫紋（冠心溝），罹患心血管疾病的機率也較高。

俞府穴

有時候氣喘不過來、覺得胸悶胸痛，按壓「俞府穴」可平息短暫的胸口不適。

- **穴道位置**

  「俞府穴」位於胸部正面、鎖骨下方，前正中旁開約2寸處（約3指寬），左右各一。

- **按摩方法**

  以食指或中指指腹向下按壓，以轉圈的方始按摩「俞府穴」。

- **功效**

  「俞府穴」位於足少陰腎經，在醫學古籍《針灸銅人》中提到：「俞府穴主治咳逆上喘，嘔吐，胸滿不得飲食有特效。」所以對嘔吐、胸悶、氣喘、胸痛、支氣管炎等都有其療效。

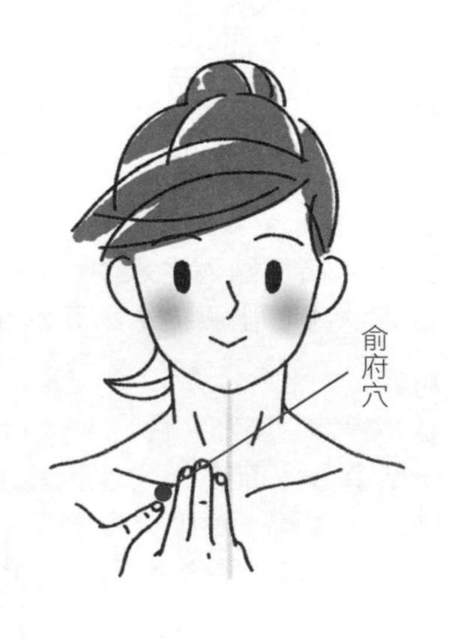

4月11日 不是演戲！悲傷過度真的會心碎

宜	忌
維持平穩情緒、適時抒壓	情緒不穩、煩躁易怒

你心碎了嗎？這不是小說裡的談情說愛，而是真有此病，就叫「心碎症候群」。

「心碎症候群」是一種情緒突然過度悲傷、憤怒、恐懼或激烈爭執等壓力刺激下，所導致的急性心肌無力，又稱「壓力性心肌病變」，會出現胸痛、胸悶、呼吸困難、低血壓跟心臟衰竭症狀。肝主情志，在中醫的立場，肝氣鬱滯者容易鬱卒或肝火吐造成胸悶胸痛、情緒不穩、煩躁易怒、小便黃，可用柴胡疏肝湯調理；若血液流通不順引起胸悶痛或心悸、胸口痛，要以血府逐瘀湯來治療。現代人飲食過當，體重往往超標，這類型屬痰濕蘊結型，會有頭暈、胃脹、白色舌苔等症狀，除了控制飲食，還可以導痰湯祛濕；若因感冒風寒引起胸悶氣不足，以排毒清泄肺熱藥方為主。別以為心不會碎，仍要維持平穩情緒、適時抒壓，才是預防心碎的好方法。

四月

身體動一動

腹式呼吸法

中醫認為：「百病皆生於氣，正以氣之為用，無所不至。」氣行不順，可能會胸悶、面色蒼白、頭暈，睡好覺是最基本的補氣法，也可透過腹式呼吸來補氣。

- **方法**
  1. 小腿曲起、放鬆躺在床上，一隻手放胸部，另一隻手放肚子上。
  2. 以鼻子呼吸，用嘴慢慢吐氣、最少 5 秒以上。吸氣時感覺肚子鼓起，吐氣則反之，若胸部鼓起表示做錯了。

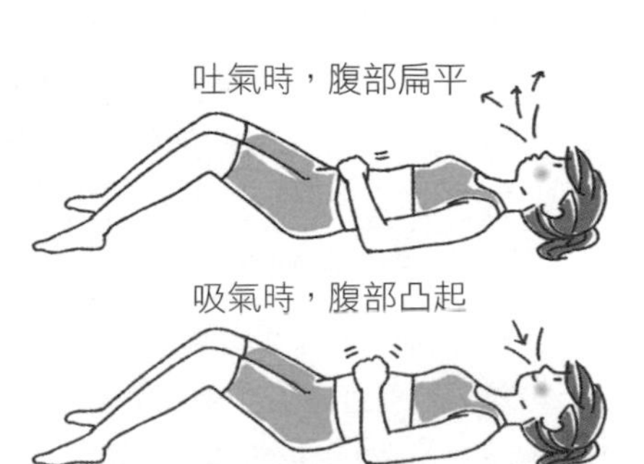

- **次數**：重複此步驟 3 分鐘。
- **功效**
  慢慢呼吸可排出體內廢氣，調節身心壓力讓身體得到放鬆，讓靜脈血流入心臟減少心臟工作量，對高血壓、自律神經失調、頭痛有幫助。

4月12日 耳鳴不簡單！高血脂會耳鳴

宜	忌
吃含鐵量高、活血食材	耳鳴不嚴重，懶得看醫生

據統計，約有10～15％的成年人有耳鳴問題，但你會因為耳鳴而去看醫生嗎？就醫學角度而言，耳鳴並非疾病，而是一種症狀，分原發性耳鳴跟次發性耳鳴。原發性跟聽覺受損較有關，次發性則是因疾病引起的耳鳴，又可分跟耳疾相關的耳源性耳鳴，如耳膜破裂、慢性中耳炎、耳垢等，及跟耳朵疾病無關的非耳源性耳鳴，如顱內腫瘤、高血脂、動脈硬化、胃食道逆流等。所以，發生耳鳴代表身體其他部位出了問題，千萬不要輕忽。

中醫將耳鳴視為腎精不足導致耳竅失養，《靈樞・脈度篇》提到：「腎氣通於耳，腎和則耳能聞五音矣。」腎精虛則兩耳失聰，故採補腎填精、活血化瘀，可多吃含鐵量高，如動物肝臟、紅肉、魚類，或活血如黑木耳、山楂、洋蔥等食物，也可利用針灸來改善聽力。

聽會穴

按摩臉部的穴位，也可緩和耳鳴症狀，「聽會穴」可讓聲音聽得更清楚。

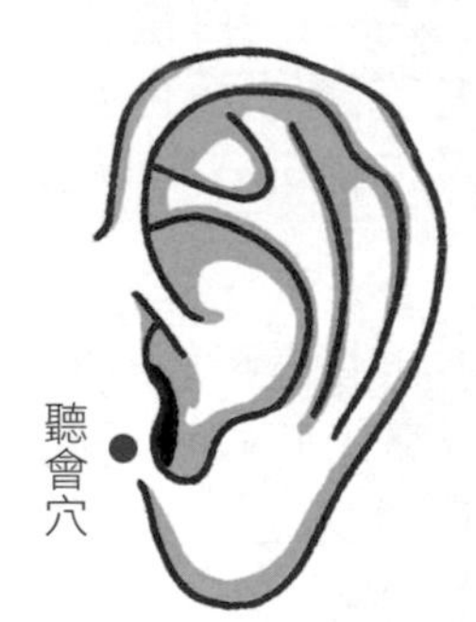

- **穴道位置**

  「聽會穴」位在臉上，耳屏間切跡前方與下頷骨髁突的後緣處，也就是我們張口時，耳朵前方的凹陷處。

- **按摩方法**

  每天3次、每天2～3分鐘以拇指指腹按揉「聽會穴」，感覺有點痠脹感即可（兩邊都要按揉）。若是耳鳴正在發生，則可以拇指指尖垂直按壓「聽會穴」，每次按5秒，直到症狀緩解。

- **功效**

  「聽會穴」位在足少陽膽經上，可聰耳開竅，故對耳鳴、耳聾、齒痛、口歪眼斜、頭痛等症狀皆有效。

4月13日 嗡嗡蟬叫聲~耳鳴聽到什麼聲？

宜	安神、開竅、放慢呼吸
忌	血管阻塞、睡眠不足

總聽到「嗡嗡嗡」的聲音卻找不到源頭，就是耳鳴最令人困擾之處。

中醫在醫治耳鳴前會先確認實證或虛證，蓋住雙耳時，耳鳴變大聲、呈低音為實證，因風、熱、濕邪所致；虛證則會越來越小聲、耳鳴聲像蟬鳴、呈高音調，多因臟腑虛損所致。西醫也會依耳鳴的聲音判斷病因，如蟬鳴聲，可能是睡眠品質不良、壓力大、顳顎關節炎所造成；若是嗡嗡的鳴叫聲，可能是鼻咽相關疾病、梅尼爾氏症等，還會伴隨暈眩症狀；若耳鳴的頻率幾乎跟心跳一樣，稱為「搏動性耳鳴」，就跟心血管疾病相關，如血管阻塞、睡眠不足等，一不注意可能會導致腦中風。臨床上也看到70%耳鳴的人有睡眠障礙問題，中醫會以安神、開竅的藥材如茯神、酸棗仁、柏子仁、遠志等來改善睡眠，或是放慢呼吸舒緩情緒、睡個好覺來紓解耳鳴。

天麻燉豬腦

每天工作壓力大到讓你神經衰弱睡不著、吃不好、生活無力嗎？中藥材天麻具有鎮靜神經的效果，「天麻燉豬腦」可緩和神經、睡好覺。

- **材料**

豬腦1顆、天麻15公克，枸杞、蔥段、薑片、料酒皆少許，鹽和香油適量。

- **做法**

1. 天麻洗淨放入碗中，加料酒，放水中隔水加熱蒸40分，待涼後取出切片。
2. 將洗好的豬腦放入鍋中，加入蔥段、薑片、鹽，加入沸水大火燉熟。
3. 豬腦燉熟後，挑出蔥段及薑片，加入切片的天麻，再次大火煮沸後加入鹽及香油，即可享用。

- **功效**

天麻味甘平，歸肝經，可熄風止痙、祛風開竅通經絡、平甘陽，緩解暈眩、頭痛、驚癇抽搐、中風手足麻痺、神經衰弱等症，現代醫理更發現其可降壓、減慢心律，並有鎮痛的效果。

4月14日 怕老？有好腎才能抗衰老

宜	忌
黑色食物、喝夠水、睡好覺	不吃早餐、垃圾食物

有網站曾做過一項問卷調查，問大家最怕什麼？答案揭曉，男人怕沒錢、女人怕老，而且最怕臉部起皺紋！

人的身體從25歲就開始慢慢退化，所以坊間一大堆保養品或保健食品，就是要對抗老化。中醫認為，腎主精、為先天之本，腎氣不足則齒搖髮落、皮膚鬆弛易長紋，所以若發現頭暈噁心、夜尿多、腰膝痠軟、牙齒鬆動、白頭髮變多或容易掉髮，最重要的是臉色變得暗沉，可能就有腎虛的問題。「護腎」成了抗衰老必做的事，腎要如何護？黑補腎，中醫認為黑色食物可補腎，芝麻、黑豆、桑葚、黑木耳、香菇等都可以抗衰老；睡好覺也能抗老，盡量在晚上11點半到半夜1點半之間就寢；多喝水，每天要喝足2000c.c.的水分（純水，不含飲料或湯），早上吃對早餐（如：粥），脾胃顧好，人也會顯得更有精神。

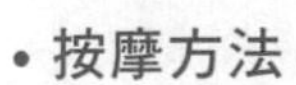

頰車穴

氣色好，人也會顯得年輕，而且多按「頰車穴」，還能變小臉美人喔！

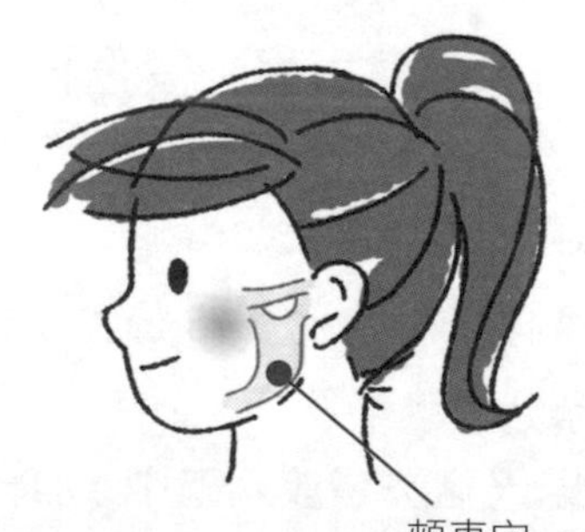

- **穴道位置**

  「頰車穴」，顧名思義就在人臉兩頰邊、下頷角前的上方，使勁咬牙時隆起處就是「頰車穴」，約在耳下一橫指的地方。

- **按摩方法**

  每天 3 次，以雙手手指指腹順時針按揉兩側「頰車穴」各 50 次後，再逆時針按揉 50 次。

- **功效**

  「頰車穴」位在足陽明胃經上，主要是治療牙痛、口歪眼斜等狀況，睡覺會咬牙切齒的人，可按揉此穴舒緩僵硬的肌肉，對國字臉的人也有助於修飾臉型。若早上起床發現臉部水腫，也能透過按摩「頰車穴」來消浮腫。

4月15日 五色入五臟，中醫抗老從內而外

宜	忌
均衡飲食、五色食養五臟	偏食、挑食、不好好吃飯

防衰老，中醫強調要從內而外調理，不只外表凍齡，身體機能也要維持最佳狀態。《靈樞・本臟篇》云：「視其外應，以知其內臟，則知所病矣。」臟腑健康人不老，中醫有所謂五色入五臟的食養法，青養肝（臟），吃綠色的食物（如：綠花椰菜、菠菜、奇異果等）來排毒、強化肝臟；紅養心（臟），紅為火，紅色食物（如：胡蘿蔔、蘋果、山楂、紅棗等）可補血益氣、補心抗氧化；黃益脾（臟），多食柑橘、南瓜、香蕉、地瓜來健脾養胃；白潤肺（臟），杏仁、百合、牛奶、山藥等白色食物可潤肺養肺、促進大腸蠕動；黑補腎（臟），腎是主要的抗衰老器官，黑色食物如桂圓、肉桂、葡萄、海帶等能滋陰養血、延緩老化。西醫也說「天天五蔬果，疾病遠離我」，想健康抗老，五色入五臟、均衡飲食，讓人內外都漂亮。

養氣嫩膚粥

變美是人之天性，「只有懶女人，沒有醜女人」，快來動手熬煮「養氣嫩膚粥」，一起變美！

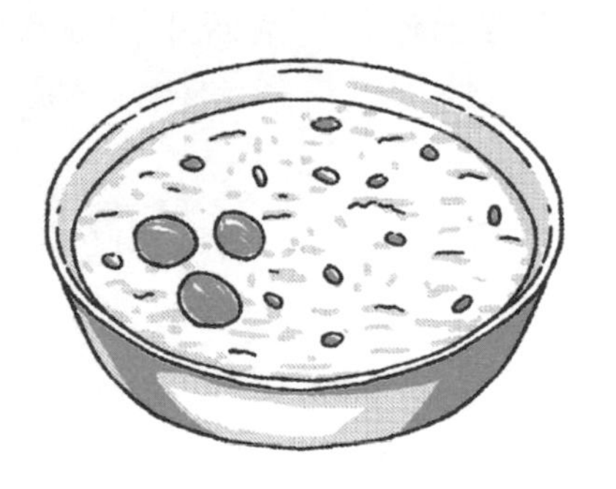

- **材料**

白朮10公克、茯苓30公克、紅棗10顆、白米100公克。

- **做法**

1. 紅棗洗淨去核、茯苓搗碎備用。
2. 將白朮、紅棗、茯苓及白米加水熬煮成粥，即可享用。

- **功效**

白朮與茯苓常搭配為治水腫之用，可健脾利濕，脾胃健康則氣血旺盛，《本草衍義》提到伏苓：「此物行水之功多，益心脾不可闕也。」而紅棗更是有補中益氣養血之效，此粥品作為早餐食用，可為一整天帶來好氣色。

4月16日 小寶貝別亂親，小心傳染玫瑰疹

宜	忌
降溫解熱、維持好精神	隨便親吻嬰幼兒

家裡有小寶貝誕生，大人總想要抱抱親親。但注意，別傳染病毒給孩子！

玫瑰疹是6個月～2歲嬰幼兒的常見疾病，成人在小時感染過玫瑰疹後，體內就留有病毒，但身體毫無症狀，當大人親吻孩子時，便經由唾液或呼吸道分泌物將病毒傳染給嬰幼兒。玫瑰疹的初期症狀是三天高燒，故又稱三日熱，燒退才會出現玫瑰色斑丘疹，孩子精神力都還不錯，這點和其他嬰幼兒疾病較為不同。中醫稱此症為奶痲或奶疹，是因外感風邪入侵，熱蘊與氣血相搏發於肌膚，病邪外泄故現紅疹。中醫論證辨之，發燒時以疏表清熱解毒為主，可用銀翹散、葛根湯等降溫解表，出疹後則以清熱生津藥方讓嬰幼兒恢復體力。所幸玫瑰疹是一種自己會痊癒的自限性疾病，只要小心高燒所引起的兒童熱性痙攣，不用太擔心其他後遺症或併發症的產生。

牛蒡子粥

玫瑰疹出疹後，表示小孩進入恢復期，病也快好了，因此補充體力變得極為重要，「牛蒡子粥」可疏散風寒透疹，讓小孩盡快恢復健康。

- **材料**

牛蒡子 10 公克、白米 50 公克。

- **做法**

牛蒡子裝入紗布袋中，與白米一起熬煮成粥，分數次讓幼兒食用。

- **功效**

牛蒡子味辛、苦，歸肺、胃經，《本草綱目》記載牛蒡子可「消斑疹毒」，具有透疹利咽、疏散風熱、透泄發毒之效，可加促疹子透發，也能舒緩咽喉腫痛、感冒發燒等症狀。

4月17日 水痘痛又癢，傳染力強不可不慎

宜	忌
以冷水沐浴	蔥、薑、蒜、辣椒等辛辣之物

打水痘疫苗是許多人的共同回憶，為什麼要打水痘疫苗呢？

水痘之所以危險，在於傳染力高達85%～90%，且從出疹前5天到結痂為止都具傳染力，可經由皮膚接觸、飛沫或空氣傳染，好發在9～15歲青少年身上，沒有接種過疫苗的人都可能被感染，是最具傳染力的疾病之一，且可能併發腦炎或肺炎。中醫視水痘為外感邪毒入侵，上犯於肺、下鬱於脾，再加上水痘亦有類傷寒之狀，治療上以清熱解毒為主，初期以車前子、金銀花、連翹、薄荷等藥材來疏風清熱；紅疹分布密集、顏色暗紫的後期，就改以升麻、生地、黃連等來解毒滲濕。罹病之人應立即隔離、保持空氣流通，忌食辛辣之物，也不要吃羊、豬、鵝、蝦、荔枝、櫻桃、香菇、南瓜、紅棗等食材；建議以冷水沐浴，但避免皮膚破皮，以免造成二度感染。

板藍根銀花飲

西藥的抗生素能抵抗身體裡的病菌，那中藥呢？中藥材裡也有所謂的「中藥抗生素」，如金銀花等，不只能對抗病毒，還能提升免疫力。

- **材料**

板藍根 100 公克、金銀花 50 公克、甘草 50 公克、冰糖適量。

- **做法**

1. 將板藍根、銀花與甘草加水煎煮，瀝渣後加入冰糖飲用。
2. 每次飲用 10 ～ 20 公克，可分多次飲用。

- **功效**

板藍根、金銀花、甘草皆有清熱解毒之功效，根據現代醫理研究，金銀花還有抗菌、抗病毒的作用，而板藍根則是在新型冠狀肺炎期間非常火紅，因為除了可以清熱解毒外，還能利咽消腫，對於治療流感、流行性腮腺炎等急性傳染病極為有效。

4月18日 大人得水痘危險——水痘二三事

宜	忌
務必施打疫苗	免疫力低下

一般認為水痘好發在小孩身上，大人似乎被傳染也沒關係，真的嗎？

大人得水痘容易變成水痘併發症，包括繼發性細菌感染（如蜂窩性組織炎、中毒性休克、敗血症等）、肺炎、腦炎、雷氏綜合症候群、死亡等，小於1歲的嬰兒、孕婦、免疫缺陷者、成人都是高危險群。患病的成人在出疹前2天會開始發燒，發紅疹的時間更長、更嚴重，死亡率是兒童的30～40倍之高，因此若沒打過疫苗，一定要補打，尤其準備懷孕的婦女，萬一在懷孕20週前被感染水痘，嬰兒恐有眼睛缺陷、四肢發育不全的危機。另外，疫苗的保護力有時效性，可視情況再度接種。

水痘是經由水痘帶狀疱疹病毒所感染，若小時得過水痘，長大後免疫力低下時，體內病毒就會甦醒，引發俗稱皮蛇的帶狀疱疹，建議50歲以上成人可施打帶狀疱疹疫苗降低風險。

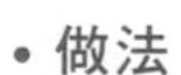

紫雲膏

長水痘最難受的是搔癢難耐，一旦抓破不只留疤，還會造成感染，不妨試試自製紫雲膏來舒緩一時之癢！

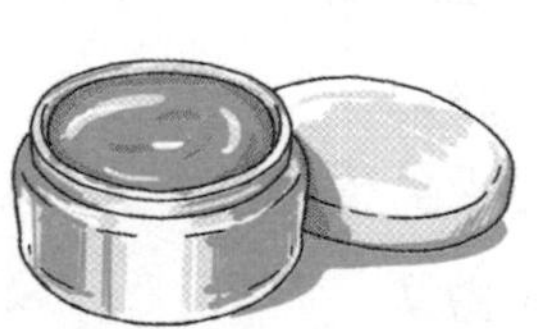

- **材料**

紫草 1 錢、當歸 5 錢、黃蠟 5 錢、麻油 150 公克。

- **做法**

1. 當歸切碎，加入紫草後，放入麻油浸泡一晚。
2. 將浸泡後的材料加熱，煮沸後轉小火續煮 20 ～ 30 分鐘。
3. 關火，將藥材瀝出。待瀝渣後的麻油降溫至 80°C 後，加入黃蠟，攪拌至溶解。待涼後即可塗抹在水痘上。

- **功效**

《本草綱目》記載，紫草可「治斑疹，痘毒，活血涼血，利大腸」，具有解毒透疹之效，現代醫理也發現紫草對流感、大腸桿菌等具有抑制作用，還能抗炎；而麻油則有解毒、止痛、消腫之效，製成藥膏可生肌肉、補皮裂、止痛，能促進燒燙傷、瘡、痘等傷口的癒合。

4月19日 發燒抽搐非癲癇 小心熱性痙攣

宜	忌
注意發燒溫度。平時多運動	癲癇、熱性痙攣分不清

幼兒大腦尚未發育完全，腦神經的功能仍不穩定，當體溫急遽升高超過38℃、常見於39～40℃，發燒24小時內所引發抽搐的現象稱為熱性痙攣，並非是癲癇造成的，所以不須長期治療。好發在6～36個月之間，以1～2歲最常見，大多數孩子在5、6歲之後就很少發作。

容易發燒產生熱性痙攣的疾病包括上呼吸道感染、扁桃腺發炎、中耳炎等等。發作時抽搐的情形多為全身性大發作，兩眼上吊、嘴唇發紫、牙關緊閉、四肢一陣陣地抽動，完全不省人事，持續幾分鐘後似昏睡過去；發作時間少於15分鐘，清醒後對發生的事大多毫無記憶。這時應讓患者平臥並鬆開衣物，把頭偏向一側，以防嘔吐時影響呼吸或誤吸嘔吐物發生窒息。病情穩定後多喝水，平時應多運動鍛鍊身體、提高免疫力，有助於避免外邪感染。

少商穴

不管是大人或小孩都有發燒的經驗，一但發燒會引起全身的不適，特別是幼兒，嚴重者會引發熱性痙攣。感覺到體溫偏高時，不妨按一按少商穴，可抑制發燒現象產生。

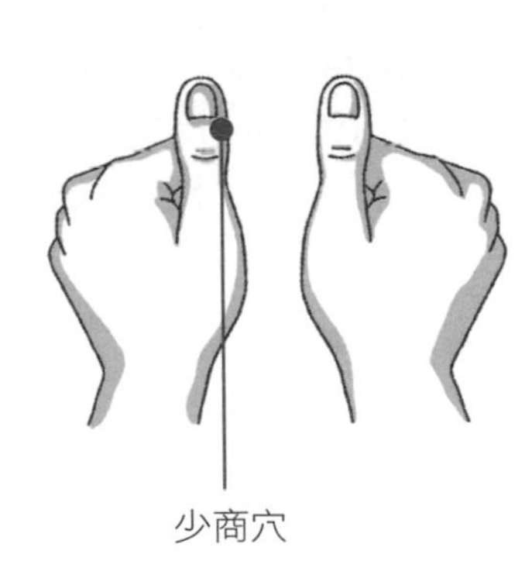
少商穴

- **穴道位置**

  「少商穴」位於大拇指靠近橈側，指甲根角側上方 0.1 寸。

- **按摩方法**

  用另一隻手的食指與拇指同時在穴位上掐按 30 秒，按壓時的力道以感受到微微痠脹感為準，放鬆一下後再繼續按摩。

- **功效**

  少商穴是人體肺經最末端的穴位，屬手太陰肺經，可以舒緩熱邪內鬱、氣機阻滯的發熱、中暑、嘔吐、心下滿，同時對於咳嗽、喉嚨痛有改善的功效。

4月20日 穀雨充沛大地，祛濕氣才養生

宜	忌
運動出汗、去除體內濕氣	冰冷食物、寒上加寒

「清明田，穀雨豆」意指清明時插秧、穀雨要種豆，這時水稻已插秧完畢，需要雨水滋潤大地，此時正好雨量充沛，故稱為「穀雨」，是第六個節氣。

雖然氣候已開始回暖，但「穀雨寒死虎母」，仍會有突如其來的低溫讓人顫抖，如何防禦濕、冷，成了穀雨的養生重點。「濕為陰邪，易損傷陽氣，阻遏氣機。」外感濕邪則脾陽不振，會產生頭部沉重、大便黏膩、腰痠膝軟、濕疹、女生白帶增多、水腫等寒濕現象，若本身體質又偏寒的人，在這時節容易寒上加寒，因此可以利用運動出汗來去除體內濕氣、加速氣血活化，或善用如山藥、茯苓、紅豆、薏仁等食療來健脾祛濕。用中藥藥方來泡腳也是不錯的祛濕良方，少吃冰冷食物避免寒氣上身，有關節、濕疹疾病的朋友也要小心這時節的濕氣讓症狀變得更嚴重。

後谿穴

看到谿這個字，會不會覺得是水氣聚集之地？在我們手上有個「後谿穴」，多按可以去水腫、加強水分代謝，覺得渾身沉重不舒服時，按按「後谿穴」疏通一下。

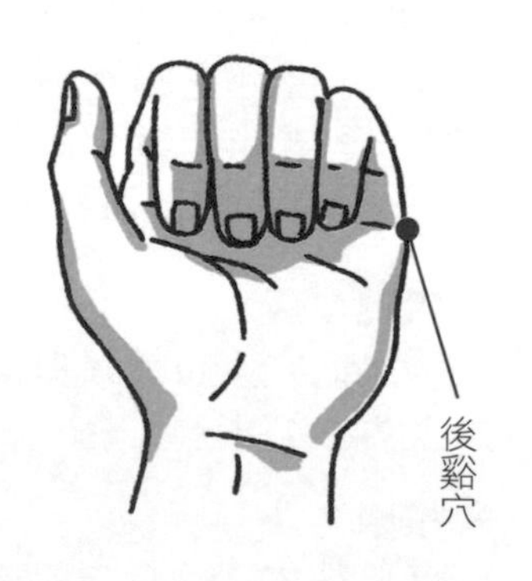

- **穴道位置**

  「後谿穴」在手外側，將手握拳，小指關節後橫紋頭赤白肉際處，也就是指關節橫紋的盡頭處。

- **按摩方法**

  早中晚 3 次，以對掌大拇指指腹按壓「後谿穴」5 分鐘。

- **功效**

  「後谿穴」位於手太陽小腸經上，能疏經利竅、通督脈、預防駝背、正脊椎，按揉此穴可提升體內陽氣、去除濕氣。陽氣足則百病除，多按此穴能壯陽氣、打擊內外濕答答。

4月21日 爸媽最頭痛～預防腸病毒可喝湯

宜 勤洗手、補充電解質及水
忌 甜食及辛辣之物

夏天是小孩罹患腸病毒的高峰期，但感冒發燒或腸病毒如何區分？

腸病毒是一群病毒的總稱，意思就是即使得過腸病毒，下回可能被其他種腸病毒所感染。腸病毒好發在5歲以下的幼童，常見症狀為發燒、食慾不佳、紅疹、腹瀉嘔吐等，跟其他疾病較為不同為口腔、舌頭、牙齒、腳掌、手掌、手腳指會出現小水泡，故又稱為手足口病，嚴重時可能併發腦炎、新生兒敗血症、肝炎等。中醫根據症狀與好發時間，將其歸於「暑溫」、「溫疫」範疇，影響擴及心、肺、脾、胃，初期可用銀翹散緩解，也可用金銀花、板藍根等中藥磨粉後噴在潰瘍附近止痛，多補充電解質及水以維持因高燒而流失的水分，少量多餐、禁甜食及辛辣之物，避免造成腸胃負擔。腸病毒是經由排泄物、水、飛沫、噴嚏或病人的水泡破裂而傳染，所以勤洗手是預防的不二法門。

三豆飲

「三豆飲」是元朝名醫的治疹配方，適合一家老小飲用。

- **材料**

赤小豆（紅豆）4 兩、綠豆 4 兩、黑豆 4 兩、甘草 1 兩、沸水 750c.c.、冷水 900c.c.。

- **做法**

1. 赤小豆、綠豆、黑豆洗淨備用。
2. 將甘草放入 750c.c. 的沸水中浸泡，冷卻後將甘草瀝出。
3. 綠豆放入甘草汁中浸泡 6 ～ 8 小時。
4. 加入紅豆、綠豆及 900c.c. 冷水煮沸後轉小火續煮，1 小時後關火瀝渣，分 3 天飲用。

- **功效**

元朝名醫危亦林所撰寫的《世醫得效方》中提到飲用三豆飲，已染者可輕解，未染者服用後 7 日即不發，可行活血解毒之效，而黑豆及甘草皆有解毒止痛之效，自古就是解毒祕方。

4月22日

「大隻雞慢啼」還是發展遲緩？

宜	忌
盡早發現、早期療育	錯過發育黃金關鍵期

每個孩子都是父母的寶貝，爸媽除了希望寶貝能健康長大之外，通常也期望孩子在成長或學習的過程中，不要比別人慢半拍。該如何確定是「大隻雞慢啼」，還是發展遲緩兒？可以到醫院請醫師根據「幼兒發展參考指標表」評估認知學習、生理發展、語言溝通、心理社會適應或生活自理等能力，其中若有一項以上的落後或異常，這樣的孩子就稱之為發展遲緩兒。

根據全球WHO統計，兒童發展遲緩機率約為6～8%、原因不明，在已知原因中遺傳和環境的影響因子占較高的比例。若是2歲還不會走路、3歲還無法表達完整的語句，就要盡早帶孩子就醫評估。在幼兒6歲以前，神經系統、認知能力、肌肉功能等都還在發展階段，可以把握發育的黃金關鍵期，透過早期療育給予幫助，越早發現、幫助的效果越佳。

捏脊療法

脊椎是支撐人體的棟梁，脊神經主宰著五臟六腑的生命活動，「捏脊療法」可刺激督脈及足太陽膀胱經，調整臟腑機能，改善發展遲緩的問題。

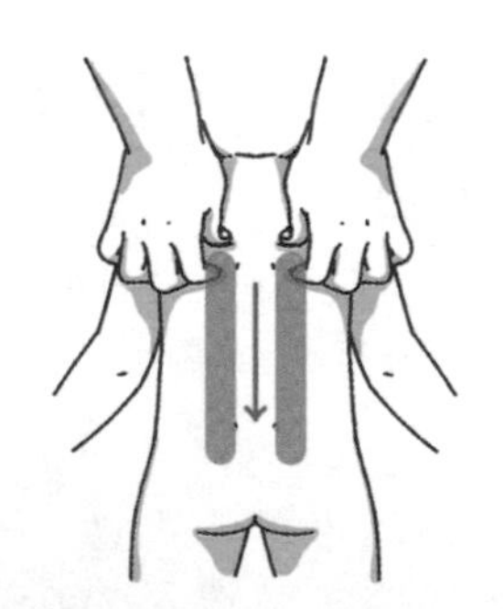

- **運動方式**
  1. 用雙手拇指指腹、食指中節靠拇指的側面，主要按摩幼兒的軀幹，包括背柱、胸腹及手部。
  2. 先將手用溫水清洗，避免手指溫度過低。
  3. 手法需輕柔，用捏捻不可擰轉、速度力道需均勻、直線向前不可歪斜。
  4. 剛開始捏脊時不可過重，等幼兒適應後可緩緩加重一些力道。
- **運動次數**

  每次時間不宜過長，約 3 ～ 5 分鐘即可，一天至少一次。
- **功效**

  通過按摩的方式，刺激督脈及五臟背俞穴，調整陰陽、調和氣血、恢復臟腑功能，適用於 6 個月～ 8 歲的幼兒，但要注意應避免力道過大造成損傷。

4月23日 家有慢飛小天使 早期療育是關鍵

宜	忌
早期療育搭配中醫體質療理	骨骼脆弱無力、筋骨失養

發展遲緩兒，是指在成長階段裡認知發展相較同年齡的兒童較緩慢，症狀包括知覺、語言溝通、認知學習障礙、社會心理、情緒控制等單項或多項功能出現問題，一旦確定應盡早治療。根據研究顯示，3歲前是發展遲緩的黃金治療期，及早治療可有10倍以上的效果。

主要治療方式包含物理、職能治療及感覺統合刺激，藉由活動訓練促進幼兒的神經發展及強化肌肉力量，達到改善遲緩的程度。若是語言發展遲緩則可接受專業語言治療。以中醫觀點，生長發育和「腎」關係密切。腎精有促進骨骼生長發育和滋生骨髓、腦髓、脊髓的作用；肝血則能濡養筋骨，使運動靈活。腎精或肝血的不足，會造成骨骼脆弱無力及筋骨失養，導致幼兒較晚站立及行走。除了接受正規的早期療育，配合中醫的體質療理，對於改善發展遲緩更添助益。

囟會穴

人的頭頂有一扇門可連結大腦，「囟門」對健腦益智、鎮靜安神都有效果，囟門在 1 歲半後就會閉合，若可以適度的輕按「囟會穴」可刺激腦部發育。

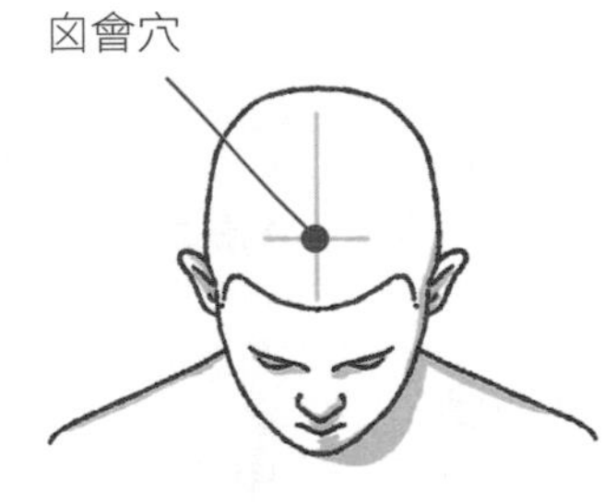

- **穴道位置**

  「囟會穴」在頭頂前髮際正中線 2 寸約 2 橫指處、百會穴前 3 寸。

- **按摩方法**

  可用食指輕輕的推揉，或是以全手掌輕摩，一天 2 ～ 3 次，一次約 50 ～ 100 下。

- **功效**

  囟，連合胎兒或新生兒顱頂各骨間的膜質部也，此指穴內氣血有腎氣的收引特徵；會，交會也。囟會意指督脈上行的弱小水濕在此聚集。適度的按壓可以刺激神經傳導物質多巴胺分泌，有助於腦部神經復健與治療，請注意，幼兒頭頂的囟門未閉者勿按壓，以免誤傷腦部。

4月24日 口角炎火氣大 老中青各不同

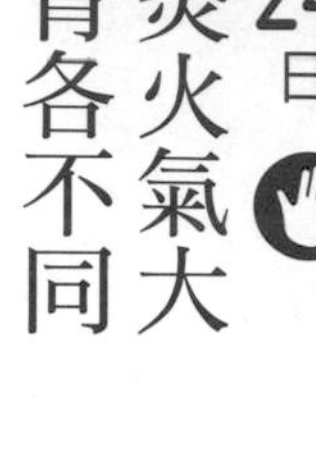

宜	忌
塗抹麻油、補充維生素B群	營養不良、免疫功能低下

臭嘴角，也許很多人都聽過或得過，引發的主因與上下嘴唇摩擦、感染、營養不良及免疫功能低下有關，但不同年齡的口角炎成因也不同。

成年人通常是因嘴角摩擦或感染念珠菌、葡萄球菌所引發，小孩則是營養不良或免疫力低下；年長者會因皮膚鬆弛、法令紋在嘴角不斷摩擦及口水因素，導致口角炎，故咬合不佳或沒牙齒的人也好發口角炎。中醫在辨證論治上，將口角炎分為脾胃陰虛燥熱型、脾胃濕熱型及脾胃火旺型。脾胃火旺型口角會紅腫疼痛，口乾喜喝冷飲，須以清胃散來調整腸胃；脾胃濕熱型嘴角會呈現潰爛出水，可用半夏瀉心湯調理；脾胃陰虛燥熱型則嘴角乾裂、蒼白，老年人或營養不良者皆屬此型，可用甘露飲治之。若口角破洞潰爛難受，塗抹麻油可滋潤生肌，補充富含維生素B群的蔬果也可減少復發。

承漿穴

嘴破有口難言又不美觀，還會讓美食在前變得食之無味。按摩「承漿穴」可緩解口角炎的疼痛，還能有緊緻肌膚之效。

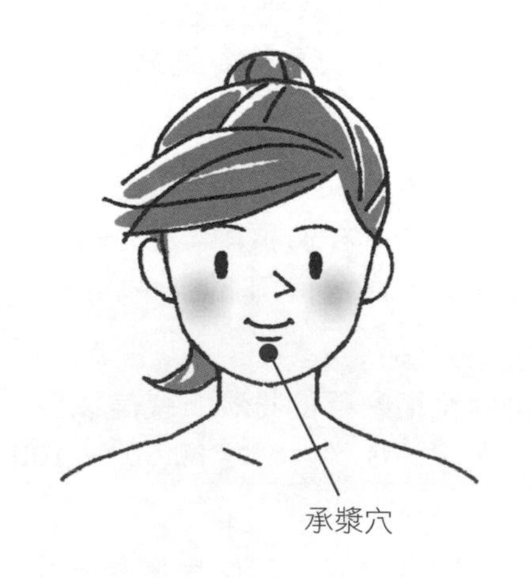

- **穴道位置**
  「承漿穴」位於臉部，嘴唇下方唇溝的凹陷處。
- **按摩方法**
  以繞圈方式用中指指腹按摩「承漿穴」，每次兩分鐘。
- **功效**
  「承漿穴」位於任脈穴上，按揉「承漿穴」可以緩解口腔炎或口角炎的疼痛感，按壓「承漿穴」，可使臉色紅潤，也能消除臉部浮腫。

4月25日 避免口角炎，錯誤習慣不要做

宜	忌
多喝水、補充維生素B_2	刷牙同時刷嘴唇、口紅殘留

牙醫都說飯後要用牙線清牙縫，但若牙線棒刮到嘴角，也可能出現急性變化口角炎？

口角炎的主因跟嘴角長期受潮濕環境刺激有關，因此像脂漏性皮膚炎或異位性皮膚炎等患者，也容易口角發炎，其症狀有嘴角出現紅腫、潰爛、脫皮等，臨床上發現缺鐵的人也會得口角炎，故缺乏維生素B_2、維生素B_{12}、泛酸、菸鹼酸、葉酸、鋅跟鐵等營養素都是致病因子。有人想避免口角炎，首要改正口腔清潔習慣。有人在刷牙時同時刷嘴唇以去除死皮，反而造成皮膚表層損傷，使嘴唇變更乾。口紅若殘留在唇上，化妝品的化學成分易傷害嘴唇、造成乾裂，所以一定要將口紅卸乾淨。若嘴角出現破皮、發炎，可補充維生素B_2修復組織傷口，並多補充身體水分，改善嘴角脫皮。進食完先用水擦嘴後，塗抹凡士林等油性保護膜可減少口水刺激，預防口角炎發生。

蓮子心茶

《黃帝內經》曰：「脾開竅於口，其華在唇。」口唇健康與否跟脾的運化有極大關係，調理脾胃，先來碗「蓮子心茶」健脾養心，預防口腔問題。

- **材料**

蓮子心 2 公克、生甘草 3 公克。

- **做法**

將蓮子心與生甘草以沸水沖泡當茶飲。

- **功效**

蓮子心，是蓮子的胚芽，性平，味甘、澀，歸心、腎、脾經，能靜心安神、交通心腎、健脾止瀉，富含礦物質、維生素 C 及鐵劑，能降血壓、改善血壓問題，常喝蓮子心茶也能降火氣，緩解口角炎症狀。

4月26／27日 嘴唇乾裂色不佳 解決唇色復溜穴

宜	忌
改善脾胃功能	辛辣油炸食物

中醫認為唇是人體的健康之窗，「脾開竅於口，其華在唇」，要擁有好唇色，先要有好脾胃。脾胃是消化系統，如果營養吸收不好，會造成水液代謝失常，嘴唇容易乾裂，這時候擦再多的護唇膏也沒用。嘴唇長期乾裂常出現在脾胃熱盛及陰虛火旺兩大體質者，脾胃熱盛的人通常喜歡吃辛辣、油炸、燒烤或燥熱的食物；陰虛火旺則是容易發生在更年期婦女，女性荷爾蒙的減少導致全身津液不足。但不論是哪一種體質，除了多補充水分，也可用麥冬來滋陰補腎。唇色過紅，屬熱症，可多吃綠豆、苦瓜來降火清熱解毒；唇色過淡或蒼白，屬氣血虛弱，可多吃龍眼、何首烏、豬肝、當歸來補血活血；唇色偏暗、偏紫，屬氣滯血瘀，可多吃川芎、黑豆、生薑等活血化瘀。中醫強調肝藏血，若想擁有好唇色，每晚11點前睡覺，讓肝臟好生休養，也能達到養血造血之益。

復溜穴

現代人工作壓力、生活節奏快，平時容易熬夜，容易發生嘴角脫皮現象，除了要多補充水分之外，也可按一按「復溜穴」，改善水液代謝失常造成的嘴角脫皮現象。

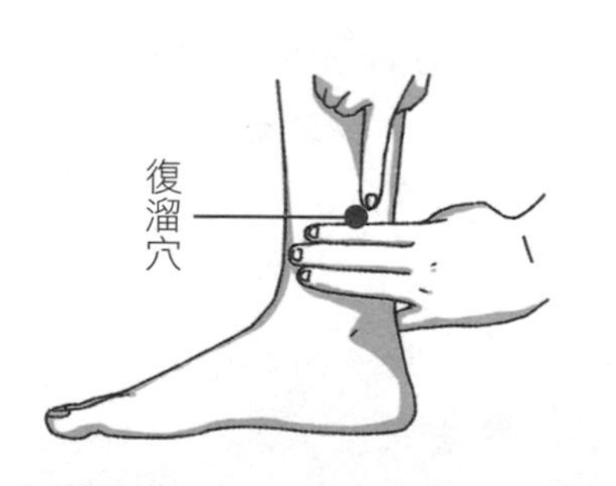

- **穴道位置**

  「復溜穴」在小腿內側面，跟腱的前方，太谿穴上兩指位置，左右腿是相對位置。

- **按摩方法**

  可以拇指指腹揉按兩側復溜穴各 3 ～ 5 次，每次 2 ～ 3 分鐘，力道以產生酸脹感或局部溫熱感為主。

- **功效**

  會造成嘴角破皮的原因，是身體水液代謝失常的結果，按壓復溜穴可調節腎經、水液代謝、補腎滋陰，促進體液循環，消除體內瘀血和發炎，改善嘴角脫皮的問題。

4月28日 嘴唇出現小水泡 壓力大又過勞！

宜	忌
調整生活作息、避免過勞	過度勞累、睡不飽、壓力大

脣皰疹是出現在嘴角的小水泡，通常伴隨著疼痛及搔癢感，代表身體已超過極限，過度勞累、睡不飽、抵抗力低下時，特別容易感染到引發脣皰疹的病毒。起初可能只出現在嘴脣邊緣一小部分，之後會陸續越來越多小水泡聚在一起，若是水泡破掉會形成潰瘍，乾掉之後出現暗紅色的痂皮，痂皮脫落後會留下淡紅色的疤痕。

一旦感染脣皰疹，病毒便會終生留在感染者體內，若是發生睡眠不足、太累、壓力大、免疫力過低的情況時，便容易再度復發。所以身體需要學著與脣皰疹病毒和平共存，除了調整生活作息、避免過度勞累、保持心情的平和之外，注意平時的飲食保養也很重要。加強「正氣充足」，邪氣自然不再侵犯。

補氣消腫飲

壓力大、水泡頻冒時，黃耆可補中益氣、強化免疫功能，「補氣消腫飲」有助於增強因壓力而減弱的免疫力低下問題。

- **材料**

黃耆 7 錢、蒲公英 5 錢，白朮、白芍、薏苡仁、雲茯苓各 3 錢，生甘草 5 片。

- **做法**

將中藥材加入 1000c.c. 的水中，用大火煮滾後，轉小火煮 15 分鐘即可。

- **功效**

對於因為脾虛胃弱、容易腹瀉、脹氣體質所產生的脣皰疹，有改善的功用。

4月29／30日 春夏換季癢不停 艾葉當歸紅花浴

宜	忌
正視臟腑發出的警訊	身體濕熱、氣血失調

皮膚搔癢發生的原因很多，包括年齡、疾病、氣候等。中醫認為，皮膚搔癢分成實證和虛證，實證是因為外來風邪所引起，容易發生在春夏或是秋冬季節交替時，部位從臉上蔓延至全身，癢無定處；虛證是因為「血虛生風」，容易發生在秋冬季節，因為血液無法濡養全身，因而出現全身皮膚乾燥搔癢的症狀。皮膚在中醫與呼吸相關，中醫古書提到「肺主皮毛」，當肺臟功能不好時，皮膚容易癢，這時就必須強化呼吸器官的功能。如果身體過於濕熱、氣血失調，就會引發皮膚搔癢的現象。不同季節搔癢的原因也不同，春天的搔癢是因為皮膚經過長冬鬱積，累積在體內的毒素在春天裡一次爆發，好發的部位和個人原有的健康問題有關，有的是鼻子癢、有的是眼睛癢、也有四肢癢。全身搔癢是體內臟腑發出的警訊，若能及時掌握、加強保健，可讓身體更健康。

艾葉當歸紅花浴

面對紅腫、發癢的肌膚，除了塗抹藥膏、口服抗組織胺等止癢藥劑，泡一泡老祖宗留下來的結合艾葉、當歸、紅花的藥浴，也是不錯的療法。

- **材料**

艾葉、當歸、紅花各 30 克。

- **方法**

1. 用 1000c.c. 的水先將藥材煮沸 3 ～ 5 分鐘，去除藥渣後取其藥湯，加入泡澡的浴缸中。
2. 一週可泡 1 ～ 2 次，或是 2 天泡一次。

- **功效**

艾葉性苦、辛，可以治搔癢；當歸與紅花皆性辛，有助活血化瘀，可緩解因血氣不足的皮膚搔癢問題。特別要提醒的是，若是泡全身藥浴，水溫不宜超過 40℃，浸泡時間以 15 分鐘為上限，泡澡前後需適時的喝水補充水分。若是皮膚有傷口，或是高血壓、糖尿病等慢性病患者，以及孕婦、經期來臨的女性，都要避免泡澡。

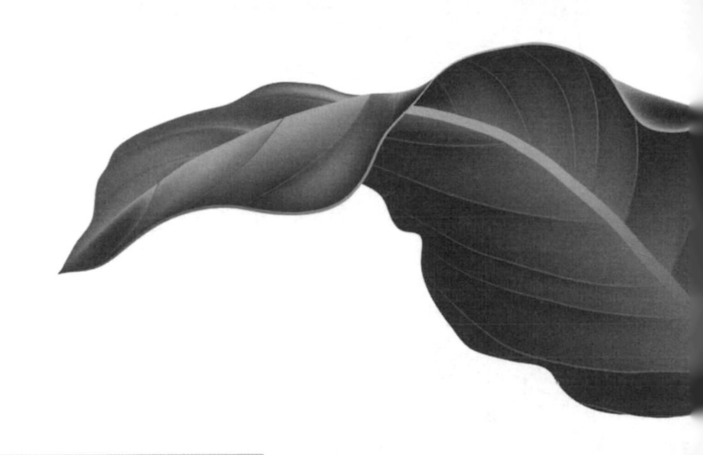

五月
May

五月正式進入夏季，
立夏一到，萬物進入成長茂盛期，
此時天氣漸漸炎熱，
人體陽氣也越來越旺盛。
萬物皆繁忙之際，
養生要特別注重「養心」為優先～
心平氣和，
心靜自然涼，
寧心則安神。
五月，讓我們從「心」開始吧！

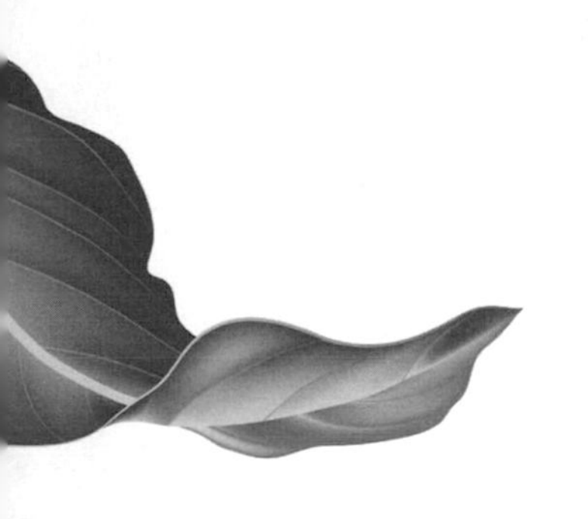

5月1日

什麼是媽媽手？常用拇指都會得

宜	忌
補腎養血、舒筋活絡緩解	過度使用手腕、拇指

為什麼很多媽媽們會得「媽媽手」？其實「媽媽手」指的是長期過度使用手腕、拇指的人，例如打字員、美髮師、餐廳服務生等，典型症狀是大拇指靠近手腕處有疼痛、腫脹感、抓握無力及橈骨莖突處出現腫脹等現象。為什麼叫媽媽手？是因為常發生在一直抱小孩與擠奶的新手媽媽及長期做家事的婦女身上。臨床上也發生過70幾歲老翁得了媽媽手，因為他每天都下田種菜，導致大拇指負荷過度。

就中醫立場，女性體質多屬氣血不足，故好發機率高於男性，需以當歸、首烏、薑黃等藥材來補腎養血。中醫強調肝主筋、腎主骨，肝腎好，筋骨自然好，若是疼痛初期，可用白花蛇、威靈仙、川牛膝等藥材來活血祛瘀，再配合針灸或水煎薰洗來舒筋活絡減緩疼痛，或是用枸杞葉來入菜，對於舒緩早期腫脹疼痛也不錯。

陽谿穴

對於打電腦、做家事或長期需要使用手腕所造成的手腕痠痛，可按摩「陽谿穴」舒緩疼痛。

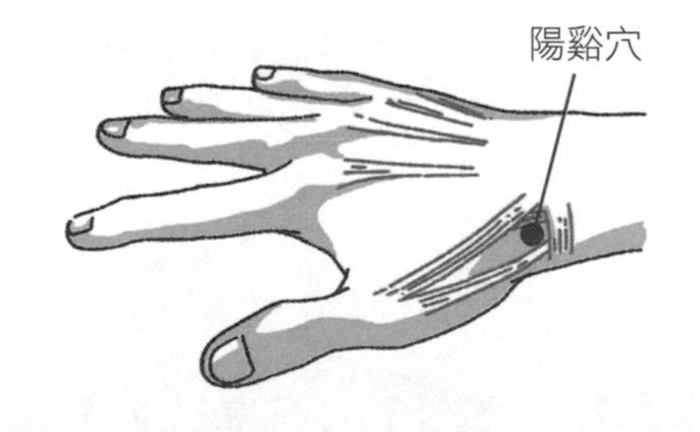

- **穴道位置**

  「陽谿穴」位於手背上，手腕背部橫紋橈側，也就是當我們伸出大拇指比讚時，靠近手腕處會出現兩條筋，兩筋凹陷處即「陽谿穴」。

- **按摩方法**

  以大拇指指腹按揉「陽谿穴」3 分鐘。

- **功效**

  「陽谿穴」位於手陽明大腸經，對於牙痛、耳鳴、皮膚病或手腕關節相關疾病都能有舒緩之效，同時可調節心律不整及血壓，故又稱為血壓反應區。

5月2日 手腕痛＝媽媽手？

宜	忌
多休息、多做伸展運動	手腕過度使用、缺乏適當休息

手腕疼痛是大家都常有的經驗，但手腕痛就是媽媽手嗎？其實不一定。

媽媽手，又稱「狄奎凡氏症」或「狹窄性肌腱滑膜囊炎」，罹患媽媽手的人會在手腕的橈骨莖突出現疼痛、腫脹。橈骨莖突在哪？就是我們大拇指接近手腕處凸起來的骨頭。但還有另一種疾病跟它也很類似，叫做「隔間症候群」，兩者疼痛位置類似，不同之處在於隔間症候群患者在手臂旋轉時會出現爆裂音，所以又稱「吱吱手腕」或「括槳手腕」，常發生在划船、球拍運動等長期重複做手腕彎曲伸直的人身上。如何分辨媽媽手或其他手腕疼痛症？最簡單的方法是將拇指包在四指中、朝小指方向往下壓，若有明顯疼痛感，就可能是罹患媽媽手。中醫會根據經絡以針灸的方式治療疼痛，平常應多休息或多做伸展運動，必要時戴上護具以保護受傷的手腕。

媽媽手復健操

常常用到手指的人，休息時間不妨做做「媽媽手復健操」，伸展一下筋骨才不會卡卡。

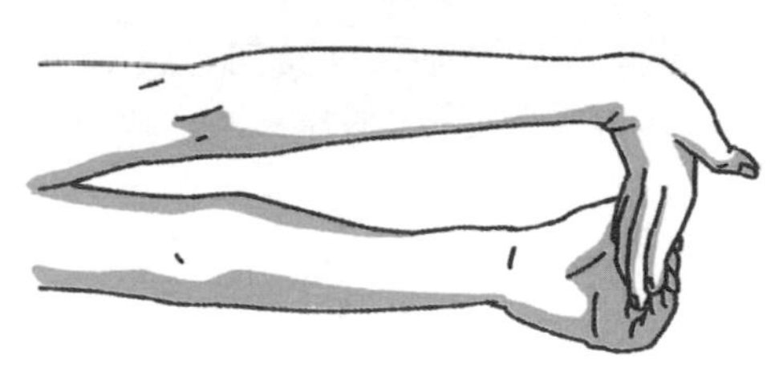

- **方法**
  1. 先將右手手臂伸直（手掌向上），用左手握住右手手指下方，施力將手掌往手背方向向下反折，停留 15 秒，換邊重複同樣的動作。
  2. 伸展右手 5 指，慢慢將右手大拇指包覆在其他四指中，換邊重複同樣動作。

- **次數**：有時間就做。

- **功效**

  可慢慢將韌帶伸展開來，降低肌肉緊繃，舒緩腕關節的壓力，適時的為肌肉做伸展，避免造成關節發炎。

5月3日 媽媽愛生氣？常常暴怒不得已

宜：學會分工及抒壓、拒當超人
忌：會上火的食物

美國有位心理學教授發表過一項研究，他發現讓每位媽媽最崩潰的時候，是當小孩進入青春期，因為小時候的親親抱抱不見了，取而代之的是小孩的不耐煩與冷漠；再加上媽媽本身的更年期荷爾蒙症狀、工作壓力、教養壓力，導致這時期的媽媽容易抑鬱暴怒，也易罹患憂鬱症，因此會建議媽媽們拒當超人媽媽、要學會分工及抒壓。中醫論點提到「五臟生五氣」，情緒波動都跟五臟有關，尤其是肝主怒，著重疏肝解鬱、暢通氣血，避免傷肝，甚至影響脾胃、筋骨、神經系統等，可用六味地黃丸和逍遙散加減治之。少吃會上火的食物如炸雞、薯條等，多吃富含Omega－3及維生素B、C的食材，如鯖魚、秋刀魚、鮪魚、奇異果、深綠蔬果、櫻桃、葡萄、堅果、香蕉、全穀類等，可緩解精神壓力、補血養顏、抗發炎與憂鬱。

抒壓藥浴

媽媽總想著把家照顧好，把家裡的成員照顧得白白胖胖、快快樂樂過日子，從來沒想過要照顧自己。適時地放手，才能擺脫心裡的憂鬱，抒壓藥浴讓每位媽媽都能緩解精神緊繃、助好眠。

- **材料**

合歡皮5兩、夜交藤5兩、龍骨5兩、百合5兩、牡蠣5兩、酸棗仁1兩、遠志1兩、石菖蒲1兩、丹參2兩、茯神2兩、五味子2兩。

- **泡澡方式**

1. 以上藥材放入棉布袋中，加水煎煮出味。
2. 取出藥包，將藥汁倒入40°C左右的浴池內泡澡，每次泡約20～30分鐘。

- **功效**

合歡皮在《本經》中記載「主安五臟，和心志，令人歡樂無憂」，主治解鬱、寧心；而夜交藤可養心安神，入心、肝、脾、腎經，搭配酸棗仁可寧心神，故浸泡藥浴可安定神經，達到真正放鬆之目的。

5月4日 欣喜迎小孩 產後憂鬱有徵兆

宜	多按太衝穴、主動尋求協助
忌	肝血不足、莫名情緒低落

五月，是屬於媽媽的月分，但若想懷孕生子當媽媽，還要經歷一個大難關，就是產後憂鬱症！

據統計，平均約有1成的產婦會罹患產後憂鬱症，會有情緒低落、脾氣暴躁、失眠、疲憊、憂鬱、對事物無感、覺得自己無法照顧好寶寶等症狀，嚴重時會自殺。中醫認為肝血不足會導致情緒低落、易怒、憂鬱，肝血不足還會伴隨暈眩、臉色蠟黃、嘴唇發白、掉髮、乳房堵塞脹痛、月經不來或量少等症狀。所以媽媽們如果要保持好心情、維持好體態，就記得要養肝補血，多吃紅棗、枸杞、黑木耳、龍眼、白芍等食材，或是多按太衝穴來疏肝解鬱。若媽媽在過去一個月內有情緒低落、憂鬱或對事情缺乏愉悅感，建議尋求專業醫師幫忙或告知親人配偶等，主動尋求協助與支持才是上策。

三花解鬱茶

利用香氣也能帶來愉悅好心情，而且女生都喜歡美麗事物，看到花朵漂浮在水中，是否也會覺得心曠神怡呢？所以「三花解鬱茶」解鬱又抒壓，悠閒地來個下午茶吧！

- **材料**

玫瑰花 6 朵、茉莉花 12 朵、月季花 6 朵。

- **做法**

將所有花朵洗淨後，以沸水悶蓋沖泡，待溫涼後即可飲用。

- **功效**

玫瑰花在中藥裡，歸肝、脾經，具有行氣解鬱、活血之功效；而茉莉花能平肝解鬱、理氣止痛；月季花與玫瑰花皆屬薔薇科，功效略有不同；月季花以活血調經、解毒為主。三者作為茶飲可放鬆心靈、疏肝解鬱。

5月5日 萬物長，心火揚 立夏養生先養心

宜	忌
心情平靜、多喝水、晚睡早起	飲食油膩、冷飲或生食

立夏是我國第七個節氣，《歷書》記載：「斗指東南維為立夏，萬物至此皆長大，故名立夏也。」立夏一到，萬物進入成長茂盛期，也是萬物繁忙之際，因此在健康上要特別注意養心。

立夏過後，天氣炎熱溫度升高，容易導致心火過旺、脾氣暴躁、免疫功能下降；同時中醫認為汗為心之液，過度流汗會耗心陽，導致身體陰陽失調，故立夏養生首重養心，要保持心情平靜、情緒勿起伏不定、多喝水不要過度流汗、晚睡早起順應自然界的變化，飲食宜少油膩多清淡，避免火上加油影響腸胃功能。中醫強調赤入心，也可多挑選紅色如紅豆、紅蘿蔔、蘋果、草莓等蔬果來養心補心。另外，天氣熱會想喝點冷飲或吃生食，所以也是腸胃疾病好發時節，此時天氣也不甚穩定，溫差大、雨量充沛，應小心氣候變化造成的感冒。

參棗湯

俗話說：「立夏，補老父。」意指在立夏這天，要幫家中的老父親好好進補一番，不過氣候炎熱不適合大補特補，溫補或涼補才能保持體內平靜，「參棗湯」可養心還能達到安神的效果。

- **材料**

  黨參 5 公克、酸棗仁 15 公克、茯苓 15 公克。

- **做法**

  將三味藥材洗淨後水煎取汁，即可飲用。

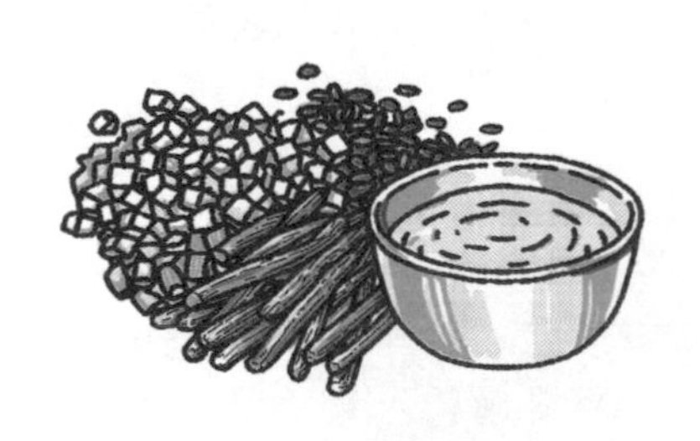

- **功效**

  黨參性平味甘，可補中益氣、生津止渴，同時現代醫理也發現其含有維生素 B_1、維生素 B_{12}、蛋白質、微量生物鹼等多種營養素，可增強免疫力、改善腸胃道的消化功能，具有補胃健脾之效。酸棗仁味酸，歸心、肝、膽經，可養心益肝，現代醫理也發現其具有鎮靜、催眠之效，因此對於失眠能起到安神寧心之效。

5月6日 肥胖是種慢性病 代謝疾病高3倍

宜	忌
改變飲食方式、增加運動量	飲食不節、脾胃失調

世界衛生組織指出「肥胖是一種慢性疾病」，比起體重正常的人，肥胖者發生糖尿病、代謝症候群及血脂異常的風險高3倍，發生高血壓、心血管疾病、膝關節炎及痛風的風險為2倍。肥胖定義的標準，BMI值介於18.5與24之間為理想範圍，24≦BMI＜27為過重，27≦BMI＜30為輕度肥胖，30≦BMI＜35為中度肥胖，BMI≧35則為重度肥胖。

中醫古籍對肥胖早有認識，《黃帝內經》認為肥胖與體質、飲食、勞逸失度、情志失調有關。中醫對肥胖者的皮肉氣血多少分為「有肥」、「有膏」、「有肉」三類型。「膏人」縱腹垂腴皮緩，「脂人」膕肉堅皮滿，「肉人」皮肉不相離、身體容大等。肥胖主要與飲食不節、脾胃失調、痰濕壅滯、先天稟賦不足等因素相關，應從改變飲食方式、改善體質、增加運動量三方面著手改善。

大橫穴

現代人飲食不節制、多吃少動，脂肪囤積在腹部，不但易造成肥胖，還會引起便祕問題。平時多按按「大橫穴」，不但可改善腹部肥胖，也可避免便祕。

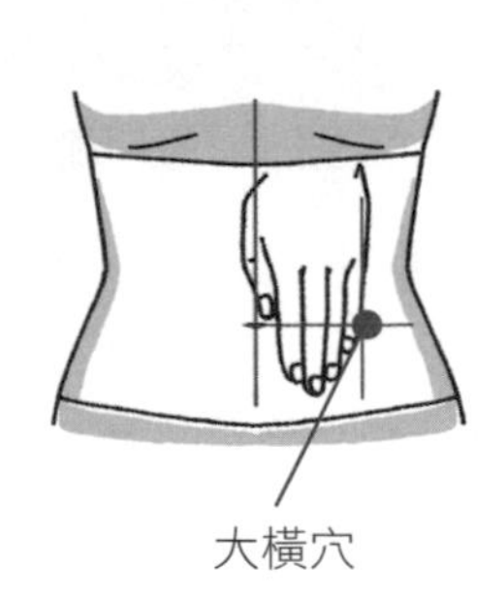

大橫穴

- **穴道位置**

「大橫穴」在腹部，距離肚臍中兩旁開4寸，約4姆指寬處，左右對稱。

- **按摩方法**

可將雙手手指彎曲靠攏成M形狀，再以指尖按壓約15～20秒，左右穴位都要按；或是左右手分開，以食指和中指分別按壓左右穴位15～20秒，每天3～5分鐘。

- **功效**

大橫穴又稱為腎氣穴或人橫穴，屬於十四經穴中的足太陰脾經，可促進身體氣血循環與增強臟腑機能，尤其可改善習慣性便祕、腹脹、腹瀉等腸胃問題，固定按摩可以放鬆腹橫肌和腰大肌，而達到活化胃腸的功能。

5月7日 喝水也會胖？改善體質告別肥胖

宜	忌
多運動、清淡飲食	疲倦、浮腫、手腳冰冷

想告別肥胖，先要搞懂自己的體質，才能對症下藥。肥胖者可分為實胖和虛胖，實胖者一般只要改變飲食並勤奮運動就能改善；虛胖者多是因為體內廢物無法順利排出，故容易出現疲倦、浮腫、肌肉鬆軟、手腳冰冷、下半身肥胖，甚至排便不順，須調整體質才能改善肥胖。

中醫認為肥胖的原因不外乎濕、痰、水、瘀，因為肺、脾、腎的功能失調，輸送養分與利水效能減弱，新陳代謝循環變差，就易產生肥胖水腫。脾，是體內津液代謝的總開關，若脾虛失去運化，會讓原本應轉化為營養的精微物質，轉變為濕氣及痰飲，導致痰濕累積體內、造成肥胖，這類型屬於脾虛。另一類是脾虛加腎虛，脾胃的氣血生化不足影響腎氣，當身體的氣血不足，就會連喝水都胖，此體質屬脾虛阻濕型，可透過運動、清淡飲食以避免濕邪。

山楂窈窕茶

用山楂窈窕茶取代手搖飲，有助從內而外調整體質，有利於消腫化濕、促進代謝，達到循序漸進改善體重的效果。

• 材料

山楂 1 錢、炒決明子 3 錢、黃耆 2 錢、荷葉 0.5 錢、玉米鬚 0.5 錢。

• 做法

1. 中藥包用濾紙袋裝好，以 800 ～ 1000c.c. 熱水沖泡，靜置 15 ～ 20 分鐘，泡出味道即可飲用。
2. 可以重複用熱水沖泡，直到味道變淡。

• 功效

具酸味的山楂有去油解膩、生津止渴的功效；黃耆可以補充體力和元氣、荷葉及玉米鬚則有去濕利水的效果。飲用此方需要注意的是，決明子性寒且有助排便，最好用炒過的決明子可降低寒性；山楂的酸性也可能造成腸胃不適，所以體寒的人最好諮詢過中醫師再飲用。

5月8日

痛到易患憂鬱症 溫暖藥浴緩不適

宜	忌
含Omega-3脂肪酸、植青素食材	風邪入侵、壓力過大

類風濕性關節炎是種讓人痛到想哭的疾病，據統計，罹患此症的人45%有憂鬱症傾向，疼痛加上關節僵硬、全身關節變形、器官受損，嚴重影響日常生活，故又被稱為不死的癌症。

中醫將類風濕性關節炎分為四種證型，「濕熱痺」與「毒熱痺」屬急性期，皆有關節紅腫，但「濕熱痺」會晨起僵硬、關節不利、小便減少，「毒熱痺」則有紅斑、小便黃、發燒怕冷。「寒濕痺」為中晚期，氣溫一變、關節就僵硬疼痛；最後是「肝腎虛痺」，久病不癒傷肝腎，關節僵硬變形、大便硬、生活無法自理。西醫會採類固醇、標靶治療來消滅致病因子、舒緩疼痛、防止惡化；中醫則依不同體質辨證論治，內服藥方之餘也用局部外治如艾灸來緩解。可多吃富含Omega-3脂肪酸的魚類減少體內發炎，或含植青素的草莓、櫻桃等蔬果維持免疫系統運作。

溫暖湯

熱敷可以疏筋骨、活絡氣血，還能舒緩疼痛，對類風濕性關節炎患者還可帶來「溫暖湯」，在濕冷的天氣提供一絲溫暖。

- **材料**

懷牛膝 5 錢、川芎 5 錢、赤芍 5 錢、鎖陽 5 錢、西紅花 5 錢、水 3000c.c.。

- **泡澡方式**

1. 將全部藥材及水加在一起，開火，以大火煮 20 分鐘，轉小火續煮 30 分鐘即可關火。
2. 將 1 全部倒入浴缸即可，保持溫度在 39°C 以上，小心不要燙傷。

- **功效**

懷牛膝補肝腎強筋骨，川芎與赤芍有止痛活血行氣之效，西紅花可增強免疫力，鎖陽則可補肝腎、治腸躁便祕，五種藥材製成藥浴，可消除痠痛、強化筋骨。

5月9日 你是氣象臺嗎？天氣一變關節痛

宜	忌
注重保暖、加強抵抗力	精製糖類、油炸及加工食品

說到變天就痛，就聯想到類風濕性關節炎與風濕性關節炎，兩者都在濕冷的天氣疼痛，但風濕性關節炎指的是軟組織風濕症或肌腱炎，包含網球肘、腱鞘炎或初期的類風濕性關節炎等關節周圍組織發炎或疼痛；肌鍵炎是指媽媽手、扳機手等肌腱發炎症狀，不會造成關節變形。

類風濕性關節炎是關節腔內的病變，原因不明，是一種自體免疫疾病，好發在40歲以上的女性、有家族病史、癮君子、肥胖、長期暴露在二氧化矽或石綿環境中的人，初時早晨關節僵硬疼痛，後期手指會呈現「天鵝頸狀變形」，連帶影響心臟、肺部、神經，嚴重時生活無法自理。

中醫將類風濕性關節炎歸類在痺症，當關節、肢體出現痠痛，要注重保暖、加強抵抗力避免風邪入侵、降低情緒起伏或壓力過大以免誘發疾病，少吃精製糖類、油炸類、加工食品、反式脂肪等會刺激免疫系統的食物。

關節運動操

適量的運動可以改善關節僵硬的狀況，雖然痛，但動一動才能保健康。

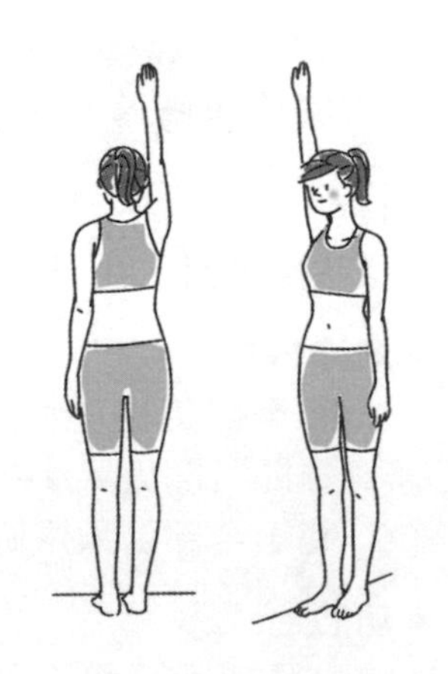

- **方法**
  1. 指關節運動：將手指盡量伸直撐到最開，再握拳。
  2. 手腕關節運動：將手腕往上翹再往下折。
  3. 肩關節運動：右邊身體靠牆，手舉高在牆壁上繞圈，繞到最高處停留 30 秒，換左邊重複此步驟。
  4. 踝關節運動：以坐姿，腳掌先向內再向外翻轉。
- **次數**

  每個動作做 10 次，一天做 3 ～ 5 回，注意不要過度勉強，以不疼痛為主。
- **功效**

  類風濕性關節炎主要是侵犯患者的關節部位，活動身體各部位的關節，可減緩僵硬速度，同時增加關節的活動性及肌肉的柔軟性。

5月10日 五十肩找上門，表示老了嗎？

宜	忌
食療搭配針灸、拔罐或推拿	怕痛而不活動關節

五十肩是現代人常見的疾病，最常出現在五十歲左右的中年人身上，女性比男性常見，又稱冰凍肩，因為肩膀動彈不得，症狀有手舉不起來、半夜突然痛醒、拉扯到患部有撕裂疼痛感，包括肩關節使用過度造成發炎、肩膀外傷、甲狀腺機能疾病。心臟病、帕金森氏症、糖尿病都會引發此症，肩膀手術後的病人也會因為肩膀長時間被固定住、關節沾黏而變成五十肩。

中醫稱五十肩為「痺症」，指邪氣入侵致氣血瘀滯、經絡受阻，引發關節或肌肉疼痛、腫大、屈伸不利。中醫根據症狀來治療，使用如山楂、沙棘、桃仁等藥材活血化瘀，或龍眼、山藥補氣養血、協助修復沾黏關節。聯合國教科文組織已在1979年認可五十肩是可用針灸治療的病症，因此中醫也會搭配針灸、拔罐或推拿來疏通經絡或鬆解已僵硬的關節。

爬牆運動

肩膀好痛，不動就不痛，但越不動就越痛，這道理大家都知道，可是動了就會痛，怎麼辦？先從簡單的「爬牆運動」做起，預防肩膀關節沾黏。

- **方法**
  1. 疼痛側的手臂與牆壁成 90 度角，食指及中指伸向牆壁直至碰觸牆面，慢慢做爬升運動。
  2. 爬升至肩膀疼痛無法再上升為止，維持 1 分鐘不動。

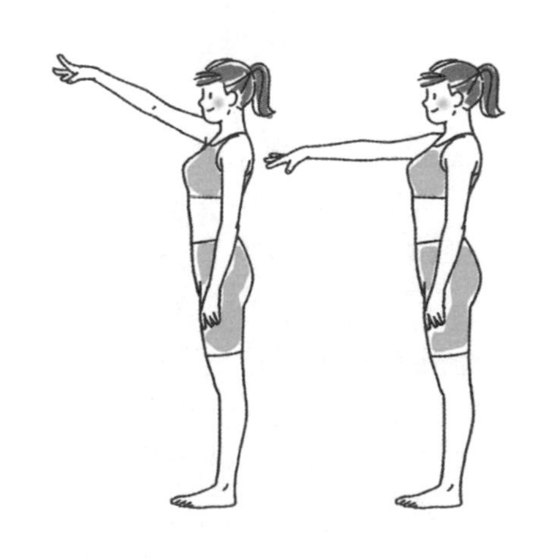

- **次數**

  每次做 10 回，一天做 3 ～ 5 次。

- **功效**

  多做「爬牆運動」可舒展被沾黏的肩部軟組織，也可面朝牆壁做爬牆運動，換角度伸展肩關節。

5月11日 五十肩會自癒 鬆開關節沾黏

宜	忌
注意肩膀保暖、保持活動	側睡、肩膀受寒

五十肩又名沾黏性關節囊炎，因為關節沾黏導致肩膀在動作時疼痛難耐，通常疼痛期長達七年左右。若不就醫，等到關節沾粘開始硬化，肩膀是不痛了，但關節活動範圍就此受限、肌肉也萎縮，因此，五十肩不會自己好，只會很痛或很卡而已。

中醫在治療上分為三階段，第一期急性期時，肩膀一動就痛、有發炎現象，以推拿來消腫消炎、疏經活血；第二期粘連期也就是僵硬期，肩膀疼痛減少但活動越趨受限，此時要將沾粘攣縮的關節鬆解，用熱敷、推拿、針灸來滑利關節；第三期為緩解期，也是恢復期，要讓關節的功能逐漸恢復，以藥物或推拿、針灸來活絡肩膀周圍的筋骨，早日恢復正常運作。平常睡覺保持仰睡、減少側睡，注意肩膀保暖別受寒、多保持肩膀活動，尤其是非慣用手，才能擺脫40腰、50肩的噩夢。

二藤川芎煮雞蛋

多活動肩膀是保持關節靈活的不二法門，有時候也可以靠藥膳來輔助，「二藤川芎煮雞蛋」可活絡筋骨，還能止筋骨之痛。

- **材料**

雞血藤20公克、風藤15公克、川芎10公克、紅糖少許、雞蛋2顆。

- **做法**

1. 雞血藤、風藤、川芎洗淨。
2. 將藥材放入水中煮30分鐘，瀝渣留汁。
3. 在藥草汁中放入紅糖，煮至紅糖化開後將雞蛋放入，煮至蛋熟即可食用。

- **功效**

雞血藤有疏經活絡、行血補血之效，《飲片新參》記載：「去瘀血，生新血，流利經脈。治暑痧，風血痹症。」故能治痹痛、手腳麻木、癱瘓等症，對於經期不順也能有調經化瘀之效。風藤則可祛風濕、通經絡，可治筋骨痛、關節不靈活。

5月12日 比五十肩還常見被誤判的肩夾擠

宜	忌
多活動、伸展肩關節	駝背、姿勢不良

大家都只知道五十肩，但你聽過「肩夾擠症候群」嗎？是指肩膀的軟組織被擠到發炎，與五十肩最大不同，在於肩夾擠症候群手側抬在40～90度時最痛，超過90度疼痛減緩，而五十肩是舉越高、手越痛，有時連休息都痛，肩夾擠在手休息不動時疼痛會減弱，兩者很容易誤判。肩夾擠症候群通常發生在手臂常須高舉過頭的人身上，例如運動選手、貨運或油漆工人、常駝背者、肌肉無力症患者，常玩手機、姿勢不良也會引發肩夾擠。

中醫認為疼痛與氣血不通有關，因此在急性疼痛期以活血化瘀、調節氣血運行為主，以針灸或藥物來鎮痛、活絡通筋；緩解期則養血榮筋，打通關節不利、麻木疼痛之筋骨。平常應避免駝背、多活動肩關節，可將雙手貼在牆壁上，兩邊肩胛骨向後伸展，拉鬆一直向前傾的肩膀肌肉，避免肩膀關節痠痛或沾黏。

肩髃穴

肩膀痠痛嗎？按揉「肩髃穴」可舒緩僵硬疼痛的肩膀肌肉，就算沒有五十肩或肩夾擠，也可預防勝於治療，有空多按摩保健也不錯。

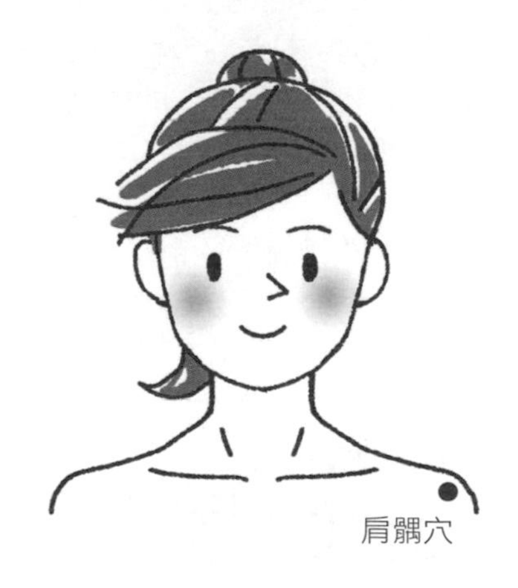

- **穴道位置**

  「肩髃穴」位於上臂三角肌上，屈肘平舉時，肩峰前外方凹陷處。

- **按摩方法**

  每天早晚以對掌手指指腹按壓「肩髃穴」5～10分鐘。

- **功效**

  「肩髃穴」位在手陽明經上，具有疏經通絡、通利關節之效，自古就是治療肩中熱、指痺臂痛、半身不遂、肩骨痠痛的要穴，因此對於肩膀附近的關節、肌肉疼痛都能加以舒緩或進行日常保健。

5月13日

穴眠穴位可助眠 失眠擾人又傷身

宜	維持規律作息
忌	睡前滑手機；喝酒、咖啡濃茶

困擾著許多現代人的「失眠」，指的是睡眠品質不佳、隔天精神差，可分為兩類，一種是輾轉難眠，屬入睡困難型，第二種是睡不安穩，半夜醒來清醒到天亮，屬睡眠維持困難型。壓力、時差、疾病、藥物、更年期、年紀大、呼吸中止症都會導致失眠，睡前滑手機、喝酒、作息改變、喝咖啡濃茶也會引發短期失眠。若長期失眠，會造成免疫功能障礙、荷爾蒙失調、記憶力差、憂鬱加重、心血管疾病、早逝風險提高、過勞、猝死等情況。

中醫稱失眠為「不寐」、「不得眠」，現代人熬夜、作息不正常導致的失眠屬「心腎不交」，難以入睡、頭暈耳鳴、心煩燥熱、健忘，甚至徹夜不眠，宜以半夏及夏枯草來降心火、交通心腎。生活越不規律、失眠越嚴重，若就寢30分鐘仍睡不著就別勉強；酒精代謝則會讓人無法進入深層睡眠，都不建議。

安眠穴

如果常睡不好，在人體的穴位中有個「安眠穴」，真的可以幫助睡眠喔！

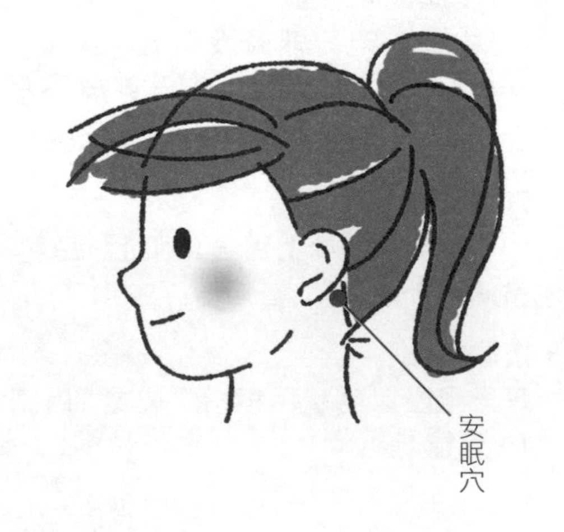

- **穴道位置**

  「安眠穴」位於耳垂後，肌肉隆起外緣的凹陷與枕骨下的凹陷兩者的連線中間處。

- **按摩方法**

  以指尖順時針按揉「安眠穴」30下後，再逆時針按揉30下。

- **功效**

  安眠穴又稱鎮靜穴，有鎮靜安眠之效，故稱為安眠穴，可治療失眠、煩躁不安、耳聾、夜遊症、頭痛等症。

5月14日 鬼壓床？血虛者易引發睡眠癱瘓

宜	忌
滋陰養血、清瀉肝火	常熬夜、疲勞過度

好不容易睡著卻突然「鬼壓床」，全身動彈不得又求救無門，曾有這樣的經驗嗎？鬼壓床，正式名稱為「睡眠癱瘓」，常發生在大腦逐漸清醒，但身體肌肉仍處在鬆弛中的快速動眼期，所以即便睜開眼睛卻無法控制身體，有時還伴隨胸悶、好像被壓仕般，就醫學解釋屬正常睡眠現象，可調整呼吸讓自己平靜下來或下床走動讓自己清醒，較常發生在年輕人身上。中醫稱之為「夢魘」，常熬夜、疲勞過度、平躺或手放胸上、枕頭過高、貧血、腸胃道功能不佳者、停用鎮定劑或安眠藥者皆可能發生。面色淡白、口唇色淡、爪甲不榮、心悸頭暈的血虛患者是高危險群，女性若月經來潮或量大也易出現鬼壓床，可用珍珠母、當歸、人參滋陰養血、鎮心安神；若疲勞過度產生的鬼壓床，有情志抑鬱、急躁易怒、口乾苦、驚恐多噩夢、耳鳴等症，須以柴胡、菊花等來清瀉肝火，改善睡眠品質。

當歸川芎藥浴

睡眠癱瘓不只肢體癱瘓，也會降低睡眠品質。睡不好的時候，「當歸川芎藥浴」可行氣活血，還能放鬆肌肉睡好眠。

- **材料**

當歸 15 公克、川芎 15 公克。

- **泡澡方式**

1. 當歸及川芎放入棉布袋中，加水煮 10 分鐘。
2. 將藥汁及藥材全部倒入浴缸中，加入適量水，進行半身浴泡澡。
3. 泡澡時，可拿著藥材包由膝蓋向腳底板順著肌肉進行按摩抒壓。

- **功效**

中醫的藥浴療法，可幫助體內排毒及促進排汗與新陳代謝，而當歸及川芎是中醫常用的補血活血藥材，對於血虛體質者是最好的活血化瘀藥材，作為藥浴使用，還可舒筋助眠。

5月15日 被夢嚇醒不成眠 誰是噩夢危險群

宜	忌
藥膳食療寧心安志	睡太多、高脂肪或辛辣食物

就睡眠醫學而論，一晚平均會做6～7個夢，若記得夢境，表睡眠品質不穩定，若不記得，表示睡眠品質很好。有種睡眠障礙患者真的不會做夢，但患者反而精神不佳、無法保留長期記憶，此病稱為「快速動眼期睡眠剝奪」，一夜無夢反而是睡眠障礙，不可輕忽。

為什麼人會做噩夢？焦慮或壓力如創傷症候群患者、生病、吃抗憂鬱藥物、高脂肪或辛辣食物都易導致噩夢。研究顯示，每晚睡超過9小時者做噩夢機率高於每晚睡6小時者；美國睡眠醫學會也指出，常做噩夢易患憂鬱症、女性比男性更易做噩夢。中醫看常做噩夢者屬心膽氣虛型，易膽怯心悸、氣短神疲、心神不寧，採以人參、白朮、芍藥、茯苓、遠志、酸棗仁寧心安志。噩夢是大腦給予的警示，可將夢境記下來，從中找出壓力源，真正解決做噩夢的原因。

茯苓蒸排骨

「茯苓」是治療失眠的上品藥材，「茯苓蒸排骨」可安眠，也能讓心情變得愉快。

- **材料**

茯苓粉一大匙、山藥一段、排骨200公克、黨參少許、紅棗8顆、蔥一小段、生薑一小塊、米酒少許、澱粉一匙、蠔油少許、醬油少許、鹽巴少許。

- **做法**

1. 排骨以沸水燙過瀝乾、山藥切塊放冷水中、紅棗泡發洗淨、蔥薑洗淨切段。
2. 除山藥及紅棗外，將所有材料加在一起，抓勻醃製一小時。
3. 加入山藥及紅棗，放入蒸鍋中以大火蒸50分鐘即可食用。

- **功效**

茯苓在《神農本草經》中被歸為上藥，「茯苓，味甘，平，久服安魂、養神、不飢、延年。」故具有治療脾虛、失眠等療效。

5月16日 青春小鳥不復返 更年期健康危機

宜	忌
滋陰、降火、補氣、養肝腎	情緒多變、焦慮不安

當女性年齡漸長，卵巢機能持續下降，逐漸失去生育能力，直到月經不再來，這段過程稱為更年期，一般多在45～55歲之間。更年期指的不是某個特定年齡，而是一個過渡期，持續約2～5年不等，少數人可能長達10年之久，是每位女性都會面臨的正常生理性退化。

對很多女性而言，「更年期」不僅失去生殖機能，也是人生中最難熬的時光，要面對經期改變、莫名燥熱、失眠、盜汗種種生理的不適應症；心理上會產生情緒多變、易焦慮不安、性慾改變等情況，甚至外表也出現變化，肌膚失去彈性、變薄變乾燥、粗糙、暗沉等等。失去女性荷爾蒙保護後，血管彈性也變差，易增加罹患心血管疾病的機會，同時骨質也加速流失，更容易罹患骨質疏鬆症。面對不可避免的更年期，女性朋友更要好好的照顧自己。

山藥薏仁奶漿／七葉膽茶

更年期的女性需要滋陰、降火、補氣，可以喝「山藥薏仁奶漿」；男性更年期可以喝「七葉膽茶」，改善更年期症狀。

- **材料**
  1. 山藥薏仁奶漿：山藥 150 克、薏仁 150 克、芡實 150 克、去核紅棗 5 ～ 10 顆。
  2. 七葉膽茶：七葉膽。
- **做法**
  1. 山藥薏仁奶漿：將蒸熟的山藥、薏仁、芡實、紅棗放入調理機，加入適量的水（約 100c.c.），一起攪打均勻即可。
  2. 七葉膽茶：可用 500 ～ 800c.c. 清水加入七葉膽，煮滾後放涼即可飲用。
- **功效**

  山藥含多醣體、黏液蛋白、薯蕷皂素，可滋養強壯身體，薏仁富含豐富植物雌激素，「山藥薏仁奶漿」可養卵巢、改善女性更年期症候群。「七葉膽茶」含有人參皂苷，可幫助清肝利膽，降肝膽火，適合更年期男性飲用。

5月17日 更年期非女性專利，男性也會有

宜	忌
持續運動、對症下藥	元氣不足、精神不濟

男女都有更年期，也都伴隨著生理及心理上的變化與症狀，只不過在女性身上感受較明顯。男性雖然內分泌減退的過程較緩慢穩定，但在50～60歲後，也會因為睪固酮降低，容易產生元氣不足、精神不濟、性慾低下等更年期現象，或是發生跟女性更年期一樣失眠、潮熱、出汗等類似的症狀，可以透過持續的運動促進睪固酮生成，改善男性更年期的不適應症狀。

中醫對女性更年期的類型，是以「腎」為主，可分為腎陰虛型、腎陽虛型和氣血不足型。腎陰虛型症狀：月經量少、潮熱、盜汗，易有頭暈目眩、失眠、心煩易怒的現象；腎陽虛型症狀：月經週期不定或過期、易疲勞倦怠、腰痠乏力、怕冷；氣血不足型症狀：月經量或少或多、面色萎黃、頭暈目眩、疲倦。若已出現更年期症狀，就要針對不同體質對症下藥。

後頭點

更年期是不可避免的人生必經過程，透過按一按「後頭點」這個穴位，可以舒緩更年期帶來的憂鬱感，及因荷爾蒙失衡引起的偏頭痛等不舒服症狀。

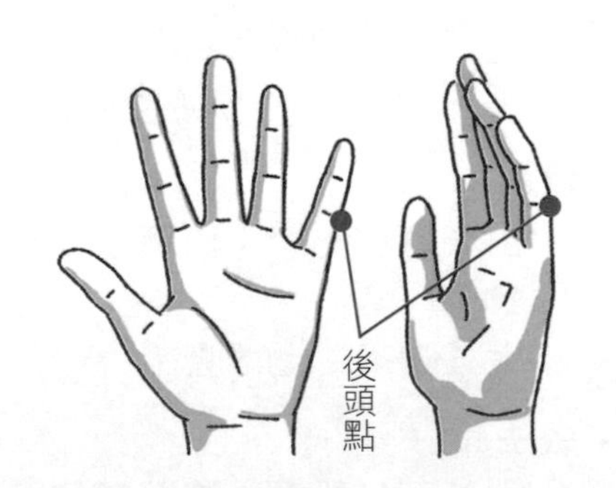

- **穴道位置**

  「後頭點」位於小指從指尖算來的第二關節外側。

- **按摩方法**

  手指頭的穴位點很小，建議可以取用已經沒有墨水的筆尖按壓穴點，力道適中、不宜過於用力，不用一定要按到痛為止。左右都可按，穴位按壓時間約 5 ～ 10 秒鐘，每天可多次按壓作為保健用。

- **功效**

  可幫助調整女性荷爾蒙的穴位，有助於緩解更年期所造成的不適症狀。

5月18日 年齡未到，更年期提早來敲門！

宜	忌
運動、清淡飲食、豆類食品	刺激性食物、壓力過大

女性面對更年期的問題容易感到心慌，對於更年期帶來的身體變化及心理影響感到困擾。加上現今更年期有提早的現象，所謂早發性停經，是指40歲以前的停經，平均約100人裡有1個。早發性停經的原因很多，包含晚婚晚孕、過度減肥、基因與染色體異常、免疫疾病破壞卵巢、因子宮內膜異位症造成卵巢巧克力囊腫等等。

當出現更年期症狀時，部分女性會選擇服用雌激素，但並非人人都適用，這時可尋求中醫協助。中醫認為壓力是造成更年期不舒服的主因，因此首要學會釋放壓力；運動能延緩荷爾蒙減少，鍛鍊肌力也能讓人看來更年輕；飲食以清淡為主，避免刺激性食物，可多吃含膠質或黏液的海帶芽、山藥、白木耳及蒸煮肉類；補充損耗的蛋白質，或多攝取豆類製品，因為大豆異黃酮可幫助減少更年期不適的發生。

太極拳—白鶴亮翅

選擇練習太極拳，可以保持合理的運動量、舒泰的健康身心感受，舒緩更年期的不適應症。

- **運動方式**
  1. 首先身體微微向左轉，右腳向前跟步，左手翻掌向下，左臂平屈於胸前，右手向左上劃弧，手心轉向上，與左手成抱球狀；眼看左手。
  2. 重心後移，右腳踏實，上體後坐並向右轉，兩手開始交錯分開，右手上舉，左手下落；眼看右手。
  3. 左腳稍向前移，前腳掌著地，成左虛步；兩手隨轉體慢慢向右上左下分開，右手上提停於右額前，手心向左後方，左手按至左胯前，手心向下，指尖向前；上體轉正，眼平視前方。
- **運動次數**：每天 10 分鐘。
- **功效**
  白鶴亮翅內含「脾氣升、胃氣降」的道理，可舒展身體、強脾健肺，排解憂思。

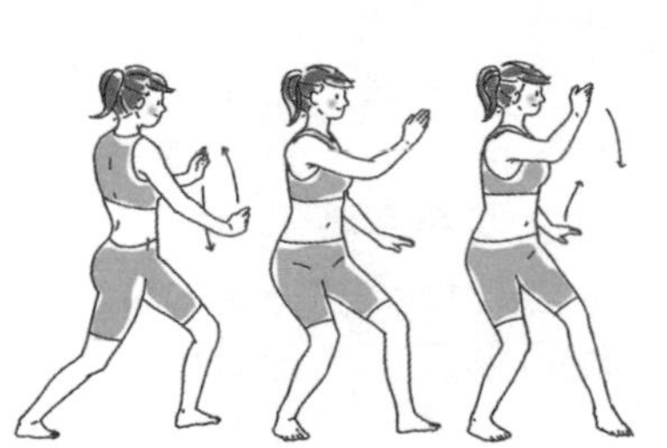

5月19日 別忽略腰痠背痛可能是骨質疏鬆

宜	忌
有徵兆時快做骨質密度檢測	身高變矮駝背、易腰痠背痛

骨骼是支撐整個身體的脊柱，人體骨骼的骨量約在20～30歲左右達到高峰，之後慢慢減少，尤其女性在更年期因為雌激素的減少，骨質流失速度會加快，嚴重者會讓骨骼產生孔隙，呈現中空疏鬆的現象，讓原本堅硬的骨骼變脆、變弱，造成「骨質疏鬆症」。

骨質疏鬆症有沉默殺手之稱，沒有明顯症狀，通常被發現都是因為「骨折」。若是在髖部發生骨折，約有5％至20％的病人會在12個月內因種種原因死亡，約有50％可能長期殘疾，影響健康生活品質。須從日常中發現警訊，才可防患未然。若是出現身高變矮、駝背的外觀變化，或容易腰痠背痛，特別是疼痛會沿脊柱向兩側擴散，仰臥或坐位時疼痛減輕，久坐、久立或負重時疼痛會加劇，就可能是「骨質疏鬆症」的徵兆，盡早做骨質密度檢測，以防更嚴重的健康問題發生。

腎俞穴

中醫的養生保健以「腎」為先，按一按腎俞穴，可以強化腎氣。

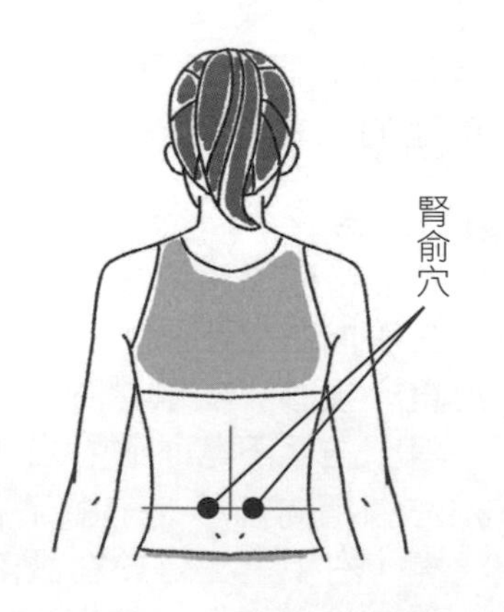

- **穴道位置**

  「腎俞穴」在腰背部，第二腰椎下旁開1.5寸，約兩指幅寬的位置，和前面的肚臍眼平齊正好是第二腰椎。

- **按摩方法**

  可用拇指按揉穴位，每天100～200次。

- **功效**

  「腎者，藏精主水；腎俞者，藏精之關，引水之宅也。」腎藏精，精生髓，髓又能養骨，故中老年原發性骨質疏鬆症與腎精不足有關，只要與腎臟有關之疾幾乎都可按壓此穴，因此腎俞是一個主治廣泛的重要穴位，也是人體強壯的要穴。近年有研究指出，腎俞穴對於婦女停經後因骨質疏鬆症導致的疼痛，有改善的功效。

5月20日 維持好骨力，存骨本不只補鈣

宜	忌
搭配飲食調養、多存骨本	盲目進補讓血脂、血壓飆高

造成骨質疏鬆的原因可分兩大類，「原發性骨質疏鬆」最常見，主因是不良飲食習慣、年齡增長、更年期；「續發性骨質疏鬆」則是由其他疾病導致，例如副甲狀腺亢進、發炎性腸道疾病。想延緩骨質流失，除了年輕時多存骨本外，還要配合飲食讓骨骼健康強壯。

想延緩骨質疏鬆、提升補鈣功效，需結合飲食調養，例如在牛奶或豆漿中加入五穀粉、芝麻、堅果，多攝取深綠蔬菜、乳製品、豆製品等，日晒10～15分鐘補充維生素D，都能輔助補充鈣質；少吃會讓鈣質流失的食物，如：高鈉食品、可樂、加工肉品等。特別要留意，原本有吃鈣片補鈣的人，若中斷補充，會因血鈣濃度需求，骨頭會釋出大量鈣質至血液中以維持平衡，進而造成骨質密度急速下降，且下降速度會高於從來沒有補鈣習慣者，所以補鈣要視情況！

豆腐燉魚

現在是個全民皆補鈣的時代，平常在家可以煮「豆腐燉魚」這道家常菜，適合全家老小一同食用。

- **材料**

豆腐、香菇 8 朵、魚片、鹽、蔥、薑。

- **做法**

1. 將豆腐切成 1 公分厚塊狀。香菇用溫水浸泡 5 分鐘後，去蒂洗淨。
2. 熱鍋，倒入適量油，魚片、蔥段和薑片進行油煎，魚片不要煎至全熟。
3. 倒入足量開水，淹沒食材並加入香菇，大火煮開後小火燉煮。
4. 待食材全熟，加入適量鹽調味即可。

- **功效**

選豆腐時要選含鈣量較高的傳統豆腐，百頁豆腐、魚豆腐、油豆腐等製作過程中添加修飾澱粉，且油質含量較高，屬於高熱量食物，吃多了易導致體重增加。豆腐是高鈣食物且蛋白質含量豐富，魚肉富含維生素 D 能加強人體對鈣的吸收，是補鈣健骨的絕配。

5月21日 小滿養生治未病 祛濕健脾治冬病

宜	忌
多吃清利濕熱之物	暴飲暴食、喜食冷飲、情緒波動

《歷書》曰：「斗指甲為小滿，萬物長於此少得盈滿，麥至此方小滿而未全熟，故名也。」意指此時的稻穗還未成熟，只是小滿而非大滿，故曰小滿，是一年之中的第八個節氣，即將進入梅雨季節、水氣充沛，因此祛濕健脾成了小滿的養生重點。

小滿是中醫很重視的治未病時機，此時做好疾病預防工作，增強正氣與防止病邪入侵，就可安然度過一整年。小滿過後天氣較立夏熱，加上雨水不斷，外在濕熱讓人覺得體內濕氣及熱氣散不出去，濕邪入侵、腸胃積熱，故此時為皮膚疾病的好發期；加上濕寒不散、煩躁不安，易暴飲暴食導致胃腸不適。女性如果過食生冷，小心出現宮寒引發的子宮問題，可多吃清利濕熱之物，如綠豆、薏仁、冬瓜、黑木耳等，少吃會生濕助濕的食物，如動物脂肪、海鮮、辛辣之物，當心因情緒波動而引發心血管疾病。

勞宮穴

夏天氣候濕熱，外濕（風寒）內也濕（水腫），按壓「勞宮穴」可幫助穩定情緒、消水腫。

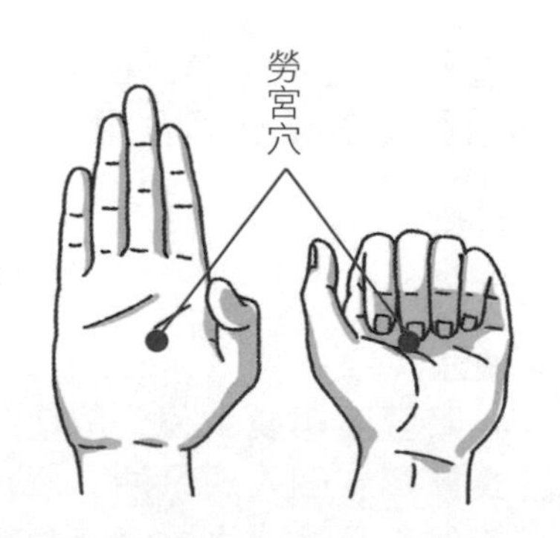

- **穴道位置**

  「勞宮穴」位於手掌心上，第 2 ～ 3 掌骨之間，偏於第 3 掌骨的掌中紋處，也就是當我們握拳時，當中指端所指之處。

- **按摩方法**

  每天早晚以拇指指尖、指腹按壓對掌「勞宮穴」1 ～ 3 分鐘，左右手互按，按到有微微痠麻感即可。

- **功效**

  「勞宮穴」具有瀉心火、清血熱之效，對疲勞乏力、熱病、心煩、腸胃不適、胸悶心悸皆有療效，按壓此穴能安定自律神經，故可穩定情緒、放鬆身心。

5月22日 好朋友鬧脾氣！月經失調好困擾

宜	忌
作息、飲食正常 情緒平穩	作息失調、情緒起伏大、亂減肥

月經是陪伴每個女性大半輩子的「好朋友」，卻經常鬧脾氣，常遇到的情況包括月經週期、經期、出血量異常。正常的月經週期約為24至35天，每次經期約5至7天，出血量則不超過80c.c.。若週期延遲40天以上或提早至20天以前，經期少於2天或超過10天，出血量多於100c.c.，都算是月經異常。

造成月經失調的原因，除了疾病因素之外，第一種是作息失調，例如熬夜、工作量突然增多，生活習慣劇烈改變；第二種是情緒波動劇烈，例如緊張、憂鬱、易怒；第三種是不健康的減肥方式，節食過度易讓體重突然下降太多，影響荷爾蒙分泌，也是月經失調的原因之一。長期月經失調會影響子宮、卵巢的健康，恐導致不孕症，應趁早就醫找出月經失調的原因，若服用中藥也須由中醫師依據個人體質調配，方能對症下藥。

大敦穴

月經是女性健康的一面鏡子，可以反映出身體健康情況，若有月經失調的情形，可以多按按大敦穴，有助舒緩因月經失調造成的身體不適。

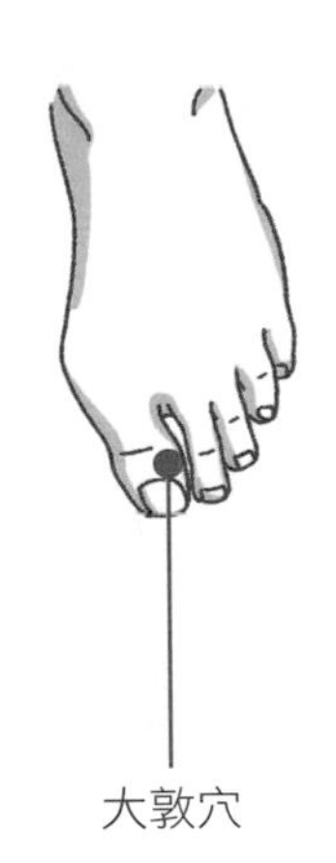

- **穴道位置**

  「大敦穴」位於足部大拇趾外側，靠近第二趾一側，趾甲根角旁約 0.1 寸。

- **按摩方法**

  可用拇指及食指夾壓腳趾穴位，以拇指施力指壓按揉大敦穴，時間約 10 秒，左右腳交替；若是在按壓前先以熱水泡腳，效果更佳。

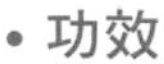

- **功效**

  大敦穴是肝經的第一個穴位，肝經由腳趾大敦依序延伸到大腿內側、腹部、肝、腦、眼等。因此按壓此穴可理氣調血，泄熱解痙，也可改善女性月經崩漏的症狀。

5月23日 月經失調，能喝四物湯調理嗎？

宜	忌
肉桂紅糖蘋果茶舒緩不適	四物湯不可自行抓藥亂喝

月經失調是女性常見困擾，中醫將其分為「脾腎陽虛」、「肝鬱氣滯」及「血瘀體質」3類體質探討。「脾腎陽虛」典型症狀有怕冷、臉色蒼白、易落髮、類似貧血的感覺，經期時長時短，月經來時子宮附近摸來冷冷的。「肝鬱氣滯」的人易有經前症候群，可能有胸部脹痛、下腹悶痛、情緒暴躁、嘴破、經期不調、常有月經要來不來的感覺等。「血瘀體質」則有氣血循環障礙，月經前經常腹痛，經血帶血塊。在調經的治療上，依照不同體質，以調節肝、脾、腎三經平衡為治療方向。

許多女性會在月經過後喝四物湯進補，雖然四物湯是市面上常見的經後調理處方，但是依個人體質不同、藥材各有增減，必須經中醫師診斷與選藥，千萬不可自行抓藥服用；特別是有子宮肌瘤、子宮內膜異位、巧克力囊腫的人，如未經醫師診斷就亂喝四物湯，恐讓病情加重。

肉桂紅糖蘋果茶

許多女性一輩子都處在月經失調的不適應症中，平時可以飲用肉桂紅糖蘋果茶，不僅可以舒緩經期不順時的不舒服感，同時也能改善生理期時的情緒不佳。

- **材料**

肉桂枝適量或肉桂粉 1 茶匙、紅糖 2 大匙、蘋果一顆、水適量。

- **做法**

1. 蘋果洗淨切丁備用。
2. 取一小鍋加適量清水，放入肉桂枝或肉桂粉煮出香氣，倒入紅糖熬煮 5 分鐘。
3. 最後把蘋果丁放入肉桂紅糖水，再煮 5 分鐘即可。

- **功效**

中醫認為肉桂能溫中散寒、健胃、活血、止痛。蘋果與肉桂都可以暖和身體，促進血液循環與新陳代謝，也可改善手足冰冷及經痛，記得趁熱喝效果更佳。

5月24日 帶下紅白青黃黑，健康大不同

宜	忌
根據顏色分辨健康情形	過多冷飲、冰品、蔬果

白帶是子宮頸黏液，是為了維持陰道的滋潤避免乾澀、抑制細菌滋生，正常應是透明無色無味，但若有顏色或味道，就要深究其背後病因。

中醫稱白帶為帶下，《醫宗金鑑・婦科心法》中根據顏色來分類：「色青屬肝、色赤屬心、色黃屬脾、色白屬肺、色黑屬腎。」帶下顏色，是以內褲上的分泌物來判斷，帶下色白量多且稀，屬白帶，多因脾虛濕盛、肝鬱不舒、帶脈不固引起；若帶下色黃或黃綠、濃稠、有搔癢感，屬黃帶，多因濕熱互結，下注產生；若帶下色紅或淡紅、混雜黏液有穢臭味，多因陰濕火濕熱所致；若帶下為白色帶血，屬濕熱；帶下色為黃中帶綠、黏稠，因肝氣之鬱引起；如果帶下色黑，應為陳年舊疾或赤帶積久，屬火熱之極，需利火化之。有帶下問題應避免吃過多冷飲冰品蔬果，體內多餘水濕將無法排除。若帶下色白如豆腐渣或乳酪，則是被病菌感染，建議就醫治療。

陰癢洗方

陰道內本來就有細菌存在，如維持弱酸性的乳酸桿菌，是在經過如年紀、病菌感染或性行為、公共環境汙染等因素破壞陰道健康而致病，如果覺得私密處搔癢或想進行清潔，試試中藥「陰癢洗方」，清潔妹妹擺脫異味。

- **材料**

  百部、苦參根、蛇床子、黃柏、白蘚皮、土茯苓、黃連各五錢。

- **泡澡方式**

  煎水外洗，一日三次。

- **功效**

  百部具有殺蟲、滅菌作用，搭配蛇床子、苦參等煎湯坐浴或外洗，可治陰道滴蟲；黃柏具瀉火解毒之效，可治濕疹濕瘡、陰癢陰腫；而《本經》提到白蘚皮「主頭風，黃疸，咳逆，淋瀝：女子陰中腫痛，濕痺死肌，不可屈伸起止行步」，對於女子陰中疼痛可治之，具有清熱燥濕，祛風解毒之效。

5月25日 陰道炎紅癢痛，細菌感染看白帶

宜	忌
按揉陰廉穴緩解不適	忽視不正常分泌物警訊

9成以上的女性都有陰道炎的問題，正常的白帶屬生理性帶下，若是細菌所感染的陰道炎，屬病理性帶下，不同的病菌感染會有不同的帶下顏色。

白色念珠菌感染的陰道炎，帶下色白量少、濃稠似豆腐渣，免疫力差、孕婦、糖尿病患者、正服用抗生素者都可能罹患；淋病或滴蟲所引起的陰道炎，屬性病的一種，帶下量多色黃帶綠，有惡臭味及尿痛、搔癢；若由厭氧菌所感染，帶下色灰白，帶魚腥味及尿痛，多發於性交頻繁、抽菸或使用陰道沖洗劑者；細菌性陰道炎有濃綠分泌物，好發於更年期婦女或剛手術後的病人，更年期後婦女也會因雌激素減少，引起萎縮性陰道炎。陰道炎好發於夏天、濕熱易滋養細菌，若不就醫，可能導致輸卵管阻塞造成不孕或骨盆腔感染。當陰道有搔癢、疼痛感、小便疼痛或帶下有不正常分泌物時都不該忽視。

陰廉穴

從女性青春期一路跟隨到更年期的白帶，會在經期前後有量的變化，話說「十女九帶」，白帶問題一直是許多女性的困擾，按揉「陰廉穴」可減緩白帶過多分泌物的不適感。

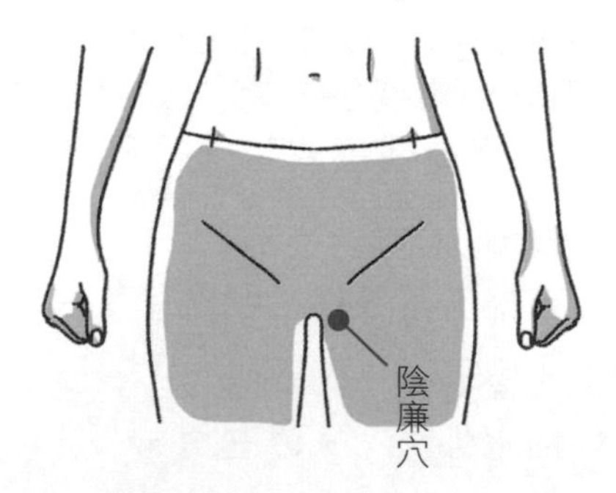

- **穴道位置**

「陰廉穴」位於大腿內側，當恥骨聯合上緣旁開 2 寸，再直下 2 寸，長收肌外緣處；或是立正站好，兩手插於腿外側，掌心貼腿，四指併攏平貼小腹，小指剛好在腿根部的位置，此時無名指指尖所在處就是陰廉穴。

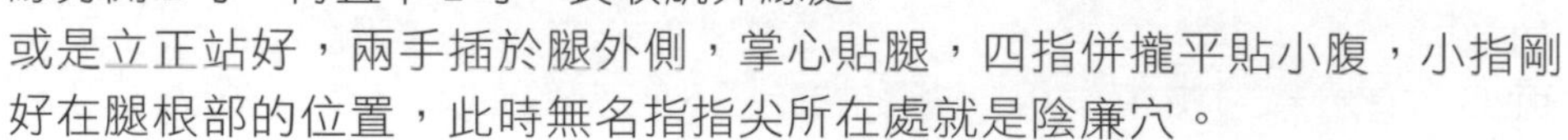

- **按摩方法**：每次按壓 5 秒、每回 20 次，每天可按揉數回。

- **功效**

「陰廉穴」主治白帶異常、不孕症、膀胱反覆發炎及月經不調的相關疾病，可調經理血、疏通經絡，也可舒緩痛經。

5月26日 每月痛一次！告別經痛怎麼做？

宜	攝取理氣活血、補肝腎食材
忌	生冷及刺激性食物

經痛是經期時的常見症狀，疼痛多集中在骨盆或下腹部，約維持2～3天左右，有些人還會痛到須臥床休息。經痛的原因可能是子宮內膜血管強烈收縮導致，或是如骨盆腔發炎、子宮內膜異位、子宮肌瘤等疾病引發。中醫認為經痛主要是氣血運行不暢，通常在經期前後種下病因，導致子宮的氣血運行不暢、不通則痛。若子宮未能獲得充分血液濡養，可能因缺血造成疼痛，嚴重者會腹痛劇烈、面色蒼白、手足冰冷，甚至噁心嘔吐。

要避免經痛，可在飲食上多留心。來潮前的3～5天，飲食以清淡易消化為主，避免生冷及刺激性食物，以免刺激子宮使輸卵管收縮，因而誘發或加重經痛。可多攝取理氣活血的蔬菜水果，如地瓜葉、胡蘿蔔、生薑等，或吃補氣、補血、補肝腎的食物，如小魚乾、雞蛋、菠菜，都是好選擇。

治痛經藥浴

容易經痛的體質有兩種，一是氣滯血瘀型，常見症狀為經前或經期小腹脹痛，經血色暗而帶有血塊；另一種則是陽虛寒盛型，其症狀為下腹冷痛、熱敷痛減、手腳發冷。

- **材料**
  1. 氣滯血瘀型：青皮、烏藥、益母草各30克，川芎、紅花各10克；醋約50毫升。
  2. 陽虛寒盛型：肉桂、丁香、烏藥、當歸、川芎各15克，乾薑、小茴、吳茱萸各6克，食鹽少許。

- **方法**
  1. 將藥材用麻布包包好，加入適度的溫水中，水溫以不燙傷皮膚為原則。
  2. 水位至小腿肚為宜，每日20～30分鐘，可於經期前一週就開始泡腳。

- **功效**

  足浴可幫助氣血循環、緩解經痛或幫助經血排除，有敏感性皮膚者需醫師評估，避免產生過敏等副作用。

5月27/28日 記憶衰退假失智 喝杯補腎健腦茶

宜	忌
β-蘿蔔素、青花素、堅果類食物	焦慮憂鬱、多工腦部工作

假性失智症類似失智症，包括記憶力變差、反應遲鈍、無法專心或完成過去可獨立完成的事，多是由憂鬱或焦慮引起，年輕時曾患過憂鬱症、同時做多項腦力工作者、更年期等都是好發族群。記憶力衰退並不是老年人的專利，壓力、焦慮、酗酒、缺乏維生素 B_{12} 等都會造成。

中醫稱記憶力衰退為健忘、多忘或善忘，「腎藏精，主骨生髓，通於腦」，腎虛易出現注意力不集中、精神呆滯、腦海空虛、健忘，需填精補髓、補益脾腎，可用六味地黃丸來治之，南瓜、紅蘿蔔、地瓜等富含β-蘿蔔素的食物，可抗氧化減緩腦細胞退化；含青花素的葡萄、草莓、藍莓、櫻桃、番茄等能預防帕金森氏症；堅果類食物能保護大腦抵抗自由基，這些食物都是防止記憶力衰退的天然好物。平常生活上可善用輔助記憶如記事本、聯想式記憶來強化記憶，或是用運動來改善記憶力。

補腎健腦茶

補腎聽起來很難，但做起來很簡單，教大家用兩種藥材跟一個保溫瓶，就能補腎健腦。

- **材料**

肉蓯蓉 3 錢、麥冬 4 錢、核桃 2 枚、沸水 500c.c.。

- **做法**

1. 肉蓯蓉剪碎、核桃敲碎、麥冬洗淨。
2. 將所有材料放入保溫杯中，倒入 500 c.c. 沸水，上蓋悶 30 ～ 40 分鐘，即可飲用。

- **功效**

《本草備要》紀載：「肉蓯蓉補腎命，滑腸，甘酸咸溫，入腎經血分，補命門相火，滋潤五臟，益髓強筋。」食肉蓯蓉可填精補髓、養血潤燥，可增加抵抗力，溫而不熱是對男女老少都適宜的補腎藥材。

5月29日

火雞脖子露年齡 除皺刮痧除頸紋

宜	忌
做伸展運動、刮痧或按摩	低頭族、少運動、水喝太少

所謂的火雞脖子，就是在脖子上有很多皺紋，像火雞脖子一樣。就像樹有樹輪一樣，頸紋也是透露年紀的一個象徵。通常頸紋較常發生在老年人身上，因為表皮細胞衰老或結締組織萎縮，皮膚缺乏彈性導致頸紋產生。但現代人低頭滑手機、肥胖、曬太陽、睡高枕、缺少運動、水喝太少或疏於保養頸部，導致頸紋出現的年齡層往下降。中醫認為頸紋是因為經過頸部的經絡不通，導致皮膚失養而生紋，因此平常可做些伸展運動、少當低頭族、減少頸部脂肪堆積，以延緩細紋產生。透過刮痧或按摩，也可減少細紋產生，拿一支刮痧棒，從頸部下方由下往上來消除頸紋，也可以順著脖子兩側的淋巴結由上往下刮，幫助臉部水分代謝，避免水腫。如果是日益鬆弛的臉部肌肉，順著兩頰、法令紋、嘴角由下往上刮，可幫助促進血液循環、緊實臉部肌肉。

天容穴

很多女生都會因為忽略脖子的保養，而讓脖子的細紋顯露年齡。如果覺得刮痧不方便，按壓「天容穴」也可以緊實頸部肌膚喔！

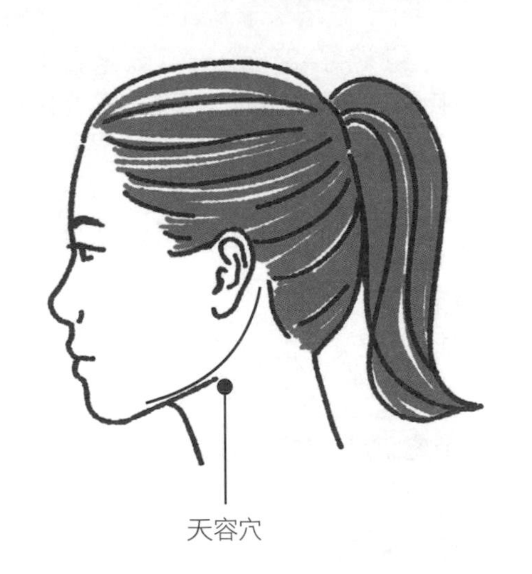

- **穴道位置**

  「天容穴」位於人體頸外側、下頜角的後方，胸鎖乳突肌前緣凹陷處。

- **按摩方法**

  以手指指腹按壓「天容穴」20下。

- **功效**

  「天容穴」位處手太陽小腸經上，主治肩頸扭傷、耳鳴耳聾、咽喉腫痛，如果常按此穴，可促進頸部血液循環，預防鬆弛。

5月30/31日

年過35走下坡 氣血駐顏抗衰老

宜	忌
吃桂圓、當歸、黃豆、櫻桃補血	飲食失當、睡眠不足

《內經》提到「十二經脈，三百六十五絡，其血氣皆上於面而走空竅」，故氣血不足致臉色暗黃、面容早衰、易生皺紋，若氣血瘀滯則臉色晦暗，更顯老氣。飲食失當、情志不調、內分泌失調、慢性疾病、睡眠不足都會造成氣血虛，可從手腳冰冷、指甲顏色蒼白、眼睛有血絲、眼袋大、掉髮、入睡困難或愛睡覺看出是否屬氣血不足。駐顏當以益氣血為先，想駐顏有術成為凍齡美人，要在晚上12點前就寢，讓肝腎休養得以排毒造血；適時抒壓，找到愛自己的方法，避免肝氣鬱結；多吃些補氣補血的食材養生，如黃耆、山藥、桑葚、桂圓、當歸、黃豆、白扁豆、白朮、甘草、櫻桃等食物。早晨7~9點走胃經，這時吃早餐可調理脾胃。廣告常講一句話：「脾胃好，人不老。」中醫強調脾胃為後天之本、氣血生化之源，養好脾胃，可補益氣血，帶來健康好臉色。

瞳子髎穴

穴道按一按

女人一旦過了35歲，荷爾蒙開始流失，就算保養得再好，臉上也會出現細小的紋路，尤其是魚尾紋，所以常看到有人笑的時候會拉住眼尾，就怕笑出魚尾紋，那裡就是「瞳子髎穴」，多按摩可預防眼角皺紋產生，還能改善眼睛疾病。

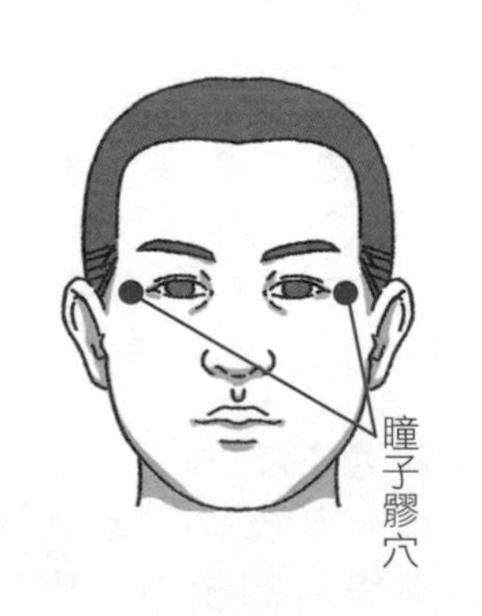

- **穴道位置**

  「瞳子髎穴」位於面部目外眥旁，眼眶外側緣處。閉眼時，眼角與眼眶交界旁邊的凹陷處。

- **按摩方法**：以指腹按壓「瞳子髎穴」20下。

- **功效**

  「瞳子髎穴」位於手太陽與手足少陽的交會穴，瞳子指眼、髎指穴位，瞳子 指的就是位在眼睛旁邊的穴位，主要功效為祛風、明目，可治近視、結膜炎、面癱、視神經萎縮、頭痛等，按壓「瞳子髎穴」能促進眼角肌肉的血液循環，避免紋路產生。

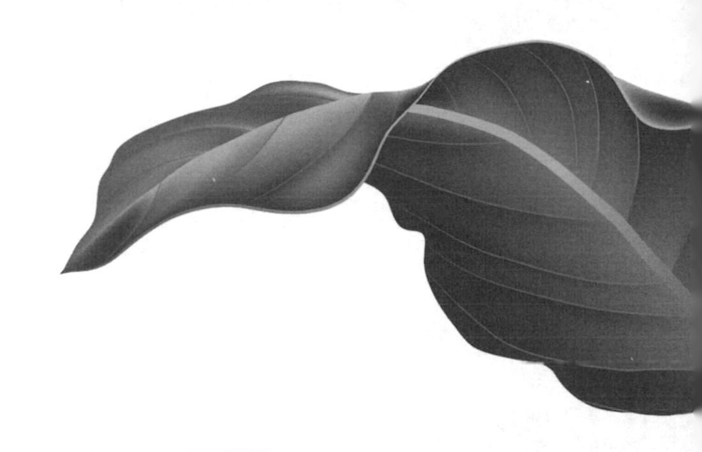

六月
June

六月進入雨水充沛的梅雨季節，
農夫忙於播種，萬物順利生長，
人體容易在此時感受到外界的濕氣。
如何排濕消暑熱？
讓身體保水而不淹水，
可多吃豆類健脾益氣。
夏至養陽氣，提升免疫力，
一起來增強體質，提升免疫力吧！

6月1日 食不下嚥好無趣 按壓此穴可改善

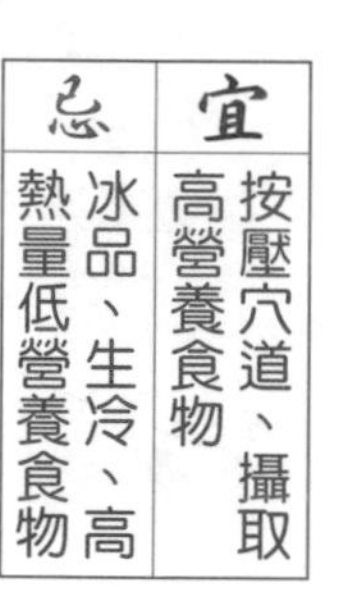

美食當前卻食不下嚥，是什麼原因呢？炎熱的天氣、身體過度勞累或情緒過度緊張，會讓人不想動、懶得覓食；暴飲暴食或有一餐沒一餐的吃會傷害胃黏膜影響胃口；藥物或抽菸喝酒、缺乏維生素B_1或鋅，疾病如肝病、胃食道逆流、甲狀腺低下、更年期或心臟衰竭，也會影響食慾。若食慾不振還伴隨其他症狀如呼吸困難、容易疲勞、喉嚨痛、語言遲緩等，都應尋求醫生協助。

中醫稱此症為不欲食，是脾胃出了問題。脾胃健旺則食慾旺盛，脾胃虛弱則食慾不振，若因天氣悶熱潮濕引發不欲食，大便溏軟不成形、疲勞為其特徵，屬脾胃虛寒，可吃綠豆、冬瓜、蓮藕或扁豆、芡實、山藥等來健脾祛濕；攝取高營養食物如堅果、酪梨、牛奶來補足缺乏的營養；少吃生冷或高熱量、低營養價值的食物替代正餐，以免傷害脾胃。

梁丘穴

偶爾沒胃口吃不下，身體還受得了，但如果長時間食慾不振，很容易造成消化道的疾病，因此透過按壓「梁丘穴」可刺激食慾，增加進食的慾望。

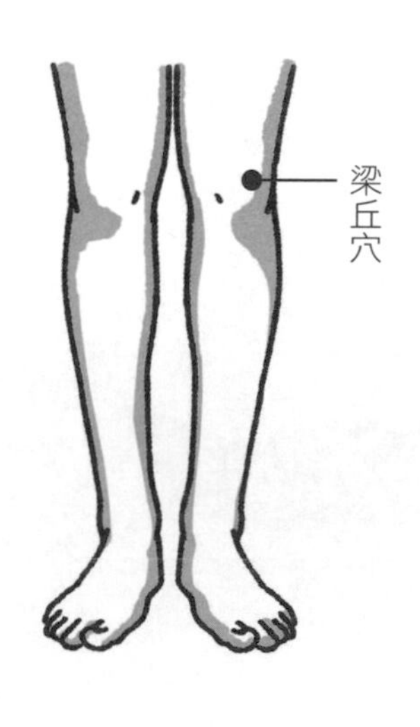

- **穴道位置**

  「梁丘穴」位於大腿前面，伸膝時，當股直肌與股外側肌之間凹陷中，也就是用力伸展膝蓋時，筋肉凸出旁的凹陷處。

- **按摩方法**

  以大拇指按壓「梁丘穴」20 秒後休息 5 秒，再繼續按壓，重複數次至症狀緩解。

- **功效**

  「梁丘穴」屬足陽明胃經，具有通調胃氣、通經活絡之效，可治胃炎、乳腺炎、膝關節炎、膝不得屈伸等症，是治療急性胃痛的要穴。

6月2日 長輩小孩沒胃口 厭食偏食怎麼辦

宜	飲食均衡、改善用餐壞習慣
忌	偏食、油炸食物、三餐不定時

現代爸媽，吃飯時要擔心長輩吃不下、身體變差，也擔心小孩厭食、營養不良，老人或小孩食慾不振怎麼辦？

小孩厭食可分四種狀況探討，一是拒食，不愛吃東西、身形偏瘦、大小便正常，屬脾胃不合，需調和脾胃讓脾運正常，可用麴麥枳朮丸來健脾和胃；二是口乾喜飲，舌苔偏紅、大便乾硬、皮膚乾燥，屬胃陰不足，宜用養胃增液湯來生津潤澤；三是先天腸胃不佳或後天營養失調，面色萎黃、精神差、大便會伴隨食物殘渣或不成形，可以參苓白朮散來益氣健脾；第四種是偏食，愛油炸食物，大便酸臭、便祕，屬飲食積滯，可用保如丸來消食導滯。小孩常因外在因素，如吃飯時間不正常、餐食間隔太近、進補過當、溺愛縱容偏食等因素損傷脾胃，造成食慾不振，唯有改變這些壞習慣，方能開脾健胃增進食慾。

決明子麥芽茶

老年人常會因慢性病或牙口不好、天氣熱等因素，導致食慾變差不想吃東西，每天一杯「決明子麥芽茶」可幫助長輩開胃、潤腸、利尿。

- **材料**

  決明子 5 公克、麥芽 12 公克。

- **做法**

  1. 將決明子及麥芽加入適量的水，開火，大火煮滾後轉小火續煮 15 分鐘。
  2. 關火，將藥材瀝出，倒入杯中即可飲用。

- **功效**

  決明子具有清熱利尿、滋潤腸道、清肝明目之功效，能利尿、通便、降火，適合高血壓及高膽固醇的體質，不過因性寒，所以不宜多飲。《本草備要》記載麥芽可「開胃健脾，行氣消積」，故能治脾胃衰弱、提振食慾，同時麥芽還可降血糖，對有三高的老人而言，是一款降血糖、降血壓、促進食慾的常備茶飲。

6月3日 就是重！四肢倦怠先祛濕

宜	忌
運動流汗、少吃冰品生食	暴飲暴食、睡眠不足、久坐不動

有時候有種莫名的累，四肢像綁上鉛塊般沉重，這種感覺中醫稱其為「身重」或「四肢重」、「體重」。

清代醫書《張氏醫通》提到「身重多屬於濕」，濕邪令肝虛腎虛脾虛，所以四肢沉重，要祛濕來解倦怠感。中醫視「風、寒、暑、濕、燥、火」為六淫之邪，是讓人生病的主因，濕又分外濕及內濕，外濕指的是環境，如下雨、室內潮濕等濕氣，內濕則是體內的濕氣，負責調節津液運化輸送到全身的肺、脾、腎若出了問題，身體水分便無法排出，導致四肢沉重、活動不利、關節疼痛、大便黏膩、水腫等後遺症。

生活習慣是造成體濕累積的主因，喜吃冰品生食、甘甜油膩、暴飲暴食、睡眠不足、久坐不動，都會造成濕氣代謝不良而身重，可用運動流汗來祛濕，或以薏仁、茯苓、陳皮、半夏等中藥來調理肺、脾、腎，恢復正常代謝功能。

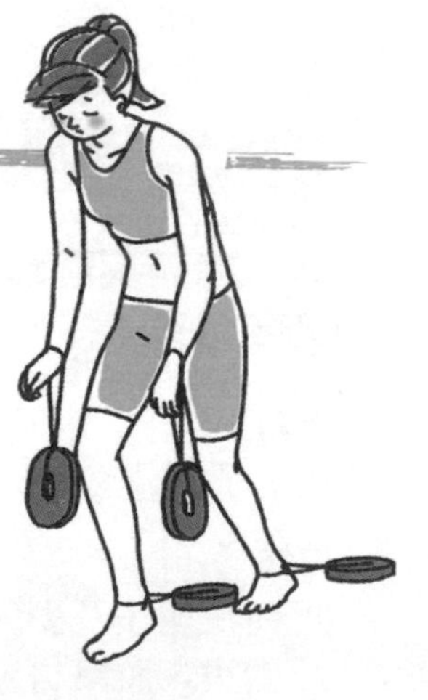

五苓茶

體內濕氣重的人，通常也會伴隨口臭、疲勞、做事提不起勁，每天一壺「五苓茶」可幫助體內祛濕、提振陽氣，也能祛除因為風寒所引起的不舒爽感。

- **材料**

澤瀉 5 公克、茯苓 5 公克、豬苓 5 公克、白朮 5 公克、桂枝 3 公克、玫瑰花 3 公克。

- **做法**

1. 除玫瑰花外，所有中藥材洗淨後放入鍋中加水煎煮。
2. 藥材瀝渣留汁，將玫瑰花放入藥汁中加蓋悶泡後，即可飲用。

- **功效**

澤瀉是中醫用來利水滲濕的藥材，《本草正義》記載：「澤瀉，最善滲泄水道，專能通行小便。」常與茯苓、豬苓合用來增加利尿功能，而澤瀉在現代醫理中也發現其具有降三高的作用，但澤瀉性寒，腎虛者千萬不要貿然嘗試。

6月4日 體內濕氣重不重 起床先看兩件事

宜	調理生活作息、不熬夜
忌	頭昏提不起勁、大便排不乾淨

有些人總覺得自己只是累了點，沒有濕氣重的問題。真是如此？中醫認為「千寒易除，一濕難去」，濕氣人重會使臟腑都出問題，如頭暈、嗜睡、口臭、過敏性鼻炎、關節疼痛、濕疹、胃食道逆流、排便不爽、痔瘡、肥胖、月經失調等，等於是一濕傷全身。如何判斷體內是否有濕氣呢？首先，起床後覺得頭昏提不起勁、四肢變長又變重，上廁所人便排不乾淨、溏軟不成形、黏在馬桶上沖不乾淨，都是濕氣重的表現。

中醫將四肢倦怠分為濕著肌表、風水相搏、陽虛水泛三證型。濕著肌表者受外濕引起身重，應發汗祛濕；風水相搏者風邪襲肺，面部浮腫、咳嗽、尿少，需宣肺利水；陽虛水泛者因久病不癒、作息不正常、疲勞等導致脾腎陽氣不足，下肢浮腫、按下無法快速回彈者皆屬此症，宜採溫陽利濕法，化氣利水。

三角式瑜伽

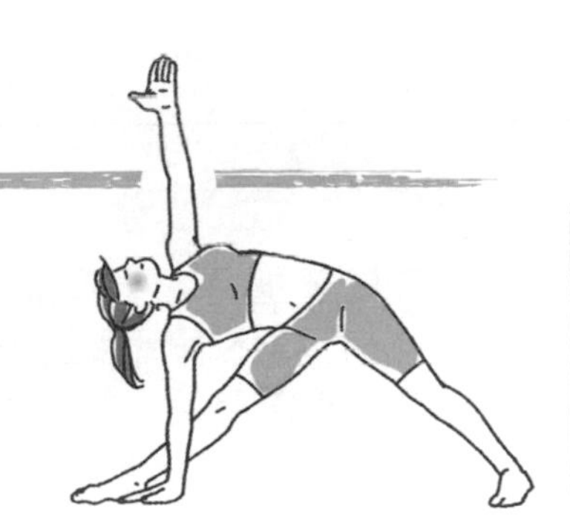

運動是最好的祛濕法，若肌肉強健有力，能幫助脾臟將氣血運化至四肢、達到祛濕的效果。三角式是瑜伽的基礎動作，能達到強化肌肉的目的。

- **方法**
  1. 將身體保持垂直站立，雙腳打開超過肩膀的寬度。
  2. 右腳向外轉 90 度，左腳向內轉 15 度，右腳腳跟與左腳足弓維持一直線。
  3. 吐氣的時候將身體向右慢慢側彎，左手向上伸展，右手抓住右腳踝或手掌平貼地面。記得腰部挺直，左右手呈一直線，眼睛向上直視左手掌。
  4. 感覺胸腔及骨盆腔都伸展開來，深呼吸，停住不動。吸氣，起身將手慢慢貼住身體兩側，雙腳併攏。
  5. 換邊重複步驟 1 ～ 5，記得左右相反。

- **功效**

  瑜伽三角式可以強化腿部肌肉、伸展四肢、紓解因久坐或久站的頸背痠痛、坐骨神經痛等，舒緩緊張的情緒。但有高血壓或頸背受傷者請勿嘗試。

6月5日 「芒種」時當令 食材最補氣

宜	忌
吃黃豆、多喝水、多做運動	吃太多糯米、芒果

芒種，一年中的第九個節氣，俗話說：「芒種夏至，檨仔（芒果）落蒂。」意指芒種過後，南部的芒果就成熟了，所以芒種是農作物成熟的季節，也有人把芒種稱為忙種，是農民忙碌的時節。

雨水豐富，農作物才得以順利生長，芒種是雨水多的梅雨季節，濕氣大增、氣溫升高，身體不易散熱、汗也排不出去，讓人倦怠煩躁、食慾不振，此時要排濕消暑熱、多喝水以免熱衰竭、多做運動避免氣血阻滯。首要先補氣，氣是氣態的水，氣凝結為水能生津、收攝，讓水流在體內，保持氣血暢通，可多吃黃豆健脾補氣。芒種過後也是端午節，黑、白、紅三種糯米都是補氣好食材，但別吃太多，也少跟肉類一起吃，以免腸胃不適。芒果含維生素、可解渴生津、止嘔止暈，但過敏及腸胃不適者，要注意份量。

少衝穴

「四月芒種雨，五月無乾土，六月火燒埔」，芒種下雨就會連著下到農曆5月，所以這時濕氣重，氣血不順、疲乏無力、胸悶心悸的人，建議多按「少衝穴」來增強全身氣血循環。

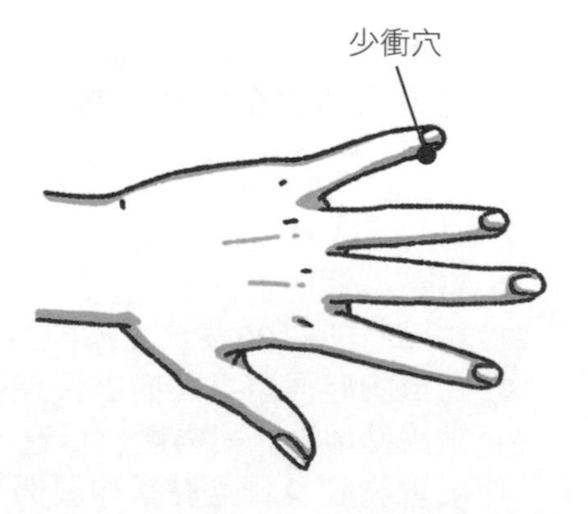

- **穴道位置：**

  「少衝穴」位於手小指末節橈側，距指甲角 1 分處，也就是小指的指甲旁。

- **按摩方法**

  左手平伸，掌心向下，以右手拇指及食指捏住小指兩側，力道從輕到重反覆按壓 3 分鐘，早晚各一次。

- **功效**

  「少衝穴」屬手少陽心經，可開心竅、清神志、泄熱邪，對於調節心臟、胸悶相當有用。

6月6日 拉肚子真尷尬 長期腹瀉不單純

宜	忌
健脾補氣、暖脾去濕	脫水、營養不良

拉肚子，應該多數人都發生過。就西醫來看，腹瀉可分急性及慢性，急性腹瀉是因飲食不潔或病毒感染，一般2天至2週半就會得到改善，但若腹瀉問題持續4週以上就屬慢性腹瀉，可能成因包括大腸激躁症、免疫系統失調引起發炎性腸道疾病、大腸息肉或腫瘤、藥物副作用、細菌感染等，長期腹瀉會帶來脫水及營養不良等危機。若非上述原因，只要能順利排便，基本上都不算是拉肚子。

中醫稱腹瀉為「泄瀉」，只要大便次數增多，樣貌稀薄、夾帶大量黏液就算腹瀉。慢性腹瀉主因濕邪及脾虛所起，脾濕就會引起腹瀉，需健脾補氣或暖脾去濕，如用茯苓、白朮、砂仁等藥材，或利用有香氣的藥材如藿香、蒼朮佐以揮發性的精油，也可直接用薏仁、豬苓等藥材以利尿的方式排出體外來除濕，只要濕氣離開體內，脾胃強健就能逐漸解決腹瀉。

健脾山藥湯

山藥是極好的食品及中藥材，所含的澱粉酶具有促進消化、消脹氣、止瀉的功能，適合腸胃虛弱者。

- **材料**

山藥 400 公克、羊腿肉 750 公克、羊骨 750 公克、鹽 1 茶匙。

- **做法**

1. 羊骨與羊腿肉洗淨、以熱水燙過，山藥去皮切塊備用。
2. 羊骨放入鍋中加水開火，煮滾後改小火續煮半小時，至湯呈乳白色。
3. 將羊腿肉放入湯中，小火熬煮 40 分鐘，煮至羊肉熟透為止。
4. 山藥及鹽加入湯中，小火續煮至山藥熟透即可食用。

- **功效**

山藥為溫和平補之食材，《本草綱目》記載能「益腎氣，健脾胃，止泄痢，化痰涎，潤皮毛」，可補脾肺腎、益氣養陰、助消化，對小孩的腹瀉、婦女的白帶皆有助益，也能幫助修復因慢性腹瀉而受損的腸黏膜。

6月7日 腹瀉好糾結 有此症狀快就醫

宜	忌
低纖低脂食物、少吃豆類	作息不正常、大便有血或暗紅

拉肚子時，應趕快就醫還是等它自然痊癒？可從拉肚子時大便的形狀或顏色來考慮。常見的水便，大便不成形，常因不潔食物或急性腸胃炎所起，只要補充水分跟電解質、暫停進食，就能緩解；若大便鬆散，沒水便那麼稀、但也不到硬，常是吃了會脹氣、生冷、過敏的食物，水喝太多也會拉出鬆散形；當大便有血或呈暗紅色，可能是腸道有腫瘤或發炎、痔瘡，一定要就醫；女生在生理期時拉肚子算正常，因受荷爾蒙影響、腸胃蠕動變快，但如拉完有虛脫感或嚴重腹瀉，也要就醫治療。

中醫認為飲食所傷（如暴飲暴食、誤食不潔）、情志失調（如憂鬱、惱怒）、外邪入侵（如氣候變化）、脾胃虛弱（如久病未癒）等都會導致腹瀉。建議少吃易脹氣、難消化的豆類或高纖蔬果，以低纖低脂食物如魚、瘦肉、白飯、白麵包來止瀉。

腹瀉點

拉肚子最怕突如其來的便意，忍都忍不住，如果是急性腹瀉，治療約兩週就可痊癒，若是長期處在腹瀉狀況下的慢性腹瀉，對生活及工作都會是一大困擾，因此按摩「腹瀉點」可舒緩慢性腹瀉問題。

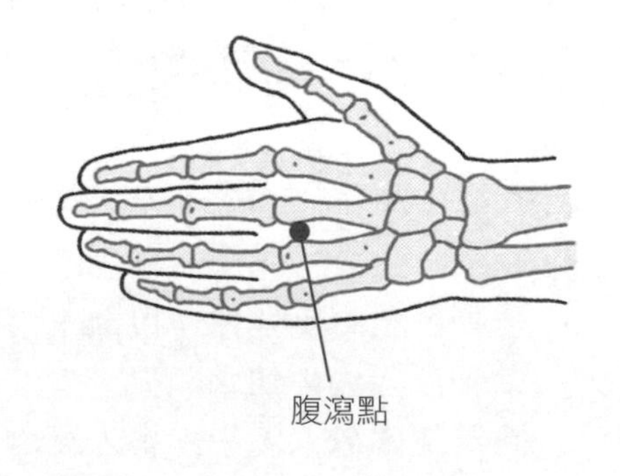

- **穴道位置**

  「腹瀉點」位於手背上，第 3、4 掌指關節向後一寸處。

- **按摩方法**

  每次按壓「腹瀉點」5 秒，每次 20 回，一天數次。

- **功效**

  「腹瀉點」對於慢性腹瀉有效，多按摩此穴可改善易腹瀉體質，若是急性腹瀉可按壓天樞穴或足三里穴來緩解症狀。

6月8日 放屁打嗝是正常 腹脹小心肝硬化

宜	忌
調整作息、均衡飲食、放鬆心情	易脹氣的食物

許多人愛吃的地瓜、馬鈴薯是高膳食纖維的食物，會促進腸胃蠕動，吃多也會腹脹想放屁。其實人體腸道中70%的氣體來自講話或進食時吸進體內，20%經由血液帶至腸道黏膜，剩下10%則是食物經細菌分解產生的氣體，這些氣體會在打嗝或放屁時排出體外，但若是腸胃蠕動障礙如大腸激躁症、吃太多太快而腸胃道阻塞、宿便堵住氣體排放造成腹脹，在調整作息、均衡飲食、少吃易脹氣的食物、放鬆心情後就會舒緩。

較擔心的是疾病引起的腹脹感，如肝硬化、急性肝衰竭、心臟衰竭、肝腫瘤、腎腫瘤、胃潰瘍引起的腹腔發炎、胃食道逆流等。若肚子越來越脹，拍肚子聽到悶悶的水聲，再加上腹痛、噁心想吐、食慾不振，可能是肝出了問題，若伴隨體重減輕、血便、大便習慣改變等症狀，可能是其他病症，千萬不可輕忽。

坐姿開展式

運動可以幫助腸胃蠕動，還能活化筋骨、紓解壓力、改善脹氣問題。瑜伽的坐姿開展式又稱鴨坐式，是一個可伸展全身肌肉的動作，既放鬆身體又無難度。

- **方法**
  1. 全身放鬆跪坐在瑜伽墊上（如無法跪坐，可將雙腳放在臀部兩邊）。
  2. 將雙手放身體後方，雙掌貼住地面，胸腔抬起、背弓、頭向後仰。
  3. 暫停姿勢，做 5 次深呼吸後回到坐姿，雙手置於兩邊膝蓋上。
- **次數**：每天練習一次。
- **功效**

  坐姿開展式可伸展我們的頸部、胸部及腹部、手臂、背部，適度的拉伸肌肉可以讓身體、筋骨都變得更柔軟。如果上班累了，可以試試坐在椅子上，將背部弓起、挺起胸部、肩膀向後壓來伸展上半身，鬆懈肩頸的緊繃與不適。

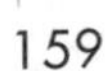

6月9日 美食下肚卻腹脹 用時間調理腸胃

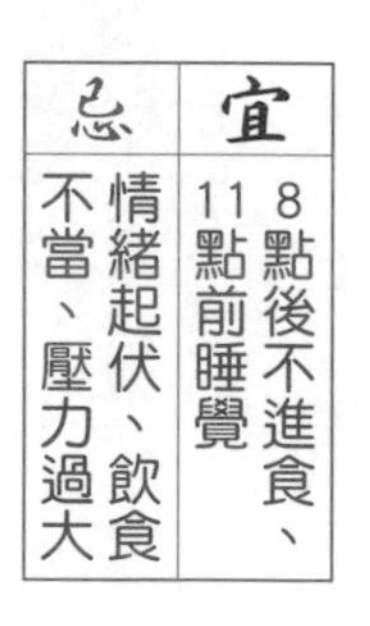

宜	忌
8點後不進食、11點前睡覺	情緒起伏、飲食不當、壓力過大

中醫稱腹脹為「腹滿」，《傷寒論》將其分為四種，程度較輕為「腹微滿」，腹滿兼脹為「腹脹滿」，若有痛感為「腹滿痛」，腹部堅硬為「腹硬滿」。腹脹多與脾胃運行不暢有關，也會因為情志失調、飲食不當或壓力而加重脹氣問題，常見有飲食積滯型，胃食道逆流、肚子脹滿痛屬此型，需消導和胃治之；第二種是壓力造成的肝鬱氣滯，脹氣感會擴及肋骨，需疏肝解鬱；若是食慾不振、易疲倦、大便偏軟的脾胃虛弱型，則採補氣健脾法來強健脾胃。

中醫會利用針灸協助消脹氣，或用艾灸溫暖肚臍幫助腸胃蠕動。最好是晚上8點後不進食、11點前睡覺，讓肝腎解毒、造血及恢復腸胃功能；7點前起床先喝杯溫水，促進腸道蠕動、排除體內廢物；7～9點吃早餐，讓胃吸收營養，11點過後換脾臟開始工作。脾胃健康，身體自然健康。

上巨虛穴

如果是單純的因為吃太多、太飽、太快引發的腹脹，可藉由按壓「上巨虛穴」來舒緩症狀，或是起來走動走動，也能改善腹脹的問題。

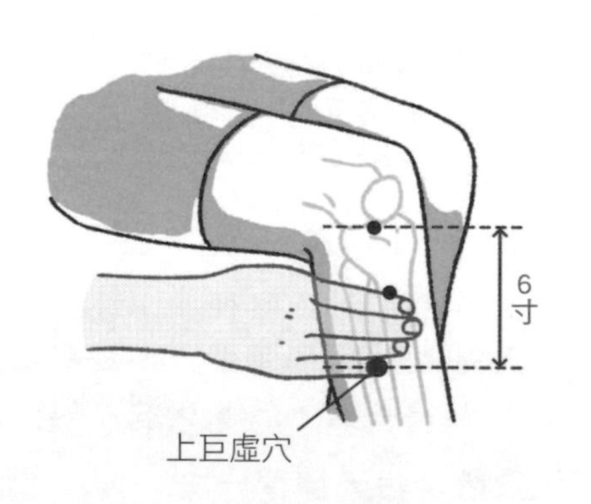

- **穴道位置**

  「上巨虛穴」位在小腿前外側、犢鼻下6寸處，也就是在脛骨前緣一橫指處。

- **按摩方法**

  採坐姿，以大拇指指腹按揉2～3分鐘，輪流按壓兩腳的「上巨虛穴」。

- **功效**

  「上巨虛穴」位於足陽明胃經上，《甲乙經》記載：「風水膝腫，巨虛、上廉主之。大腸有熱，腸鳴腹滿，俠臍痛，食不化，喘不能久立，狂妄走善欠。」主治腹痛、腹瀉、腹脹、便祕、風濕性關節炎、下肢痠痛等症，可通經活絡，調和腸胃，能舒緩急慢性胃炎所帶來的疼痛與不適。

6月10日 夏天貪涼愛吃冰 腹痛經痛高血壓

宜	忌
來杯生薑綠茶去寒氣	愛喝冷飲，傷及脾、胃、腎

許多長輩不管天氣冷熱，都喜歡喝熱茶，為什麼？就中醫而言，「血得溫則行，得寒則凝」，氣血要暢通，溫度不能太高也不能太低，若溫度太高，陽邪過旺，身體就會有出血的情形；若溫度太低，寒邪入侵，血液凝滯經脈不通，經脈堵在哪，哪裡就會出毛病。夏天大家喜歡喝冷飲，但脾惡濕、胃喜溫、腎惡寒，身體舒暢卻傷及脾、胃、腎，胃脹、腹痛、食慾不振，還會傷及腎臟，尤其是冰飲，非但無法降溫，還會導致毛孔緊閉，更無法散熱、更易中暑。女性朋友冰冷食物吃多了，易導致經血量變少、痛經、更年期提早報到；若是三高患者，吃冰品會讓代謝變慢，導致內分泌失調，也會讓血管收縮，產生中風危機；運動完來杯冷飲，反而會讓寒氣聚集在體內久久不散，喝溫開水反倒更解渴。有腸胃疾病的人，多吃冰品也會影響消化吸收，更加劇腸胃道疾病。

生薑綠茶

中醫常說：「冬吃蘿蔔夏吃薑，不勞醫生開藥方。」因為薑可以去除體內的寒氣，對於愛喝冷飲的現代人來說，一杯生薑綠茶是最好的養生保健之道。

- **材料**

  帶皮生薑 2 片、綠茶少許、沸水 300c.c.。

- **做法**

  將生薑與綠茶放於保溫杯中，加入沸水 c.c.，加蓋悶 5 分鐘後，即可飲用。

- **功效**

  生薑皮可行水消腫，生薑則可發表散寒、溫胃止嘔，還能促進消化液分泌，增進食慾，對霍亂弧菌、傷寒桿菌也有殺菌效果，夏天常因為飲食不潔所產生的腸胃炎，生薑也能發揮抑制的效果。

6月11日

鼻水倒流正常嗎 這些症狀不尋常

宜	忌
按壓手三里穴強健體質	鼻水倒流合併其他症狀

鼻水倒流指的是鼻水由鼻腔後往下流至鼻咽部與喉嚨，事實上，鼻腔的分泌物都是默默的從鼻腔往後流經喉嚨，送到胃部分解，所以「倒流」其實是正常現象。通常「正常」的鼻水倒流，並不引發注意，會引發不舒服的情況，是「不正常」的倒流。哪些是不正常的鼻水倒流？鼻水製造過多、鼻水排不出去、鼻水變得太黏，都是屬於不正常的鼻水倒流現象。

會出現這三種情況，通常是因為感染性鼻炎、過敏性鼻炎、胃食道逆流、水分攝取不夠、年齡的增長等等。如果出現不正常的鼻水倒流情況，且合併出現發燒、鼻涕的顏色濃黃甚至有異味、鼻涕或痰液出現血絲、呼吸會喘或是聽到喘鳴聲，一定要盡速就醫，找出不正常鼻水倒流的原因，以免危害健康。

手三里穴

因為過敏性鼻炎導致鼻水倒流的朋友，平日可以試試按壓「手三里穴」。一般有此症狀的人一按上去會非常的痛，因為通往鼻子兩旁、圍住鼻子的大腸經在這裡堵住了，所以經常按壓可疏通這個穴位，達到緩解症狀的目的。

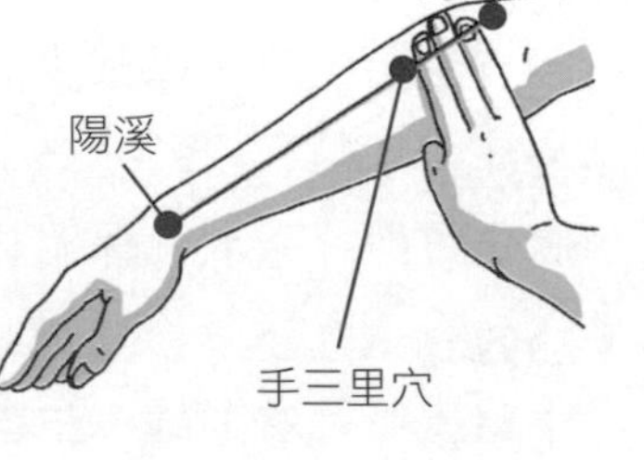

- **穴道位置**

  「手三里穴」位於前臂背面橈側，肘橫紋下2寸處，當陽溪與曲池連線上，曲池下2寸。

- **按摩方法**

  可用大拇指指尖、指腹，或是手指的指節來按壓穴位，右手按左手臂、左手按右手，按壓時一邊吐氣一邊按揉5、6秒，每次5～10分鐘，一天2～3次。

- **功效**

  手三里穴可以增強體質，是人體的強壯穴，和足三里穴一樣，平時多揉壓，可以增強免疫力。

6月12／13日 習慣性流鼻血 正視身體警訊

宜	端坐、頭略前傾、捏鼻翼兩側
忌	進補、洗熱水澡、劇烈運動

中醫稱鼻血為鼻衄，分成實、虛兩證型。實證型多由火熱迫血妄行，以肺熱、胃熱、肝熱常見，常較急性，流血量也大，多合併有過敏性鼻炎或鼻竇炎；虛證是因正氣虧虛、血失統攝，主要表現為肝腎陰虛和脾不統血，容易出現小量鼻血、顏色較淡，反覆發作，多半有自律神經失調的問題。

空氣中濕度不夠時，鼻黏膜較薄的人也容易破皮流鼻血；習慣用手摳鼻孔、用力擤鼻涕的人，鼻黏膜也易破皮出血，通常發生在鼻中膈和下鼻甲的前端。中醫認為流鼻血不僅因為上火，而是脾的問題。脾胃在五行中屬土、位土中央，鼻在面部中央、與脾胃互為表裡，所以脾氣虛弱導致流鼻血也符合中醫醫理。流鼻血時應保持端坐、頭略前傾，不要平躺或是後仰，用拇指和食指用力捏住鼻翼兩側10分鐘，直接加壓止血；切勿進補、洗熱水澡、劇烈運動，以免再次復發。

孔最穴

容易流鼻血的人，不妨按一按「孔最穴」，平日多保健鼻黏膜的健康。

- **穴道位置**

「孔最穴」位於前臂內側位置，將手掌心朝上，從大拇指手腕處到手肘橫紋處，即尺澤穴與太淵穴連成一條線，從腕橫紋往上量7寸，差不多是兩個四指幅寬，就是「孔最穴」。

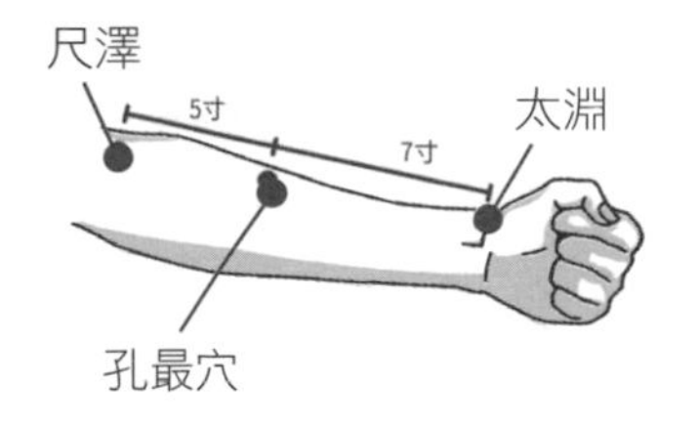

- **按摩方法**

可用拇指指腹以略感痠痛的力度按壓2～3分鐘，每天按摩5分鐘，一天15分鐘。

- **功效**

「孔最穴」是肺經脈氣所發，肺經經氣深聚之處，主治特點，可用「急」「通」二字來概括。「急」就是治療本經循行部位及所屬臟腑的急性病症，比如流鼻血。「通」就是宣暢肺氣，感冒鼻子不通時刺激此穴，鼻子很快就能暢通無阻。

6月14日 口中奶垢清不完 當心寶寶鵝口瘡

宜	忌
衣物常換洗曝晒、雙手清潔	奶具不衛生、免疫力低下

鵝口瘡是種口腔內黏膜急性發炎症，多由白色念珠菌引起的真菌感染，發病後口腔、舌上布滿白屑狀物，像剛喝完奶沒清乾淨的奶垢如鵝口，故名鵝口瘡，又因其色白如雪片，所以也稱「雪口」，好發於6個月內的嬰幼兒，尤其是早產兒和久病久瀉、體質羸弱的寶寶最常見，體質較弱的大人也可能患此疾病。通常因嬰幼兒抵抗力差、奶具不衛生，或媽媽患有陰道炎、家人有真菌感染等引起，斑塊若是長到喉嚨及食道，要請醫師檢查孩子的免疫力是否出狀況。

中醫認為鵝口瘡是因先天不足、腎氣不夠而虛火上炎，導致口舌發病，建議以補氣、增強免疫力、滋陰降火、解毒清熱為治療原則，輔以外用藥膏以達改善效果。要預防鵝口瘡，應注意喝奶用具要確實消毒殺菌、雙手要清潔，嬰兒的衣物則需要經常換洗、晒太陽。

大椎穴

鵝口瘡雖然不會痛，但是會讓寶寶感覺不舒服，導致愛吃奶嘴的不愛吃了，也不愛吸手指、飲食下降，甚至突然不愛吃東西，這時除了可用藥物治療之外，爸媽也可以按按孩子的大椎穴，緩解不舒服的症狀。

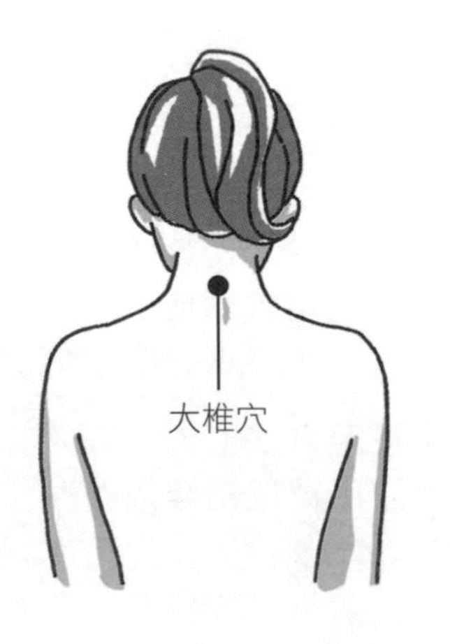

- **穴道位置**

  「大椎穴」位於頸後處，將頭微低，用手摸到頸後突起位置後，往下摸凹陷處就是大椎穴。

- **按摩方法**

  用一手拇指或中指指端揉 1 ～ 3 分鐘，一天 3 次。

- **功效**

  大椎穴，傳統中醫稱它為「諸陽之會」，因為這個穴位在背部的最高點，背部屬陽，所以大椎穴堪稱陽中之陽，有著承上啟下的作用，是人體戰略要地。具有清泄體內的肺熱、肝熱的功能，可清熱解表。

6月15日 口腔的白色顆粒竟是鵝口瘡！

宜	忌
冰糖銀耳羹舒緩不適	缺乏維生素B群、長期失眠

刷牙時若發現口腔內、臉頰內側、舌頭等處都可看到白色、乳樣的大小顆粒，很可能是被黴菌感染造成的口腔性潰瘍，罹患了鵝口瘡。除了嬰幼兒，成人也會感染鵝口瘡，特別是癌症、糖尿病、愛滋病等病患，或長期使用類固醇，如慢性氣喘及過敏、中耳炎使用抗生素治療者，因藥物副作用造成口腔黏膜功能失調，易受黴菌侵入而發病。此外，缺乏維生素B群的成人、長期失眠、睡眠品質差的人因免疫力不佳，也是好發族群。

很多人容易把口瘡與唇皰疹混淆，前者無接觸傳染性，後者由具接觸傳染性的皰疹病毒所引起；口瘡發生在口腔內，而唇皰疹通常發生在口腔外。鵝口瘡初發病時呈點狀或小片狀，之後逐漸融合成大片乳白色膜、不易擦掉；強行刮除會出現局部黏膜潮紅、粗糙並滲血的症狀，對治療沒幫助，反而易造成發炎、加重病情。

冰糖銀耳羹

罹患鵝口瘡的症狀，如果是口、舌白屑稀散，周圍紅暈不顯著，面白唇紅，口舌糜爛，神疲乏力，口乾不渴，依中醫觀點屬於「虛火上浮型」，可以食用「冰糖銀耳羹」來舒緩不舒服的症狀。

- **材料**

銀耳 10 ～ 12 公克、冰糖少許。

- **做法**

1. 將銀耳洗淨後放碗內，加冷開水浸泡 1 小時左右，待銀耳發脹後揀出雜物。
2. 取出浸泡乾淨後的銀耳，重新加入冷開水及冰糖適量，放蒸鍋內蒸熟，可以 1 次或分次食用，每日 1 次。

- **功效**

銀耳滋陰潤肺、養胃生津，冰糖和胃潤肺，對於虛火上浮型的鵝口瘡患者效果最佳。

6月16/17日

越抓越癢蕁麻疹 風邪癢疹稱風疹

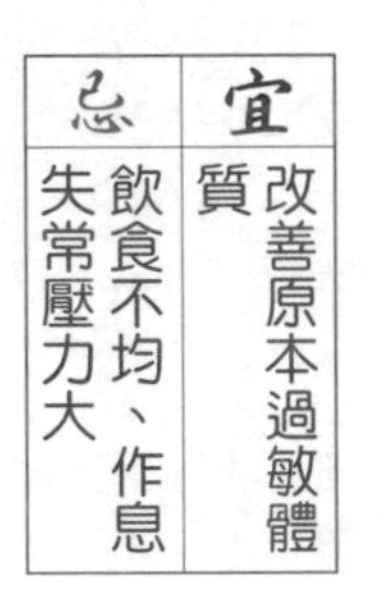
宜：改善原本過敏體質

忌：飲食不均、作息失常壓力大

許多人深受蕁麻疹所苦，發作起來癢得睡不著。蕁麻疹症狀有急性、慢性之分，急性者通常是接觸到過敏原引起，基本病程不超過6星期；若超過6星期以上仍反覆發作，表示已轉為「慢性」，女性好發率為男性的2至3倍。蕁麻疹在中醫有「風疹」、「癮疹」之稱，與風邪入侵有關，可能來自外在因素及內在因素、自體免疫疾病、飲食和氣溫、情緒壓力等。

蕁麻疹發疹的原因多半不明，一般常見的食物過敏，通常不是慢性蕁麻疹的主因，可以透過詳細的生活記錄，如：接觸的物品、飲食習慣、生活作息、氣溫的變化等找出誘發的原因以預防避免。蕁麻疹發作時應盡量洗溫水，避免熱水讓血管擴張而使膨疹更厲害，可以用適量肥皂或沐浴乳清潔。若癢得無法忍受，可按醫師指示，局部使用冷敷或止癢藥膏；最好把指甲剪短，以免因搔抓造成皮膚損傷。

渣地防風粥

在人體容易受到風邪侵襲的季節，平時可用「渣地防風粥」作為食療，避免風邪入侵引起蕁麻疹的症狀。

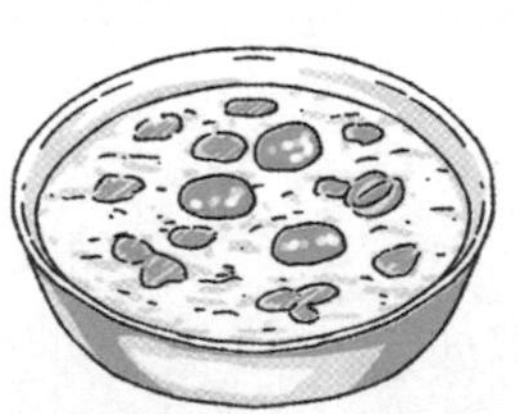

- **材料**

山楂 10 公克、防風 15 公克、生地 15 公克、梗米適量。

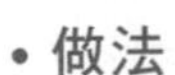

- **做法**

1. 將中藥材簡單沖洗後加入兩大碗水熬煮成藥湯。
2. 梗米洗淨加入清水煮成粥，再加入藥湯熬煮即可。

- **功效**

山楂具有活血化瘀的功效；防風有袪風解表、除濕止痛、疏肝解痙、殺蟲止癢的功效；生地則有袪風除濕、清熱解毒、涼血止癢的功效。穀物中的澱粉在充分糊化後，營養成分會溶在水裡，有利胃腸充分消化吸收，所以粥具有和胃、補脾、潤燥的作用，加入中藥湯品一同熬煮，可達到袪風邪、袪濕痹功效。

6月18日 氣溫漸升，皮膚成痱子受災戶

宜	忌
環境通風、衣物材質吸汗佳	痱子化膿、感染發炎

天氣漸漸進入高溫期，當汗液分泌增多、蒸發不易，表皮角質層被汗液浸漬，導致汗腺導管口堵塞，這時過多的汗液積存在汗腺導管內，讓表皮汗腺導管內的壓力增大而擴張破裂，滲入皮膚周邊組織，於是汗孔處發生皰疹和丘疹，就生成了痱子。一般來說，皮膚嬌嫩的兒童、皮膚比較柔嫩的成人、比較肥胖的人，或是體質虛弱、長期臥床的病人，容易出現因排汗不順，在全身各部位生成痱子的狀況。

皮膚出現痱子時，可以先從改善環境開始，留意通風、涼爽的環境是最重要的事情，可吹電風扇或是溫度適當的冷氣加以改善，同時要注意不可穿密不透風或太緊身的衣服，應該選用吸汗性較佳的材質。若是出現皮膚癢痛的情形已經無法忍受，或是痱子化膿、出現細菌感染發炎時，就應該盡快就醫尋求診治。

六月

自製痱子粉

市售的爽身粉幾乎都會添加滑石粉，易造成健康疑慮，不妨自製痱子粉，自己做最安心。

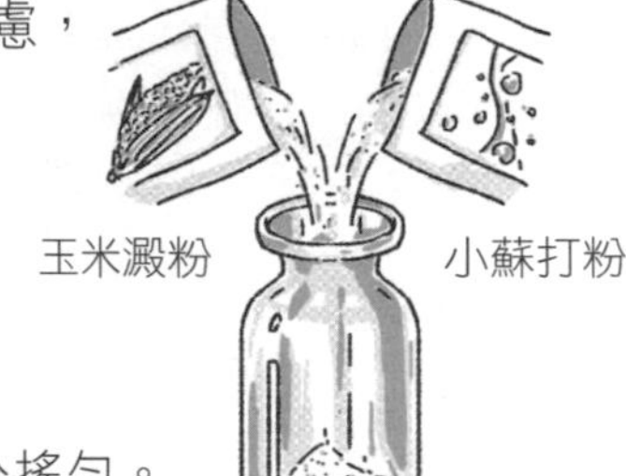

- **材料**

玉米澱粉、小蘇打粉、喜歡的天然精油數滴。

- **做法**

1. 將 1：1 的玉米澱粉、小蘇打粉倒入玻璃瓶中充分搖勻。
2. 滴入適量的精油在混和均勻的粉中、充份搖勻。如果有小結塊，可用攪拌棒將之打散再繼續搖勻。
3. 攪拌完全後過篩，讓粉末變得更細，只使用過篩後的細粉末。

- **功效**

痱子粉的主要功效是吸水、保持皮膚乾燥，建議用在容易流汗的部位就好，否則會讓皮膚太乾燥而不舒服，也不建議嬰兒使用痱子粉，以免引起呼吸道發炎或過敏反應；最好在尚未長出痱子前使用，效果較佳。特別要注意，2 歲以下孩童不建議使用含薄荷或薄荷醇的精油產品，以免影響神經發育。

6月19日 一顆一顆好礙眼 改善痱子這樣做

宜	忌
正確洗澡、適度保濕、多喝開水	含辛香料的料理及熱性食物

中醫認為長痱子是臟腑功能失調的表現，以肺、脾和腎與痱子的形成關係較大。痱子若沿著肺經經絡，即從胸部－腋下－手臂內側－大拇指的表皮層皮膚生長、顆粒較小，呈透明或白色疹子狀，不太會癢，屬「肺虛型」；痱子若集中在腿部內側至腹部的脾經經絡，多是紅色丘疹，摸起來有濕熱、搔癢感，多是「脾虛型」；若痱子分布在背部脊椎兩側、較大顆、普遍長在真皮層，且泛紅搔癢，特別是在熬夜過後出現，多半是「腎虛型」。

想改善長痱子的情況，除了根據個人體質調理，還要養成正確洗澡觀念，一天不要洗太多次澡，水溫不宜過高，避免過多清潔用品；盡量保持肌膚乾燥，流汗和洗澡後趕快擦乾身體，洗完澡可塗抹具保濕功能的保養品；多喝白開水，不可用其他飲料取代開水，少吃含辛香料的料理及熱性食物。

三豆湯

天氣漸漸炎熱，不少人身上開始出現痱子，中醫認為防治痱子首要袪除暑濕之毒，在天氣炎熱時可以常喝「三豆湯」，既可當夏令食品，又可作消暑良藥，以利消暑袪痱保健康。

- **材料**

綠豆、赤豆、黑豆各 10 克，水 600c.c.。

- **做法**

1. 將材料洗淨後浸泡 10 ～ 20 分鐘。
2. 加入 600c.c. 的水，用大火煮滾後轉小火慢熬，等 3 豆熟透後即可，放涼後就可飲用。

- **功效**

綠豆有清熱解毒的消暑效果，是防治中暑、熱痱、瘡癰的理想食物；赤豆有清熱利尿消腫療效，對於瘡瘍腫癤有較好的清解作用；黑豆可補腎益精清熱，具有袪濕利水、補血活血的功效。結合這三種豆類熬成的湯，不僅能防治痱子，也可達到健脾補腎的效果，是夏季防暑降溫佳品。

6月20日 太乾太濕都會癢 冬乾夏潮易濕疹

宜	忌
汗水快擦乾、適量保濕乳液	接觸過敏原、抓或拍打皮膚

季節轉換正是濕疹好發時節，皮膚易出現紅疹、水泡，奇癢難耐。有時是紅腫滲水，也有時是乾燥、癢到皸裂。中醫將濕疹分為內在及外在成因，外因是指環境變化如季節轉換，或環境潮濕悶熱；內因則是本身體質濕熱，當內、外因素夾雜，就會出現症狀，常見病因可分為風熱、濕熱、脾虛、血虛風躁。

風熱型是指癢的狀況遍及全身、非常癢，抓了容易破皮流血；濕熱型則是皮膚紅腫、糜爛，有組織液滲出；脾虛型是皮膚滲出的組織液似清澈水珠樣、黏稠度不高；血虛風躁則體質較敏感，一接觸過敏原，身體就易搔癢發炎。想根治濕疹，除針對體質對症下藥，在皮膚保健上，汗水要馬上擦乾，最好用清水沖洗過再擦保濕乳液，於洗完澡、睡覺前、出門前各擦一次；發作時千萬別抓也不可拍打，以免傷及脆弱的皮膚，引發更多發炎。

涼拌冬瓜

夏天天氣濕熱，汗液刺激皮膚導致發炎惡化，這時可以吃「涼拌冬瓜」，有助改善皮膚發炎搔癢。

- **材料**

新鮮冬瓜 200 公克、新鮮檸檬 1 顆、梅汁 50c.c.、蔗香蜜 50c.c.。

- **做法**

1. 先將冬瓜去皮，切成條狀或正方形備用。
2. 煮一鍋滾水，放入冬瓜條汆燙約 3 分鐘，再移出泡冰水，瀝乾水分。
3. 將放涼後的冬瓜放入熱水消毒過的可密封玻璃罐中，加入調合均勻的檸檬汁、梅汁、蔗香蜜，與罐內的冬瓜均勻混合，放置冰箱一天，即可食用。

- **功效**

冬瓜是夏日消暑的代表，屬清熱利濕食物，有助於利水消腫，去除體內濕氣。冬瓜同時也是白色食物，可滋養肺部、降低膽固醇、抑制脂肪生成。

6月21日 夏至陽氣盛，養心抗燥吃番茄

宜	忌
多吃紅色食物、空心菜	水喝太少、忽略防晒

夏至是一年中白天最長的一天，也是一年的第十個節氣，據統計，天氣剛變熱時最易中暑，因為大家以為天氣不熱、水喝太少，長時間在太陽下導致熱中暑，所以要多喝水、注意防晒。

這時對中醫來說，是調理身體最好的季節，因陽氣最盛，體質虛寒的人適合進行「冬病夏治」。夏天瓜果類食物多屬涼性，易引發腸胃道疾病，再加上天氣燥熱、心浮氣躁，如何「養心」變得格外重要。中醫強調色赤入心，可多吃番茄、櫻桃、紅蘋果等紅色食物，尤其是番茄，可預防老化、提升免疫力，但體質虛弱的人不宜多吃，易引發胃痛。夏天的葉菜類不多，唯空心菜獨霸，中醫認為空心菜可清熱解毒、潤腸通便，防止細菌進入體內；若想幫身體補氣，何首烏雞湯屬涼補，補肝益腎、養血祛風、降血脂，多吃可增強人體免疫功能。

神門穴

夏天好像無時無刻都處在心浮氣躁中，做什麼都覺得不舒爽，「神門穴」可寧心安神，每天按壓讓你清爽過夏天。

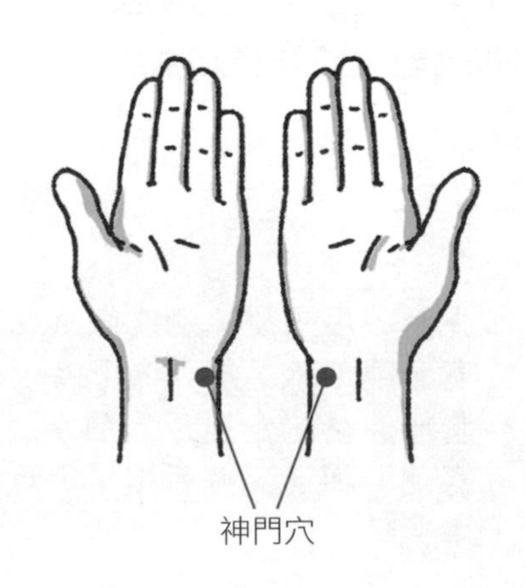

- **穴道位置**

  「神門穴」位於腕部腕掌橫紋上，也就是手腕內側腕橫紋下一橫指處。

- **按摩方法**

  以對掌大拇指每天按壓 3 分鐘，早晚各一次。

- **功效**

  「神門穴」屬手少陰心經，可安神寧心、清心熱、調氣逆，有助舒緩失眠、身心衰弱、心煩、發熱等症狀。

6月22日 超級癢！異位性皮膚炎按它止癢

宜	忌
皮膚保濕、保護角質層	過敏原、睡眠不足、壓力大

全身癢個不停，不自覺就抓到皮破血流，這是異位性皮膚炎患者的日常。異位性皮膚炎是種慢性且長期反覆發作的疾病，主要症狀就是癢，80%的人會在5歲前發病，常伴隨過敏性鼻炎及氣喘，季節交替時非常難熬。嬰幼兒時期的症狀會顯現在臉上、頭皮和四肢關節彎曲內側，中醫稱為「四彎風」，症狀有鮮紅色或橘紅色的丘疹、脫皮、流湯起水泡；兒童期後，皮疹散布在脖子及四肢關節彎曲處，皮膚會變得較粗厚、結痂，也可能擴至全身。

異位性皮膚炎通常是因遺傳、免疫功能失調、外在環境而致病，溫濕度變化會使症狀加劇，而塵蟎、花粉、寵物毛髮等過敏原、睡眠不足、壓力大等也會使症狀惡化。患者皮膚通常較乾燥、粗糙，要適時保濕、保護角質層，過度清潔或用過熱的水清潔會讓皮膚變得更乾。

三陰交穴

極癢是異位性皮膚炎說不出的痛，中醫穴位「三陰交穴」可治皮膚搔癢，舒緩不適感。

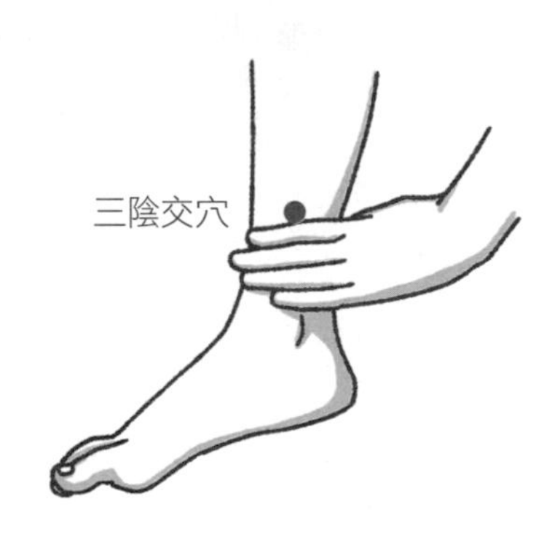

- **穴道位置**

「三陰交穴」位於小腿內側，足內踝尖上3寸，脛骨內側緣後方凹陷處。

- **按摩方法**

以大拇指指腹按揉「三陰交穴」1分鐘，按到有痠脹感即可，記得兩腳的「三陰交穴」都要按。

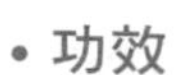

- **功效**

三陰交穴，位於足太陰脾經、足厥陰肝經、足少陰腎經三條陰經交會處，故名三陰交穴，可通氣滯、疏下焦、助運化，可治濕疹、皮膚搔癢、蕁麻疹等症。

6月23日 異位性皮膚炎健脾養肺這樣吃

宜	衣服材質通風清爽、睡眠足
忌	引起過敏的食物、悶熱環境

臨床上，異位性皮膚炎已是皮膚疾病求診的首位，全球盛行率約7.88％，近年因空汙等問題患病人數漸增。

此病又稱異位性濕疹，中醫將其分為風熱、濕熱俱盛及脾虛濕症、血虛風燥等四證型，是因正氣不足、濕邪入侵所致。風熱及濕熱俱盛型屬急性，有紅色丘疹、極癢，而濕熱俱盛型還有滲液、結痂出現，前者要涼血袪風，後者則要清熱利濕，可以荊芥、生地、防風、黃柏等來緩解。脾虛濕症型皮疹顏色偏暗、表面有水泡及滲液，應健脾除濕；血虛風燥型則屬慢性濕疹，皮膚呈乾燥脫屑狀、色素沉澱，宜養血袪風以當歸、白癬皮等治之。異位性皮膚炎可用健脾養肺法如當歸、黃耆、淮山、紅棗等改善過敏體質，忌吃引起過敏的花生、海鮮等食物，穿著通風清爽、避免悶熱環境、充足睡眠讓身體排毒解毒，以免加重病情。

黃柏外洗方

越抓越癢無解嗎？「黃柏外洗方」可幫忙緩解搔癢，解難忍之癢。

- **材料**

  黃柏 1 兩。

- **泡澡方式**

  1. 黃柏洗淨後，瀝乾備用。
  2. 將黃柏放入冷水中，開火煮至水滾後關火。
  3. 藥材瀝出後放涼。
  4. 待晚上洗澡後，將放涼的藥汁擦拭在患處，或以紗布沾濕藥汁敷蓋於癢處，5 分鐘後拿起沾濕再敷一次，連續 6 次，最後再沖洗皮膚即可。

- **功效**

  黃柏具有清熱燥濕、瀉火解毒之效，外敷可治濕疹、濕瘡之症，可止癢、抗菌。

6月24日 避免紅眼，下水前先增抵抗力！

宜	忌
補氣健脾胃、提升抵抗力	久坐、不運動、喜飲涼品

夏天去海邊玩水之後，眼睛變得又紅又腫，可能就是罹患俗稱紅眼症的急性結膜炎。

急性結膜炎指的是結膜發炎，主要症狀為紅眼，會因不同的感染源而有不同症狀，如：細菌性的急性結膜炎伴隨眼睛刺痛、灼熱及分泌物黏稠，多是由葡萄球菌或鏈球菌所引起；病毒性急性結膜炎則是感染腺病毒或疱疹病毒，除了紅眼，還有流淚、畏光、眼皮腫脹、分泌物增多等現象；過敏性結膜炎則是因黴菌、花粉等過敏原或藥物、隱形眼鏡等因素誘發眼睛紅腫，症狀為癢、流淚等，若不小心處理，有可能併發角膜炎，影響視力恐變失明。以中醫來看，易被傳染致病，表示抵抗力較差，屬氣血循環不良，通常因不運動、喜飲涼品等因素導致機體氣血運行受阻，可用人參、芡實、山藥、蓮子等補氣健脾胃，脾胃健康才能對抗病菌入侵。

枸杞菊花茶

眼睛紅腫、流眼淚不舒服，每天一壺「枸杞菊花茶」可紓解眼睛的不舒服，還能預防結膜炎的發生。

- **材料**

  菊花 6 公克、枸杞子 20 公克、紅棗 3 枚、水 1000c.c.

- **做法**

  將藥材全部放入 1000c.c. 的水中，開火煮沸後，以小火續煮 5 ～ 10 分鐘後即可飲用。

- **功效**

  枸杞是大家都知道的護眼良藥，菊花同樣也具有平肝明目的功效，在《本經》中有記載枸杞「主旋風頭眩、腫痛，目欲脱，淚出」。而現代醫理也發現菊花有抗氧化的作用，對眼睛紅腫、乾澀、癢、結膜炎等症狀都有助緩解。

6月25日 慢性結膜炎 肝脾胃腎都失調

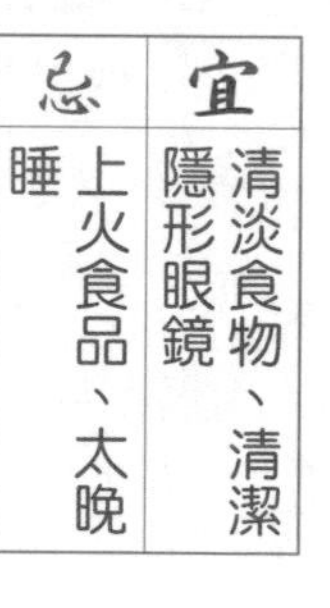

宜	忌
清淡食物、清潔隱形眼鏡	上火食品、太晚睡

結膜炎分急、慢性兩種，若超過4週以上、時好時壞，就算是慢性結膜炎，可能是病菌感染未痊癒、睫毛倒插、眼瞼外翻、淚囊炎、乾眼症，或風吹、灰塵、睡眠不足、用眼過度等外在因素造成結膜反覆受刺激而發炎充血，症狀較急性結膜炎輕，但也有紅腫、癢、灼熱或異物感、分泌物等症狀。

《黃帝內經》認為眼睛與五臟有關：「五臟六腑之精氣，皆上注於目而為之精。」以結膜炎而言，因環境、壓力、睡眠等因素造成肝、腎、脾、胃等臟腑功能失調，以致病邪無法順利排出而引發疾病，可用如連翹、黃芩、黃連等清心肺之火的藥方加以治療，應少吃上火食品、最晚12點前就寢、適時休息、隱形眼鏡記得清潔或更換。慢性結膜炎若沒治好，最後結膜表面會出現結石或結疤，更難治癒，有症狀就治療才能根治。

攢竹穴

《銅人腧穴針灸圖經》中提到「治眼中赤痛及瞼瞤動」的穴位就是「攢竹穴」，此穴對於眼睛癢、眼睛紅痛等相關疾病都能有很好的舒緩效果，也能緩解頭痛症狀。

- **穴道位置**

  「攢竹穴」位於臉部眉頭陷中，當眶上切跡處，也就是眉毛內側的凹陷處。

- **按摩方法**

  用大拇指指腹以畫圈的方式按揉「攢竹穴」。

- **功效**

  「攢竹穴」屬足太陽膀胱經，可祛風、泄熱、明目，對於眼睛疾病如結膜炎、角膜炎、視神經萎縮、玻璃體混濁、近視、假性近視、眼睛疲勞等都有功效。

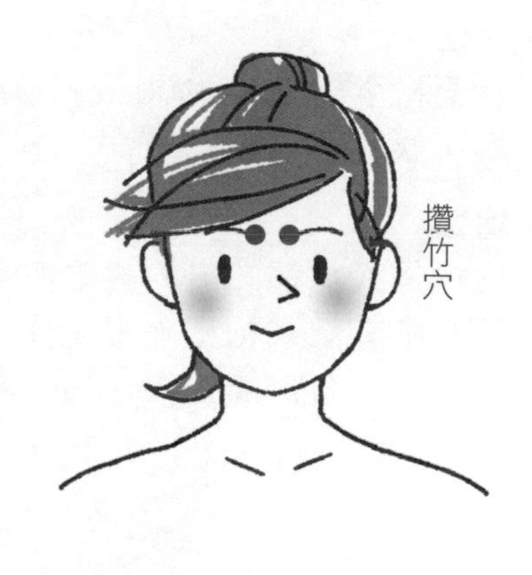

6月26日 病因難捉摸，有多項症狀不要拖

宜	忌
平補為宜、做好日常防曬	麻油雞、羊肉爐等過補料理

不死的癌症、千面女郎，指的都是「紅斑性狼瘡」，症狀多元、全身器官都可能被攻擊，是非常棘手的病，因病人的鼻梁及臉頰會出現紅斑而得名，是種自體免疫疾病，病人會產生自我抗體去攻擊自身的細胞或外來病菌；發病原因尚無定論，但因好發在20～40歲女性身上、罹病率是男性的9倍，故推測應與荷爾蒙有關。

「紅斑性狼瘡」症狀因人而異，有疲倦、發燒、口腔潰爛、皮膚疹、臉部蝴蝶斑、對光敏感、毛髮脫落、關節肌肉疼痛、抽搐癲癇發作、心悸、腎功能異常、貧血、頭痛、乾眼症等多樣，初期很難判斷，若出現多項症狀應主動就診，盡早用非類固醇抗發炎劑或奎寧來治療；日常防曬很重要，可避免皮膚惡化。想進補時，盡量挑選蓮子、枸杞等平補食材，忌吃過激的補品如麻油雞、羊肉爐，以避免免疫系統攻擊自身器官。

委中穴

「紅斑性狼瘡」患者通常都伴隨疲倦、筋骨痠痛等問題，按壓「委中穴」可以舒筋活血，舒緩全身疼痛，解除疲勞。

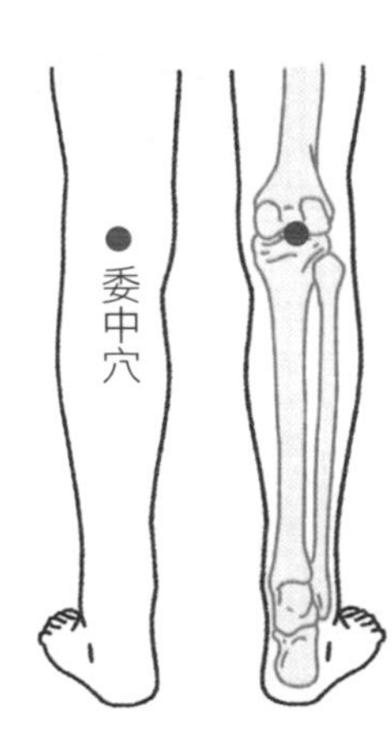

- **穴道位置**

「委中穴」位於膝蓋後方，當股二頭肌腱與半腱肌腱之間凹陷處，也就是當我們屈膝時，膝蓋後方兩條大筋的中間。

- **按摩方法**

以四指按揉「委中穴」100 ～ 200 次。

- **功效**

「委中穴」屬足太陽膀胱經，具有泄熱、舒筋、利腰腿之效，對於腰脊背痛、頭痛、股膝攣痛、風濕痺痛、腳弱無力、中風昏迷都有效，所以可治坐骨神經痛、腰腹痛、膝蓋痛、脖子痠痛等等，也能增強免疫力。

6月27日 紅斑性狼瘡患者，進補有眉角

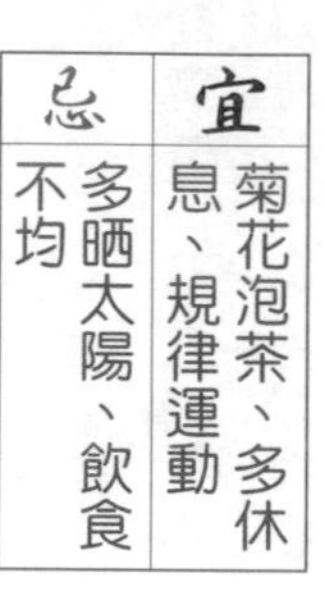

宜	忌
菊花泡茶、多休息、規律運動	多晒太陽、飲食不均

免疫系統是為了消滅各種病毒與有害物質，免疫力太弱易生病、太強則導致自體免疫疾病如紅斑性狼瘡，故免疫力適中就好。

若免疫力太強，以紅斑性狼瘡為例，中醫稱為紅蝴蝶瘡，分為熱毒熾盛、陰虛內熱、瘀熱痺阻、風濕熱痺、脾腎陽虛、肝腎陰虛和氣血兩虛等七型，多因肝腎虧損、六淫外侵所致，以陰虛內熱最常見，患者會有臉部紅斑、光敏感、關節疼痛、睡眠不足等現象，採以滋陰清熱法來舒緩體內的發炎反應。類固醇屬陽剛溫熱之藥物，長期服用會有臉圓、頸背部突起、骨質流失等副作用，導致陰虛火旺之症，中醫會佐以滋陰補腎之藥材來緩解。患者進補須遵照醫囑，以避免免疫力過強。平常可用菊花泡茶來散風清熱、明目護肝、紓解口乾舌燥，多休息、規律運動、少晒太陽、均衡飲食、定期回診，以避免病情惡化。

藕節黑糖薑茶飲

自體免疫疾病患者也怕抵抗力太弱導致風寒入侵，「藕節黑糖薑茶飲」溫和不刺激，提供身體溫暖，又能避免感冒侵襲。

- **材料**

藕節 3 錢、黑糖 50 公克、老薑一塊。

- **做法**

1. 藕節洗淨切片、老薑洗淨拍扁備用。
2. 將藕節放入水中煮滾，加入老薑及黑糖，煮至藕節軟化即可飲用。

- **功效**

藕節在中藥方中主治涼血止血、除熱清胃、消瘀血，可入心、脾、胃經，煮熟食用可健脾開胃、益血補心，對五臟皆有益，還能治心煩氣躁，安神益胃，而黑糖薑茶可祛風散熱、溫暖子宮、活血，是一款非常適合自體免疫疾病患者飲用的茶飲。

6月28日 人家也想變少女 虎背變薄去嬸味

宜	忌
晒後背、多運動背部肌肉	脂肪堆積、彎腰駝背

夏天想穿細肩帶秀身材，但鬆垮的虎背能見人嗎？背部肌肉會因姿勢不良或久坐造成駝背、脂肪堆積、年紀大等因素慢慢從薄片累積成厚片，為什麼背要薄？中醫認為背部對應人體的五臟六腑，從總管全身陽氣的督脈到負責祛濕排毒的膀胱經都位於此，若背部脂肪堆積壓迫到膀胱經，毒素排不出就會引發疾病，「前身厚如山，後背薄如紙」才是最健康的體態。

背薄也表體內寒濕少，不需厚脂肪就能抵禦濕寒入侵，背部做好保暖工作，也可防禦風寒入侵臟腑，所以養背就是養陽，陽氣是去百病的根本，建議大家天氣好的時候，可以晒晒後背或用毛巾搓背，暖和身體並驅除脾胃寒氣，注意熱量的攝取減少脂肪堆積、多訓練背部肌肉也能舒緩背痛、避免彎腰駝背維持背部挺直。想要擺脫大嬸背，多動正確吃才是根本。

天宗穴

擁有虎背，就只會擁有大嬸味，想呈現少女感，適度按摩「天宗穴」可以促進血液循環，消除虎背。

- **穴道位置**

「天宗穴」位在後背肩胛部，岡下窩中央凹陷處，與第 4 胸椎相平。「天宗穴」位處肩胛骨高處，也可以以對掌貼在肩膀 1/2 處，中指指尖碰到的穴位就是「天宗穴」。

天宗穴

- **按摩方法**

以摩擦背部的方式按摩「天宗穴」，或以左右互按的方式，以中指指腹按壓 5～10 分鐘，按至有痠麻感即可。

- **功效**

「天宗穴」屬手太陽小腸經，可疏通肩膀經絡、消除因久坐或姿勢不良引起的肩膀痠痛、手舉不起來、背痛等症，對於女性的急性乳腺炎、乳腺增生、產後乳少也有療效，多按此穴也能達到豐胸的效果。

6月29／30日 腰束奶澎怎麼做 三餐營養定時吃

宜	忌
營養均衡再吃豐胸食物	脾、胃營養不良、不吃早餐

女生減重最怕全身肉都沒減成功，唯獨減到胸，想維持好體態又有堅挺美胸，靠中醫調理怎麼做？就中醫的觀點來看，乳房是胃的經絡所經過、乳頭則是肝經、性腺則是腎經，所以乳房想豐滿，就要從肝、胃、腎三經之氣調理起，而乳房有97％都是皮下脂肪，脂肪細胞的數量與體積也影響到胸部的大小。營養均衡是豐胸的不二法門，三餐都要攝取五穀雜糧、蛋白質和維生素，一定要吃早餐，早餐可以豐胸，消夜則是胖到屁股；營養均衡再吃豐胸的食物，如海鮮、豬腳、白木耳、魚皮等，才能真正達到豐胸的效果，若是脾、胃營養不良，最後只會瘦到胸部，反而得不償失。西醫靠手術整形，中醫也可以靠針灸來幫胸部整形，利用針灸穴位來激活乳腺細胞、促進乳房發育，以達到豐胸的效果，還能順道調理痛經、月經不順、乳腺增生的問題。

屋翳穴

想要促進乳腺生長，可以按壓「屋翳穴」來達到豐胸效果。

- **穴道位置**

  「屋翳穴」位在上胸部，在胸部前中線旁開 4 寸，第二肋間隙凹陷處，也就是在鎖骨中點與乳頭連線的中點。

- **按摩方法**

  以拇指指腹壓住「屋翳穴」，停留 5～10 秒後，先放鬆再壓 5～10 秒，重複此動作 5 次，記得兩邊乳房都要按。

屋翳穴

- **功效**

  「屋翳穴」位於足陽明胃經，可宣肺、理氣，自古就是治療乳房疼痛、胸脅脹滿、身腫皮痛、咳嗽氣喘的穴位。如果產婦乳汁不足，也可按壓此穴幫助乳汁分泌，多按也可維持胸部堅挺有彈性。

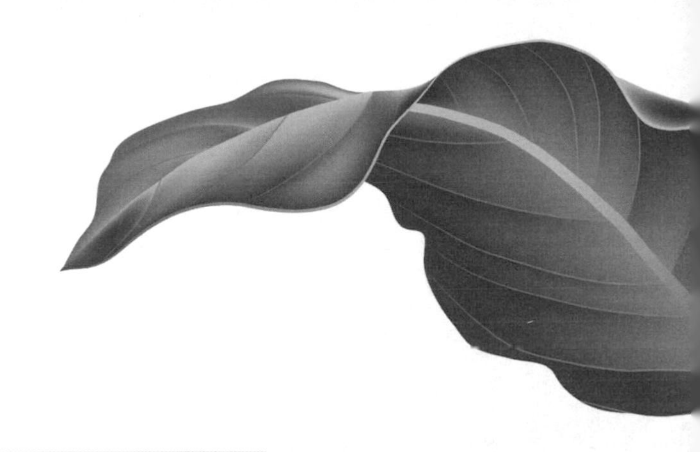

七月
July

炎炎夏日，

是一年中最炎熱的時候，

七月正值「小暑」節氣，

是豔陽普照、肌膚容易晒傷、

身體容易缺水中暑的節氣。

趁著大地陽氣活動旺盛的時節，

好好調理身體的寒氣與舊疾，

跟著老祖宗的建議「冬病夏治」，

可以讓腸道更健康、免疫力更好，

同時也讓肌膚

可以由內而外散發出自然的光澤！

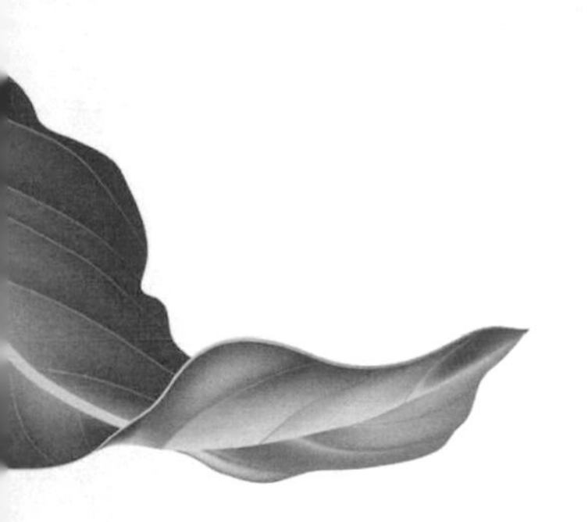

7月1／2日 炎炎夏日頭昏眩 當心中暑危機

宜	飲食遵守四多一少原則
忌	油膩食物、睡眠不足、進補

夏日炎熱高溫，很容易讓人全身無力，甚至有些喘不過氣，如果又長時間在戶外曝晒，容易出現頭暈目眩、體溫升高等症狀，要小心可能是中暑了！5歲以下幼兒及身體調節能力差的老年人，是屬於容易中暑的人。中暑好發在上午10點至下午1點間，中醫建議這個時段避免出門，同時忌吃油膩的食物、避免進補，飲食上遵守「四多一少原則」，即多喝湯、多飲茶、多吃粥、多吃青菜、少熬夜，可預防中暑的發生。

從中醫觀點看來，中暑分「陽暑」與「陰暑」。若是在戶外運動、工作、奔波，導致流汗不止、耗汗過度所造成的屬「陽暑」；在冷氣房內，身體無法適應冷熱溫差變化產生的不適屬「陰暑」。中陽暑時，要先降溫、脫離炙烈的環境、多喝水補充身體流失的水分。至於體質虛弱、常熬夜睡眠不足的人，則是陰暑的好發族群，需先改善體內的血液循環。

薄荷解暑茶

夏日裡想預防中暑，首要補充水分，但是很多人不喜歡喝沒味道的白開水，這時候可以喝「薄荷解暑茶」。薄荷有「夏天最好的醫生」之美譽，用來泡水或者製作飲料，在夏日裡是最好的解暑良方。

- **材料**

薄荷葉10公克、檸檬數片、蜂蜜少許、開水一壺。

- **做法**

1. 把洗淨的薄荷一起放進開水壺裡浸泡5～10分鐘即可。
2. 可加入檸檬片及少許蜂蜜增添風味，或可將開水換成氣泡水或蘇打水。

- **功效**

薄荷味辛，性涼，歸肺、肝經，薄荷中的薄荷醇、薄荷酮具有鎮靜緊張情緒、提神解鬱，緩解感冒引起的頭痛及噁心的功效。薄荷栽種容易，可在家裡種點薄荷，除了觀賞，還能兼具保健功能。

7月3日 怎麼喝水還是渴 當心熱衰竭警訊

宜	忌
喝溫水、穿輕薄透氣衣物	打赤膊、洗冷水澡

據統計，臺灣每年約有2千人因熱傷害就醫，熱傷害是指身體在酷熱環境下產生不適症狀，包括熱暈厥、熱衰竭及熱中暑。會發生熱衰竭的原因，是身體長時間處於高溫環境下，大量排出汗水，卻沒有攝取足夠水分，造成體液及電解質喪失，引起臉色蒼白、暈眩、頭痛、心跳淺快、呼吸急促等不適症狀，如果同時體溫超過39°C，就是熱中暑。

在夏日如果感覺異常口渴、嘴巴很乾且全身疲憊，喝再多水也無法解渴，還有腳抽筋的情形，要當心是熱衰竭的警訊。這時不要狂灌冷水，應該喝點溫水，讓身體毛細孔打開排汗，解除熱氣悶在體內；同時穿著輕薄透氣、易排汗的衣物，不要打赤膊，避免流汗後吹風讓風邪入裡，濕氣與熱氣悶在身體裡無法排出；也不宜直接用冷水沖澡，因為心血管狀況不佳的人，若突然遭受一冷一熱，很有可能會昏倒。

生脈飲

夏日炎炎的太陽容易晒得人汗如雨下、精神不濟，有時候喝再多水也提升不了精神，解不了身體的渴，平時若能喝「生脈飲」，可補氣陰兩虛、益氣生津，是中醫提神解暑的妙方。

- **材料**

人參 3 錢、麥冬 3 錢、五味子 1.5 錢。

- **做法**

1. 將藥材加入 1000c.c. 的冷水中用小火煮至少 30 分鐘，可以煮 1 ～ 2 次，煮好放涼後當成開水喝。
2. 也可以微冰涼喝，清涼消暑；用煮的比用泡的效果更佳。

- **功效**

人參可補元氣，最好選擇粉光參、花旗參等白參；麥冬滋陰潤燥；五味子則收斂止汗且酸味可生津，三者搭配，非常適合夏日裡氣陰兩虛、感覺疲累、有氣無力、嗜睡、舌苔乾燥、水分不足的人飲用。

7月4日 體內電解質失衡 小心熱衰竭

宜	忌
香蕉、酪梨、十字花科蔬菜	吃零食、口渴才喝水

很多人都習慣口渴了才喝水，但其實當口渴感覺產生時，身體早已經處於脫水狀態，特別是在炎熱的天氣時，不能等到口渴了才喝水，這時才補充水分已經來不及。尤其是需要在戶外工作的人，因為大量流汗，更要補充比平時多一點的水分，甚至還要補充一些鹽分或是運動飲料等，以避免因電解質不平衡、鈉離子過低等原因，導致熱衰竭的情況。

熱衰竭可視為中暑的前兆，是身體對外在惡劣環境所發出的警訊，如果可以在這時候及早處置，就不會對健康造成太大問題。但如果尿液顏色很深、尿量很少，就要小心橫紋肌溶解導致急性腎衰竭的可能性，應該要盡速就醫。夏日要避免電解質流失造成熱衰竭現象，最好避免吃零食，多吃十字花科蔬菜、香蕉、酪梨，可以將流失的礦物質補充回來。

刮痧

夏日裡出現頭痛噁心、疲倦無力等症狀時，可「刮痧」舒緩。

- **方式**

刮痧的器具可用牛角、木製、磁器等材質，並用乳液輔助。方向是從頸肩大肌肉順向，從頭向腳單向刮、輕輕刮，刮到出痧、有紅就停。可針對內關穴、合谷穴、百會穴以及人中穴刮痧，有助消暑氣。

- **次數**

理想的刮痧時間是早上，正中午人體血氣正旺，不適合刮痧；孕婦、女性經期、慢性病如腎臟病、糖尿病，或皮膚潰爛、灼燙傷者，也不建議刮痧。另外，最好等痧色全褪掉 7 天後，若還有症狀再刮痧。

- **功效**

「痧」是經絡氣血中的「瘀」，會阻礙氣血的運行、營養物質和代謝產物的交換，刮痧的目的在於發散熱氣，具有活血化瘀、舒筋通絡作用。

7月5日 整天吹冷氣不動 當心冷氣病

宜	忌
養成適度運動的習慣	不出門、不運動、不流汗

面對越來越熱的酷暑，現代人幾乎都是躲在冷氣房裡，好逃避熱浪的侵襲，但是長時間待在冷氣房裡，面對空氣不流通又濕度不足的環境，特別是在戶外流了大量汗水又不擦乾，之後就馬上進入冷氣房的人，當心「冷氣病」找上門。

平日不愛運動、沒有養成運動的習慣，容易讓身體的基礎代謝率偏低，這時候會失去調節外在溫度的能力，容易讓寒邪、風邪積聚體內，就成了容易得冷氣病的高危險群。常見症狀包括頭痛、口乾舌燥、眼睛乾澀、皮膚乾癢、鼻過敏、氣喘、關節筋骨痠痛等症狀，讓人全身不適、提不起勁。建議應該養成早晨、黃昏或是晚上氣溫較低時適度活動的習慣，讓身體有機會出汗，以提升基礎代謝率，才是遠離「冷氣病」上身的關鍵。

養老穴

上班族不可避免常要在冷氣房待一天，若能在平時適度的按摩「養老穴」，可促進血液循環，緩解眼睛乾澀的問題。

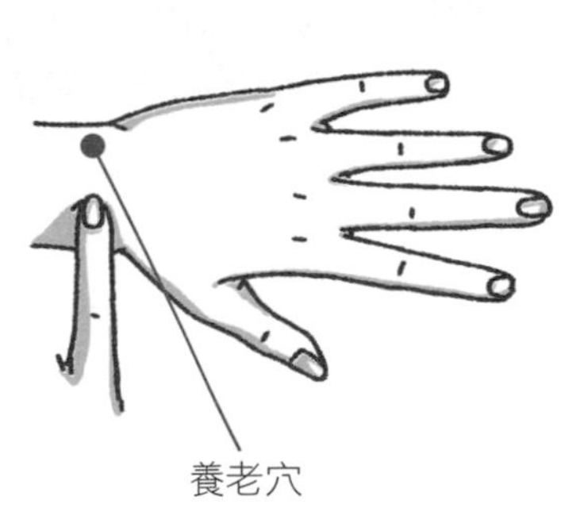

- **穴道位置**
  手背朝上，「養老穴」位於小指側，手腕外側凸骨下方凹陷處。
- **按摩方法**
  用大拇指按摩 3 ～ 5 分鐘，每天早中晚 3 次。
- **功效**
  養老穴是小腸經的郄穴，是一條經脈氣血大量匯聚的地方，可以調理經脈經過之處的毛病與調整相關臟腑的功能。養老穴顧名思義，對老年人有很好的保健效果，可改善身體的微循環、舒筋通絡，對於容易視茫茫、眼睛乾澀、經常肩臂疼痛等老毛病有舒緩的效果。

7月6日 冷熱內外夾擊 冷氣病高危險群

宜	忌
適當運動、喝消暑化濕茶	飲食不節制、缺少活動

從中醫觀點來看，「冷氣病」通常叫做「寒包火」，起因於外在氣溫高、人體出汗多，導致全身表皮血管擴張，而進到冷氣房後，低溫使體表血管、汗腺收縮，導致體內餘熱無法適當排除，身體寒熱互現；若再加上飲食不節，吃過多高熱量食物，更容易讓體內蘊熱，促成外寒內熱而導致「寒包火」的體質。

「冷氣病」的症狀可輕可重，好發於抵抗力弱的老人、兒童及久坐不動的上班族。中醫觀點認為，「冷氣病」屬於「暑濕挾寒邪」，因為長時間處在空調環境中，身體的調溫機能變弱，一旦風寒濕邪乘虛而入，會造成外寒而內濕的狀況，而引起許多不適，例如：腸胃活動減弱、循環不佳、消化不良等。通常原本體質虛寒怕冷、血液循環不良、經常手腳冰冷，又長時間待在冷氣房的上班族，因為缺少活動，不適症狀會更明顯。

香薷薏仁飲

夏日裡因室內冷氣溫度低，讓內外溫度差距過大，容易導致暑濕被寒邪遏制，出現冷氣病的夏日感冒情況，平時若能喝「香薷薏仁飲」，可解暑熱、防冷氣病。

- **材料**

厚朴9公克、香薷6公克、薏仁100公克、扁豆9公克、水1000c.c.、糖適量。

- **做法**

1. 將厚朴、香薷、白扁豆加水1000毫升，大火煮沸轉小火，煮10～20分鐘後，用紗布過濾取汁。
2. 加入薏仁再煮10分鐘，把薏仁煮熟變軟，可依個人喜好加入少許的糖即可。

- **功效**

古有「夏月用香薷，冬月用麻黃」一說，香薷具有促進發汗、化濕，改善噁心、腹瀉的效果，厚朴能除濕邪而通行滯氣；白扁豆可健脾和中、消暑化濕；薏仁則有祛暑利濕的功效，兩者相加可防夏日冷氣病的發生。

7月7日 人體陽氣最旺時 迎小暑靜心養生

宜	午休片刻、適量苦味食物
忌	食物不潔

小暑是二十四節氣中的第十一個節氣，「暑」，就是炎熱的意思，暑分大小，月初為小，月中為大，「小暑」意指天氣炎熱，但未到最熱的時候，此時身體容易出汗，體能消耗也較大，中醫認為小暑是人體陽氣最旺盛的時候，首重補充體力、解熱防暑、顧護心陽、平心靜氣，確保心臟機能的旺盛，以符合「春夏養陽」的原則。

夏天是消化道疾病易發作的季節，亡因炎熱天氣易讓食物腐敗變質，不慎吃到不潔的食物恐會食物中毒，引起腹痛、吐瀉，嚴重者甚至會昏迷或死亡，所以要特別注意食物衛生。因為苦味食物大多具有清熱解暑、補脾胃、滋養五臟的作用，所以在小暑時可以吃點苦瓜、蘿蔔葉、萵苣等，若是平時消化差、易腹瀉的人則不宜多吃。炎夏的正午因為氣溫高熱，血管容易擴張、腦供血不足，可午休片刻，有助消除疲勞、恢復精力、提高工作效率。

蒜炒空心菜

進入小暑後天氣越來越炎熱，經常進出冷氣房或吃冰冷的食物，體內容易累積濕氣，這時可以吃點辛香料調味的「蒜炒空心菜」，幫助清熱消暑，清淡芳香可提升食慾，排解體內濕氣。

- **材料**

空心菜半把、蒜頭 2 粒；油、米酒、鹽少許。

- **做法**

1. 熱鍋加少許油，爆香切片蒜頭、放入空心菜拌炒，加少許米酒。
2. 起鍋前入少許鹽。

- **功效**

中醫認為空心菜可解暑行水、涼血止血、潤腸通便，被《南方草本狀》譽為「奇蔬」；現代醫學認為空心菜含有大量的維生素 C 和胡蘿蔔素，有助於增強體質，防病抗病，而且能降低血糖，是糖尿病患者的食療佳蔬。空心菜屬性寒涼，建議虛寒體質、胃寒、營養不良及低血壓者須少吃。

7月8日 腳臭味好驚人！太白穴收斂汗水

宜	忌
保持趾縫與趾甲的乾燥清潔	無故多汗、手心汗過多

流汗可以清潔毛孔、代謝體內廢物、散熱降溫，若不流汗，體內有毒物質就無法靠汗液排出。不流汗對身體不好，但流汗太多，汗臭味也會讓人退避三舍。

人的身體有幾個部位特別容易出汗，例如腋下、手心跟腳掌。手心出汗不會有味道，腋下出汗可能就成了狐臭，而腳掌出汗，再加上細菌分解，就是腳臭味。我們的腳上有25萬個汗腺，本來就容易出汗，再加上長時間被襪子、鞋子悶住，不透氣加上悶熱、潮濕，成為細菌滋生的最佳環境。因此，如果是容易流腳汗的人，要隨時保持腳趾縫與腳趾甲間的乾燥與清潔，最好有三雙鞋輪流穿，一雙鞋避免穿超過兩天，讓鞋子有時間透氣。但如果突然間無故多汗，可能就是甲狀腺亢進或腫瘤所引起；手心如果流汗過多，也要注意是否為手汗症，最好前往醫院做進一步檢查。

太白穴

中醫認為，一個人有腳汗、腳臭，是因為體內濕氣瘀積，可利用按摩「太白穴」來健脾祛濕，減輕多汗的問題。

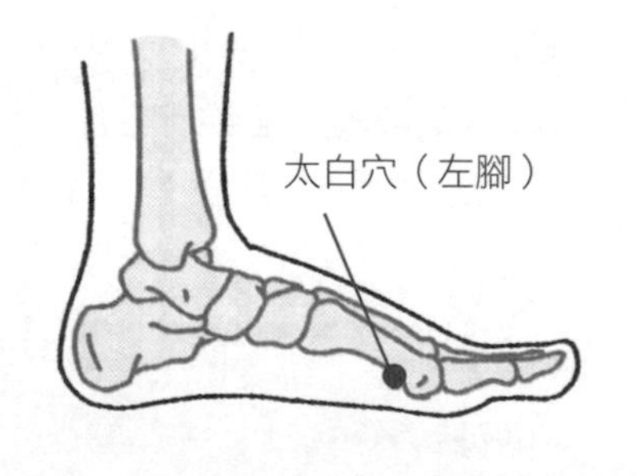

- **穴道位置**

  「太白穴」位於足內側緣，當足大趾第一趾關節後下方赤白肉際的凹陷處。

- **按摩方法**

  每天以指腹按揉「太白穴」3～5分鐘，按至穴位有痠、痛、麻感即可。

- **功效**

  「太白穴」屬足太陰脾經，有扶脾土、和中焦、助運化之效，對上腹部的疾病，如胃痛、腹脹、嘔吐、消化不良等都有效，常按揉此穴也可控制血糖，也能緩解腳氣（香港腳）與腳氣紅腫等症。

7月9日 香港腳癢又癢 足浴祛濕又止癢

宜	忌
保持足部乾爽、改變飲食習慣	腳脫皮、生冷食物

如果有腳汗卻不好好處理，繼續讓腳待在潮濕的環境中，小心香港腳找上門。香港腳除了腳臭外，還會伴隨腳趾紅腫、破皮、潰爛等症狀，不甚好看。

香港腳，又稱足癬，是因皮膚遭黴菌感染，而此黴菌最喜歡濕熱環境，所以常說夏天若光腳在沙灘上行走可殺死黴菌，但雖然治癒機會高，香港腳卻是會傳染的，清洗時要特別注意。香港腳的徵兆，通常在第四趾的腳趾間會先有脫皮症狀，之後慢慢覺得搔癢、長水泡、糜爛、腳掌皮膚龜裂、陳年厚皮，一旦出現脫皮，要更注意保持乾燥，避免讓症狀更嚴重。中醫將香港腳稱為「腳氣」，原因分濕熱下注跟氣血虛弱兩種。濕熱下注型是因天候、環境或飲食不當，氣血虛弱則跟年紀、久病有關，採健脾祛濕、清熱解毒法來利濕止癢，少吃生冷食物避免脾虛生濕。

泡腳藥浴

改變飲食習慣或以中藥藥方來治療香港腳，使用泡腳藥浴也是另一種方式，內外雙殺驅除黴菌。

- **材料**

地膚子 30 公克、苦參 30 公克、滑石粉 30 公克、白礬 5 公克、硼砂 5 公克。

- **泡澡方式**

1. 藥材用清水洗淨後，加水煮 20 ～ 30 分鐘關火。
2. 放至溫度適當時倒入盆中，將腳放入浸泡 20 ～ 30 分鐘。
3. 每晚睡前浸泡一次，至香港腳痊癒為止。

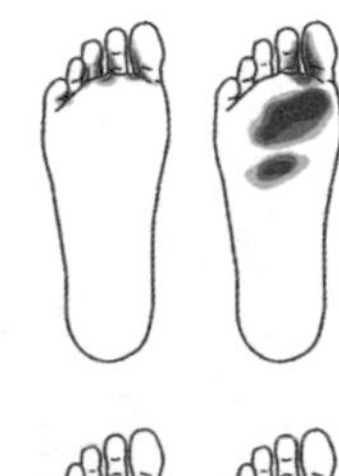

- **功效**

地膚子有清熱利濕、止癢的功效，而苦蔘可鎮痛、殺菌、清熱燥濕，硼砂具可收斂皮膚黏膜及抑制細菌生長，故對香港腳的搔癢及破皮都有舒緩之效。此藥適合腳趾間有水泡、潮濕且奇癢無比的「濕熱下注型」香港腳患者，不適合「氣血虛弱型」。

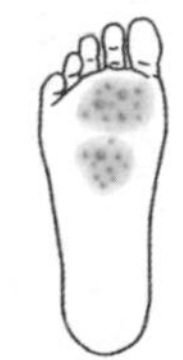

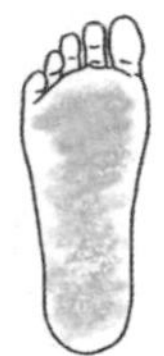

7月10日 香港腳變灰指甲 藥浴泡一泡

宜	忌
中藥浴殺菌止癢	鞋子混穿交互感染

腳汗潮濕感染黴菌成了香港腳，香港腳沒治療擴散到手指甲及腳趾甲就成了灰指甲，以為只是汗水多沒保持清爽，結果指甲變色、變形、甲溝炎、凍甲通通出現，才發現是灰指甲。

灰指甲又叫甲癬或臭甲，除了香港腳患者外，也好發在老年人、男性、糖尿病患者，感染的趾（指）甲會變白色或黃色，最大的特徵是趾（指）甲上會有一條黃色條紋，如果都未治療，最後就是甲床分離、趾（指）甲變形變色變厚，嚴重時還可能導致蜂窩性組織炎。很多人治療灰指甲都是去藥局買藥膏來擦，但因為灰指甲會造成趾（指）甲變厚，一般的藥膏很難進到底層達到殺菌效果，治癒率不到20%，所以西醫會建議採用口服抗黴菌藥物來治療。要注意的是，灰指甲也具有傳染力，常見大人得病傳染給小孩的案例，所以出入潮濕的地方時，鞋子要分開穿，以免交互感染。

中藥浴

灰指甲是因黴菌的感染而產生，在感染範圍還不到指甲一半的時候，症狀還算輕微，可以試試中藥浴，以泡腳的方式來殺菌止癢。

- **材料**

  木槿皮 20 公克、苦參 20 公克、地膚子 20 公克。

- **泡澡方式**

  1. 所有藥材加水煎煮後，取其藥汁。
  2. 將患處浸泡於藥汁中 30 分鐘，一天浸泡 2 ～ 3 次。

- **功效**

  木槿皮可殺蟲治癬，《本草綱目拾遺》記載：「殺蟲，為治癬良藥。」不過因為木槿皮有毒性，所以不能內服，一般多為外用，是治療腳癬的常用藥。

7月11日 灰指甲會傳染 趕快提升抵抗力

宜	忌
吃對食物不熬夜，增強抵抗力	熬夜、疲勞過度、飲食無當

對中醫而言，「肝主藏血，其華在爪」，所以指甲的顏色、光澤都跟肝臟有關，肝血不足者抵抗力差，就容易被黴菌感染而引發指甲疾病，什麼原因會導致肝血不足？熬夜、疲勞過度、飲食不當、愛吃辛辣食物、久病不癒等都是起因。肝血虛則爪甲不榮，女生會伴隨經血問題；糖尿病患者的抵抗力弱，感染灰指甲的機率比其他人高3倍，還要注意末梢循環的問題。有些疾病也會產生指甲變色、變形，例如：指甲乾癬，除了會讓指甲斷裂變色，指甲上還會出現許多凹洞。

補肝血可從改善飲食做起，平常多吃桑葚、莧菜、黑芝麻、紅棗、菠菜、枸杞等食物來養肝血、滋養肝腎，或多吃含高蛋白如蛋黃、堅果種子、豆類製品、魚等幫助指甲生成，多補充鐵質如菠菜、貝類、紅肉等可避免指甲變薄，維生素B群如蛋、鮭魚等則可促進指甲生長。

桑寄生枸杞茶

肝血不足者，不只指甲沒有光澤、眼睛容易乾澀、失眠疲勞、頭痛，女性朋友還會有痛經、經血不足等情形，所以每週來杯「桑寄生枸杞茶」，養肝血、增強抵抗力，肝血足則臉色紅潤，連頭髮都會烏黑亮麗喔！

- **材料**

桑寄生 5 公克、枸杞 10 公克。

- **做法**

1. 將桑寄生放於鍋中加水煮 5 分鐘後關火，倒入杯中加入枸杞，加蓋悶 15 分鐘即可飲用。
2. 一週喝一次。

- **功效**

桑寄生性平味苦，「助筋骨，益血脈」，故能益肝腎、安胎、強筋骨、祛風濕，還有降壓、鎮靜之功效，對腰膝痠軟、筋骨痠痛也有舒緩之效；而枸杞可養肝明目、降肝火，對於肝血不足者，也能幫助舒緩眼睛疲勞、乾澀等症狀。

7月12日 狐臭汗臭分不清 馬齒莧可解臭味

宜	忌
刮除腋下毛髮、保持清潔	吃油炸、燒烤、刺激性食物

夏天可說是各種味道傾城而出的季節，身體的汗味、狐臭、香水味，各種味道混雜在一起。為什麼到了夏天，身體就會產生這種令人難堪的味道呢？

首先先分辨一下狐臭跟汗臭的差異。人體分大小汗腺，小汗腺分泌出來的汗液基本上沒有味道，除非沒有清潔或是疾病才會出現體臭味；大汗腺（頂漿腺）的分泌物與汗液中的細菌分解後所產生的氣味，就是我們所稱的狐臭，又稱為腋臭。頂漿腺主要分布在耳朵、腋下、乳頭、私密處，所以有狐臭的人腋下衣服處常會有黃漬、90％耳垢呈濕黏型，這跟遺傳有關，也會因為氣候、內分泌、飲食等因素讓症狀加重，通常可使用止汗劑、體香劑或香水來遮蓋氣味，西醫會考慮用手術清除頂漿腺。其實多喝水、多運動，少吃油炸、燒烤、刺激性的食物，刮除腋下的毛髮及保持清潔，也是減少狐臭異味的方法。

馬齒莧

有人擔心用止汗劑會阻塞毛孔對身體反而不好，推薦一款中醫古籍就有記載的純中藥止臭劑——馬齒莧。「馬齒莧」被稱為天然抗生素，既可入菜、入藥，外敷還能減少皮膚上的細菌感染，所以可解狐臭的氣味。

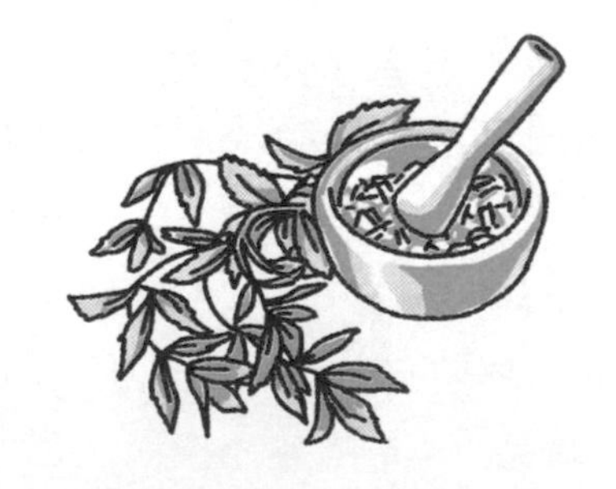

- **材料**：馬齒莧 200 公克。
- **做法**
  馬齒莧洗淨搗碎後，睡前將其塗抹在腋下，等待 3 ～ 5 分鐘後用清水洗淨即可。
- **功效**
  在唐代醫藥古籍「千金翼方」中，有提到將馬齒莧與蜜和作丸，以泥包裹住、晒乾後火燒，等土裂開，以布包住夾在腋下，可除狐臭，可見馬齒莧自古就是除體臭之妙方。馬齒莧同時也是清熱解毒、利水去濕之藥方，平常也可用它來入菜，一樣可以達到解毒、殺菌的效果。

7月13日 天生有狐臭 養肝抒壓除異味

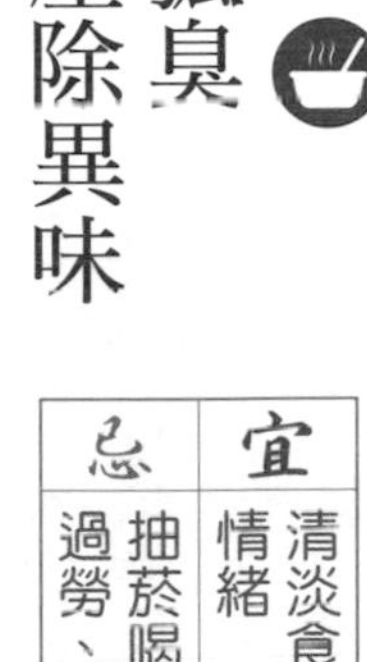

宜	忌
清淡食物、舒緩情緒	抽菸喝酒、熬夜過勞、壓力

狐臭嚴格來說不算大病，但擾人的氣味，嚴重時會影響社交、生活及工作，大汗腺（頂漿腺）是從青春期開始分泌，等到50歲頂漿腺開始萎縮，異味才會逐漸消退，對青春期的男女而言非常困擾。狐臭與遺傳相關，但味道濃郁，中醫認為與肝臟有關，腋下、乳頭、私密處都是肝膽經絡所行之處，也是大汗腺分布所在，故體內氣血不和，濕熱之毒經由汗液排出體外，就形成臭味，所以除狐臭要從肝臟下手。

中醫將狐臭分為兩種，一為濕熱型，腋汗沾黏至衣服上呈黃色有臭味、心煩、口渴、大便不順，通常因為抽菸、喝酒或多食油炸、辛辣，建議可吃西瓜、柑橘、苦瓜、冬瓜等清淡食物；另一種屬陰虛型，腋下多汗有異味，同時有失眠、心煩，多因熬夜、過勞、壓力所造成，建議養陰清熱，如以生地麥冬等藥方來治之，舒緩情緒也是減少異味發生的方法。

清熱去濕茶

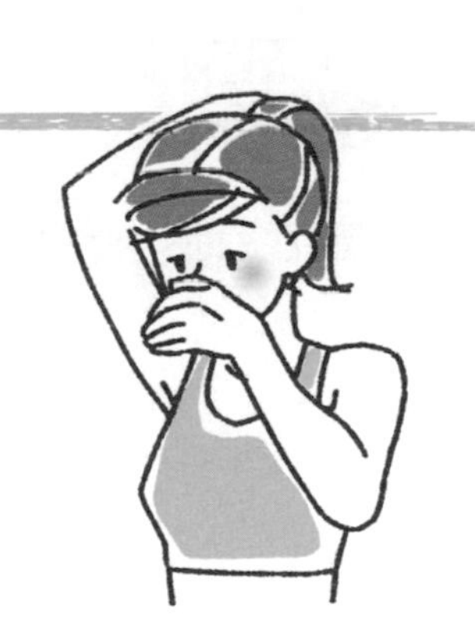

體內濕熱者容易有濃厚的體味，因此清熱去濕茶可以幫助喜歡吃油膩食物的你，減輕身體的味道。

- **材料**

茵陳 10 公克、薏仁 12 公克、菊花 10 公克、茉莉花 6 公克、冰糖少許。

- **做法**

1. 茵陳與薏仁浸泡 30 分鐘後，放入水中，大火煮開後續煮 20 分鐘關火。
2. 將菊花及茉莉花加進藥汁中，悶泡 5 分鐘，加入冰糖，至冰糖融化後即可飲用。

- **功效**

茵陳在《本經》中記載「主風濕寒熱邪氣熱結黃疸」，有清利濕熱、利膽退黃之效，為治黃疸的主要藥方，同時也能用於濕疹、濕溫等症，對於濕疹的搔癢也有解，故對狐臭患者可減緩臭味發生機率。

7月14日 不是汗也非皰疹 越抓越癢汗皰疹

宜	忌
情緒平穩、適時抒壓	熬夜、辛辣刺激或冰冷食物

汗皰疹是什麼?即在手掌、腳掌、腳趾有很多搔癢的小水泡，皮膚會脫皮、龜裂，甚至甲床分離。汗皰疹的成因跟自體免疫有關，也和遺傳、熬夜、壓力、抽菸、氣溫變化等相關，但跟皰疹也無關，所以不會傳染，在季節交替的時候最常發作。

汗皰疹在中醫稱為「螞蟻窩」，古籍記載「螞蟻窩多生手足，形似蟻窩，儼如針眼，奇癢入心，破流脂水」，跟潮濕的天氣，喜歡吃辛辣、冰冷等食物有關，起因是脾胃受損，無法順利將體內濕氣排出，形成濕熱體質，表現在皮膚上就是濕疹、汗皰疹，在體內就是消化不良、腹瀉、沒胃口等腸胃道疾病。平常可以用茯苓、澤瀉、金銀花等藥材來清熱利濕，也可加入白蘚皮、防風、艾草、刺蒺藜等藥材來止癢。保持平穩情緒、適時抒壓、少熬夜、少吃辛辣或冰冷食物，也能避免汗皰疹復發。

紫雲膏

汗皰疹患者的基本症狀就是癢，越抓越癢，「紫雲膏」可止皮膚搔癢。

- **材料**

紫草、大黃、黃連、黃芩、黃柏、當歸各 2.25 公克，麻油 100c.c.，黃蠟 11.25 公克。

- **做法**

1. 所有藥材放入鍋中，將麻油倒至淹過藥材，浸泡 12 小時。
2. 以大火煮滾，轉小火續煮 20 分鐘至藥材變得焦黃即可關火。
3. 將藥材濾渣留汁，趁熱加入黃蠟攪拌至黃蠟溶解。
4. 以濾網再次過濾藥材至完全無雜質為止。
5. 趁熱倒入分裝瓶中分裝，冷卻凝固後加蓋保存，標註製作時間。

- **功效**

紫雲膏可用於解毒鎮痛、生肌潤膚，此方中黃連、黃芩、黃柏等藥材能清熱燥濕、涼血止血、瀉火解毒，還有局部止癢的功效，能舒緩難受的搔癢。

7月15日 身體出汗透露健康訊息

宜	忌
針對不同原因對症解決	異常冒汗、突然多汗

不同的位置出汗，有可能是身體在發出求救警訊，如果是額頭出汗，多跟高血壓、失眠有關，屬肝陽上亢，要避免熬夜、保持心平氣和；鼻子出汗，可能是免疫力失調，屬肺氣不足，多吃養肺補氣的食物；頸部出汗，跟內分泌失調有關；胸口出汗，屬脾胃失和，用腦過度、焦慮的人多屬此症；若緊張、害怕導致手腳心出汗，屬脾胃濕熱血虛，可按揉腹部來紓解；如果是腋下流汗，壓力大、緊張煩惱都可能，抒壓放鬆能舒緩情緒。流汗是一件好事，但如果異常冒汗，就不是好事了。

有一種全身多汗症，是因為疾病所引起的多汗，例如：糖尿病、痛風、腫瘤、甲狀腺機能亢進、內分泌失調、憂鬱症、躁鬱症、更年期婦女等；而另一種為原發性局部多汗症，是因為交感神經刺激到汗腺，而讓頭皮、臉部、手腳心及腋下局部性的多汗，跟遺傳有關。

黃耆胡蘿蔔汁

不管是什麼原因的出汗，尤其是手上、臉部、頭皮等處若汗一多，容易造成生活上的困擾，這時可藉由中醫的食療「黃耆胡蘿蔔汁」來收斂汗水、增進食欲。

- **材料**

黃耆 10 公克、防風 10 公克、白朮 10 公克、黨參 8 公克、茯苓 8 公克、紅棗 10 公克、胡蘿蔔 20 公克、蘋果 20 公克、黑豆 20 公克。

- **做法**

1. 中藥材洗淨，黑豆洗淨泡水 2 小時，胡蘿蔔及蘋果洗淨削皮備用。
2. 將藥材以 200c.c. 的水煎煮 20 分鐘，瀝渣取汁。
3. 黑豆以 150c.c. 的水煮熟，瀝豆取汁。
4. 將胡蘿蔔、蘋果、黑豆汁、中藥汁全部放入果汁機中攪碎，即可飲用。

- **功效**

黃耆、防風、白朮，自古就有益氣、固表、止汗的功效，能夠增強免疫功能，對於風寒體虛冒汗、自汗都有療效。

7月16日 美白很簡單！補血養肝美容覺

宜	忌
睡美容覺、吃補血食材	紫外線、感光食物

根據美國癌症協會統計，80萬例皮膚癌當中有90%都跟晒太陽有關，太陽晒久了皮膚會晒傷，出現黑斑、老化、皺紋，都跟紫外線有關。

中醫認為皮膚變黑、變暗沉都跟臟腑失調有關，尤其肝不好，會造成黑色素沉澱、臉色容易發黑、粗糙、無光澤，想要好臉色，首重補血養肝，多吃全穀類、菠菜、地瓜葉等補鐵質及補血，富含維生素C的食物如芭樂、檸檬、奇異果、番茄、蘋果等，能抑制黑色素生成，感光食物如芹菜、九層塔、香菜則會讓皮膚易晒黑。晚上11點～3點是肝膽經絡循環氣血最旺盛的時候，此時進入熟睡狀態可幫助體內排毒、幫助肌膚新陳代謝，所以睡「美容覺」對美白非常重要。平常可以先擦蘆薈凝膠、再上保養品，蘆薈具有抑制黑色素的作用，還能保濕鎮靜皮膚，太乾的肌膚可加一點凡士林、蜂蜜提升保濕力，會讓皮膚變得更有光澤。

陽白穴

美白不是一蹴可幾的事情，必須從日常生活改起，按揉穴位可助你一臂之力，「陽白穴」能幫助血液循環，達到美白的效果。

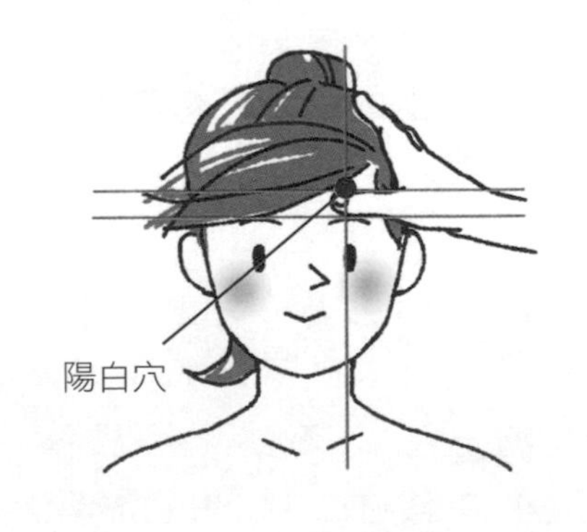

- **穴道位置**

  「陽白穴」位在前額，當瞳孔直上、眉上1寸之處。

- **按摩方法**

  將手掌搓暖後，以食指指腹由輕至重，緩慢按壓「陽白穴」。

- **功效**

  「陽白穴」屬足少陽膽經，有清頭明目、祛風泄熱的功效，主要用來治療眼睛疾病，如眼睛疲勞、框上神經痛、頭暈目眩、眼睛痛、日赤腫痛、口歪眼斜等症狀，也能發揮抗老除皺的效果。

7月17日 如何擺脫黃臉婆 肝脾肺臟是關鍵

宜	忌
舒肝理氣、養肺潤肺	過累、抽菸喝酒、不吃蔬果

如果卸完妝，發現膚色蠟黃、像個黃臉婆，就要讓自己喘口氣了。工作忙碌或過度勞累、熬夜，使肌膚缺乏彈性、甚至黑眼圈的，屬「肝鬱氣滯」，可以吃些茴香、玫瑰、陳皮、薄荷等藥材來舒肝理氣；若是皮膚粗糙、暗沉、毛孔粗大，屬「肺氣不宣」，中醫認為「肺主皮毛」，飲食作息不正常、抽菸喝酒，都會傷肺，可多吃蘿蔔、山藥、百合等食物來養肺潤肺，肺好皮膚也會好；還有一種「肝脾不合」，因為肝藏血主疏泄、脾統血主運化，若肝脾不合則會出現臉面色黑、皮膚粗糙乾燥，多見於女性，常會有經期不順、白帶等問題，也會有情緒變化，導致脾虛無法統血，臨床上常用逍遙散或龍膽瀉肝湯等疏肝健脾、養血調經、清熱利濕。

不論是哪一種類型的肌膚問題，記得一定要由內而外調理，先調整好基本的體質，才能打敗暗沉，成為自然發光體。

美白淡斑潤膚茶

想要美白卻不知道從何吃起，先試試中藥熬煮的「美白淡斑潤膚茶」，美白加淡斑一舉兩得。

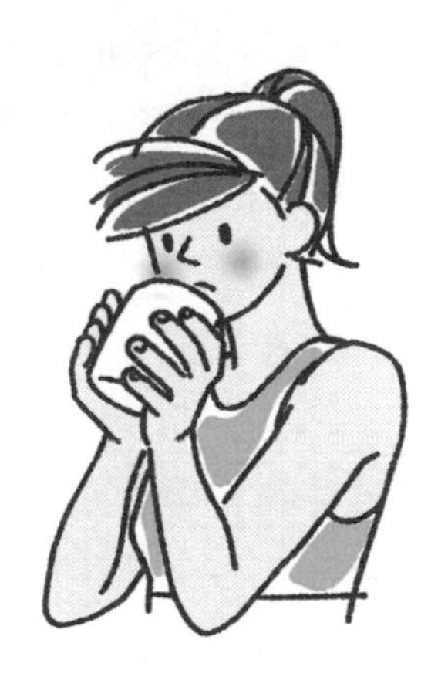

- **材料**

沙蔘20克、黃耆20克、桔梗20克、甘草20克、白朮20克、水1000c.c.。

- **做法**

1. 將上述藥材沖洗去除雜質。
2. 用1000c.c.常溫水以大火煮沸後轉小火，熬煮至剩下600c.c.，放涼後即可飲用。

- **功效**

沙蔘養胃潤肺、黃耆補氣、桔梗滋陰潤燥，甘草自古以來就是美白化妝品的原料，具有很好的抗發炎作用，可以緩解各種皮膚的發炎反應和皮膚過敏現象；白朮健脾補腎、益氣生血，平時適度補充，有美白、淡斑、消水腫的作用。

7月18日 輕忽紫外線 三黃膏解晒傷痛

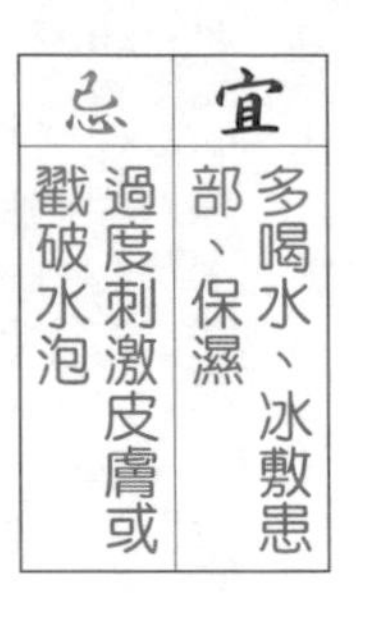

夏天對於想晒黑的人來說是天堂，對於想維持白嫩肌膚的人來說是地獄，但不管是天堂還是地獄，如果沒做好防晒，晒傷可就不是大家所樂見的。當皮膚感覺到疼痛時才驚覺要防晒，此時已經是輕度晒傷，出現泛紅、刺痛、紅腫、水泡等症狀都算是輕度晒傷；如果大面積嚴重晒傷，還會伴隨噁心想吐、高燒、冷顫等，所以不是只有海邊要防晒，高海拔地區的紫外線也很強，有皮膚癌家族史的人，更要注意防晒。

中醫認為晒傷是熱毒邪入侵所致，老年人及膚色較淺者都是危險族群，宜用苦蔘、白蒺藜、金銀花、忍冬葉、連翹、蒲公英、白蘞等中藥材來清熱解毒。晒傷時要小心脫水問題，要多喝水、以毛巾包裹冰塊或沾冰水來冰敷患部、使用有保濕效果的保養品如蘆薈來鎮定肌膚，千萬不要過度刺激皮膚或戳破水泡以免感染。

三黃粉

黃連、黃芩、黃柏「三黃」為中藥界清熱解毒的常用藥，「三黃粉」可用於濕疹、濕熱、瘡瘍（化膿感染），對於晒傷後脫皮紅腫的皮膚有消腫止痛的作用。

- **材料**

黃連 3 錢、黃芩 3 錢、黃柏 3 錢。

- **做法**

將三黃請中藥行磨成細粉後，加水混合抹在患處即可。

- **功效**

黃連、黃芩與黃柏皆性質苦寒，都有清熱燥濕、瀉火解毒之效，黃連主治嘔吐、瀉痢、高熱神昏、消渴症、濕疹，而黃芩具有止血功效，善於清肺火、安胎、癰腫瘡毒；黃柏則對濕熱帶下、黃疸、濕疹搔癢有效，三者合用能清皮膚上的毒熱，止癢止痛。

7月19日 曬傷還是光敏感 藥物食物都有關

宜	以藥材清熱解毒、加強防曬
忌	黑色素沉澱、日曬後起紅疹

夏天時有些人身上會出現類似曬傷症狀，稱為「光敏感」，也就是對光產生過敏反應，被紫外線、紅外線、日光等光線照射後，皮膚產生灼熱感、長小丘疹、水泡等症狀，稱為「光敏感」，也會因為藥物而出現。

中醫稱此為「日曬瘡」，體質濕熱或血熱的人容易因暑熱邪毒入侵，無法順利疏泄而鬱於肌膚，如果水泡已經糜爛或刺痛難忍，中醫會用甘露消毒丹加金銀花、蒲公英等藥材來清熱解毒。有些植物，如當歸、白芷、茴香、九層塔、芹菜、蘿蔔、蒲公英、柚子、檸檬等都含有感光物質（呋喃香豆素），所以皮膚在接觸這些植物汁液後又曬太陽，會產生黑色素沉澱，也算是一種光敏感。光敏感會產生不同程度的黑色素沉澱，如果症狀輕微，只要避免再次曬太陽或藥物，就會慢慢消退。想要避免曬傷或發生光敏感，加強防曬、天天防曬，是最基本的保養方。

綠豆薏仁湯

如果發生了光敏感的症狀，喝點「綠豆薏仁湯」可以紓解光敏感所帶來的不適感。

- **材料**

綠豆 50 公克、薏仁 50 公克、冰糖少許、水 2500c.c.。

- **做法**

將綠豆洗淨，加入薏仁及 2500c.c. 的水，悶煮 1 小時後關火，加入冰糖調味即可食用。

- **功效**

綠豆可消暑、清熱解毒，是豆類中最佳的解毒藥方，還有消腫的作用，而薏仁有解熱、鎮痛的效果，能健脾益胃、清熱排膿，所以可減輕光敏感的皮膚搔癢、刺痛等症狀。

7月20日 黑斑好刺眼 養顏美容淡斑湯

宜	忌
富含維生素C、E的食物	電腦輻射、日光燈照射

夏天是黑斑的季節，紫外線一晒，皮膚表皮基底層的黑色素細胞受到活化，製造出黑色素。但也因為有黑色素，才會有皮膚顏色、瞳孔、髮色的不同，也才能讓肌膚免於遭受紫外線的傷害，避免引發皮膚癌等疾病。

就中醫來看，形成黑斑跟肝、腎失調有關，肝氣鬱結，氣血無法榮潤於面或是腎水不足，顏面氣血失和，就容易生斑。中醫會以美白淡斑藥方來調理斑點，常用的就是珍珠粉、茯苓、山藥等。玫瑰花、紅棗、當歸等有美白潤膚之效，若是加入連翹、黃芩、菊花、薏仁等中藥方，還能改善粉刺問題。多吃含維生素C的蔬果，可以抗氧化、抑制黑色素形成，多吃富含維生素E的食物，如：如堅果類、菠菜、甜椒、紫蘇、聖女番茄、奇異果、雞蛋等食物也可減少痤瘡色素產生，做好充足的防晒，才能預防黑色素困擾！

養顏美容淡斑湯

這款「養顏美容淡斑湯」幾乎適合所有體質，唯一要注意的地方就是要溫溫的吃，效果更好。

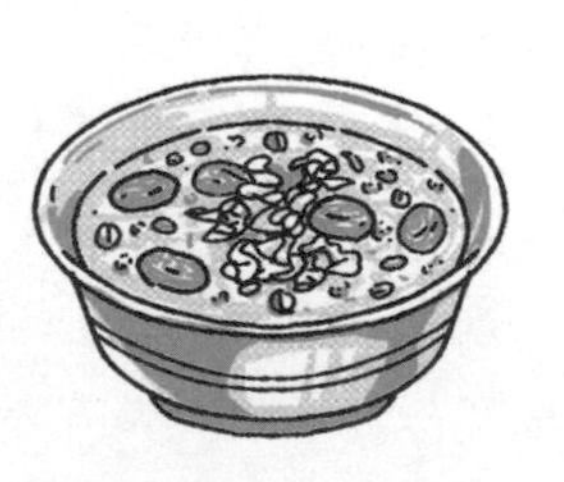

- **材料**

新鮮白木耳 30 公克、蓮子 10 公克、薏仁 10 公克、紅棗 5 顆、冰糖少許、水適量。

- **做法**

1. 白木耳泡軟去蒂頭，蓮子、薏仁及紅棗放入水中泡開備用。
2. 將泡開後的蓮子、薏仁及紅棗加水以大火煮開後，放入白木耳續煮 30 分鐘。
3. 加入冰糖即可享用。

- **功效**

「白木耳」具有天然膠質，可滋潤肺陰，經常食用可以補充因為年紀增長皮膚逐漸流失的彈性與活力，有潤膚、除斑的作用。

7月21日 不是晒來的黑斑 經期懷孕火氣大

宜	忌
保持好心情、配合四季食療	壓力過大、睡眠不足、憂鬱

有時勤於防晒卻發現斑點還是很多，其實使用不當的化妝品也會造成黑斑，過度洗臉或去角質傷害肌膚、新陳代謝變慢等，都是出現黑斑的因素，尤其是女生在生理期或懷孕、更年期時，因為荷爾蒙的改變更容易長出黑斑。

如果平常壓力過大、睡眠不足、憂鬱造成內分泌失調，導致體內荷爾蒙失調，也會導致黑色素一起沉澱，所以去斑第一步，防晒是基本功，但長期處在心情不舒爽、暴躁、生氣、憂鬱、熬夜、睡眠差，也是黑斑的大敵，所以保持好心情是根本之道，再配合四季的食療，如春天多吃蔥、薑、蒜、菠菜等食物溫補陽氣可帶來好氣色；夏天則多吃菜瓜、苦瓜、西瓜等消暑食品，幫肌膚美白；秋天則多食水梨、秋葵來幫乾燥肌膚滋潤保濕；冬天則是利用溫補藥膳來增加抵抗力，為皮膚添加活力。

茯苓敷面劑

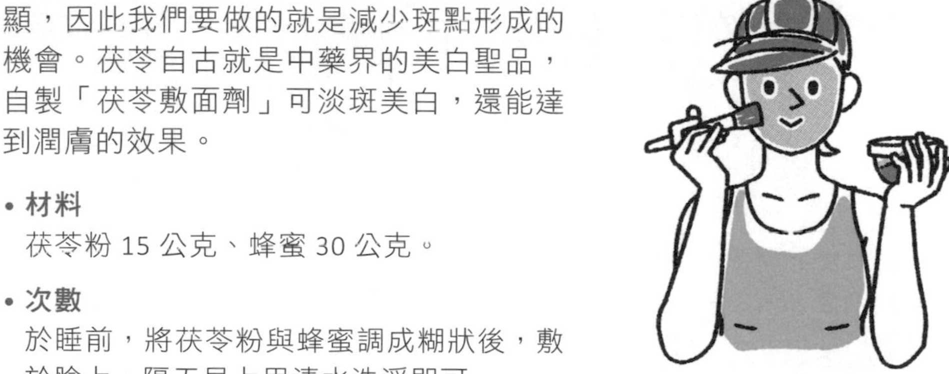

黑斑一旦形成，只能淡化斑點使其不明顯，因此我們要做的就是減少斑點形成的機會。茯苓自古就是中藥界的美白聖品，自製「茯苓敷面劑」可淡斑美白，還能達到潤膚的效果。

- **材料**

  茯苓粉 15 公克、蜂蜜 30 公克。

- **次數**

  於睡前，將茯苓粉與蜂蜜調成糊狀後，敷於臉上，隔天早上用清水洗淨即可。

- **功效**

  中藥古籍《肘後備急方》記載：「至百日肌體潤澤，延年耐老，面若童顏。」指的就是茯苓這項中藥材，所以自古就是美容聖品，它還具有健脾安神、利水滲濕的效果，所以想去水腫的妹妹，也可以多食茯苓來祛濕補氣。

7月22日 大暑養生清熱毒 逼出體內濕寒氣

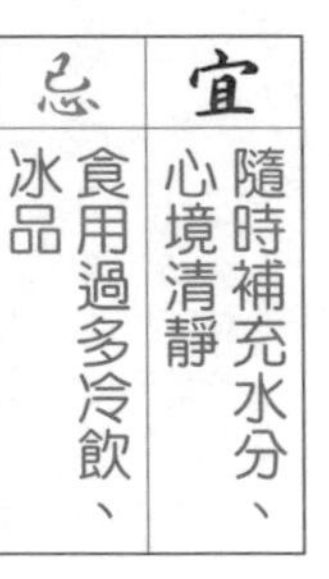

宜	忌
隨時補充水分、心境清靜	食用過多冷飲、冰品

大暑是一年二十四節氣中的第十二個節氣，相較於小暑，大暑氣候更加炎熱，是一年中天氣最熱的時候，這時候「濕熱交蒸」到達頂點。大暑氣候特徵是高溫酷熱，雷暴、颱風頻繁。這時要避免長時間在烈日下工作，以免中暑，並隨時補充水分，保持心境清靜；體質寒的人還需要以溫飲或熱飲為主，不可喝過多冷飲。

在天氣酷熱時，多數人喜歡吃冰飲、冰品消暑，殊不知吃太冰的同時，會讓微血管收縮，導致散熱功能變差，寒氣趁機入侵，到了冬天就引起過敏、氣喘等病症的發作。中醫裡所謂「冬病夏治」，就是要趁大暑最熱的時候把體內寒氣逼出、杜絕冰品飲料，提升身體抗病能力，減緩冬季較易發生或加重的疾病，所以大暑也正是使用「三伏貼」的時機。只要把握住「散熱、補水」原則，在大暑時做好養生，可讓身體不中暑，也不怕冬天疾病侵襲。

薄荷優格西瓜汁

提到夏天最具代表性的食物，就是西瓜，不論何時只要吃一片西瓜，就可以達到清涼解熱的效果，大暑時喝一杯「薄荷優格西瓜汁」不但能去除暑熱，還有助消化、促進代謝及利尿等效果，是優秀的消暑聖品。

- **材料**

西瓜丁 3 杯、原味優格 3 ～ 4 大匙、薄荷葉 5 ～ 6 片、鹽少許。

- **作法**

1. 將材料放入調理機或果汁機，用手指抓一小撮鹽，攪打均勻即可。
2. 喜歡西瓜味濃者西瓜可多一點，喜歡優格味濃者優格可多一點，但顏色會偏粉紅色。

- **禁忌**

中醫古籍稱西瓜為「天生白虎湯」，是治療高熱、煩渴等熱病的方劑，不過西瓜屬生冷食品，吃多容易傷脾胃，所以脾胃虛寒的人要少吃。另外因為西瓜糖分高，糖尿病患者也不宜食用。

7月23日 神經好大條 坐骨神經痛

宜	來碗紅豆糙米粥
忌	體重過重、跌倒

打噴嚏痛、坐著站著彎腰痛，有時躺著也痛，還會從腰麻痛到腳，小心！可能罹患了坐骨神經痛。坐骨神經從腰部與薦部脊椎的神經根，經過骨盆腔後，再進入大腿後側與小腿，是人體最長最大的神經，所以病患會主訴從腰痛到小腿，椎間盤突出、骨刺、感染、腫瘤等都會造成，幾乎都是單側疼痛，可以手術將突出的椎間盤或骨刺去除，或口服止痛藥、消炎止痛藥膏、復健等方法。

中醫認為坐骨神經痛是因為風寒濕邪入侵、年老體衰、跌倒等因素，導致筋絡受阻、氣血凝滯，因病因皆有所不同，治法分為散寒除濕法、活血化瘀法、溫陽益氣法、養血柔筋法等四種證型，疏經活血湯、獨活寄生湯、血府逐瘀湯加減等都是常用的中藥方，川芎、薑黃、乳香、延胡索等中藥材也具有止痛作用，可紓解患者的疼痛。

紅豆糙米粥

如果疼痛是從臀部疼痛到大腿、小腿一直到腳背，越到晚間越痛，屬風寒邪入侵，可來碗「紅豆糙米粥」袪濕散寒、通絡氣血，減緩疼痛。

- **材料**

紅豆 50 公克、糙米 20 公克、糯米 20 公克、冰糖少許。

- **做法**

1. 紅豆、糙米及糯米洗淨。
2. 所有食材放入鍋中，加水以大火煮滾後，轉小火續煮至所有食材熟透，加入冰糖調味即可食用。

- **功效**

紅豆及糙米都含有豐富的維生素 B 及 E，能增強抵抗力，尤其紅豆還含鋅跟鎂，能夠提高骨骼強度、預防骨質疏鬆，而且紅豆及糙米都富含膳食纖維，對於減重者也是極佳的減肥聖品；體重過重對於脊椎也是一大傷害，更是椎間盤突出的成因之一，所以維持標準體重，也能預防坐骨神經痛。

7月24日 腰椎間盤突出 辨因按摩免誤傷

宜	忌
按摩穴道、舒筋活血	長期姿勢不良、肥胖

人體的脊椎有25塊脊椎骨，椎間盤就位在脊椎骨與脊椎骨之間，作為吸震用的緩衝器，又稱為脊椎軟骨，共有24個，裡面是半液體的髓核，外面是具有彈性的纖維環，當我們身體彎曲或震動時，椎間盤就會發揮作用，支撐脊柱及周圍肌肉。所以可以想像一下，如果我們長時間固定同一姿勢或不斷重複同一個動作，久而久之就會造成纖維環產生裂痕、髓核向後突出壓迫到神經，引發疼痛或神經功能障礙等症狀。

因為頸椎及腰椎不像胸椎有肋骨，所以更容易產生病變，長期彎腰搬重物、彎腰駝背、頸椎前傾、肥胖、年長者等都是好發族群，會有疼痛、麻木、刺痛感、無法彎腰或直立，嚴重時還會造成尿失禁。輕微的椎間盤突出可用止痛劑或復健來治療，若已經嚴重壓迫到神經，就要以手術來重建受損的部位。

陽陵泉穴

維持固定運動，不要彎腰駝背，如果是因為司機等職業傷害，可增加車輛避震效果來減緩對椎間盤的刺激，平常如果腰痠背痛，可以按壓「陽陵泉穴」來舒筋活血，保持筋骨的強健，避免職業傷害。

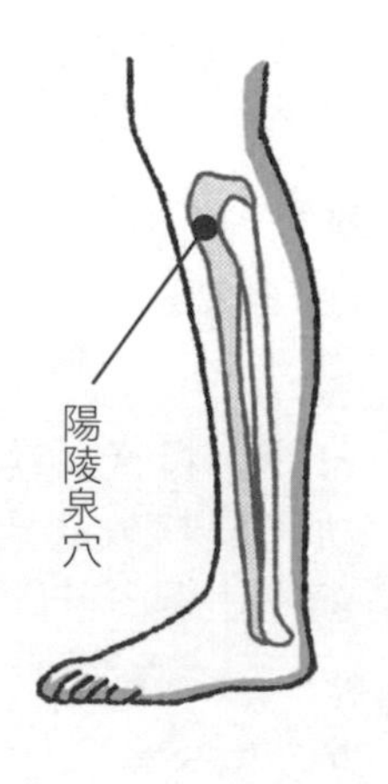

- **穴道位置**

  「陽陵泉穴」位於小腿外側，腓骨頭前下方的凹陷處，也就是膝下 2 寸的地方。

- **按摩方法**

  以大拇指指腹分別按揉兩腳的「陽陵泉穴」30 次。

- **功效**

  「陽陵泉穴」屬足少陽膽經，是治療筋骨酸痛的要穴，對於落枕、肋間神經痛、腰痛、膝關節痛、下肢癱瘓、半身不遂、腳踝扭傷等症狀都能活絡筋骨、幫助氣血循環、減輕疼痛感。

7月25日

椎間盤突出 中醫緩痛強筋骨

宜	忌
配合醫生指示、適量緩和運動	辛辣、油膩食物

椎間盤突出到底該不該開刀？聽到要在脊椎上動刀就讓人害怕，但如果已嚴重影響日常生活，是否該繼續忍痛？部分病症初期可以靠中醫針灸、推拿、按摩或中藥輔助治療。

椎間盤突出在中醫稱之為「痺症」，肝主筋、腎主骨生髓，筋骨痠痛屬肝腎功能失調，肝血不足則肢體痲木、關節僵硬，腎虛則髮禿齒搖、腰膝痠軟、背彎傴僂、行動艱難，故在急症疼痛期，以消炎、活血、通筋絡為主，以針灸、中藥貼布、推拿等方式來消腫、止痛、理氣，緩解期則以補益肝腎為主，可加入何首烏、芡實、枸杞、女貞子、菟絲子、杜仲、山藥、鹿茸等補腎中藥增加筋骨強度，補氣補血避免筋骨退化而容易受傷；少食辛辣、油膩等食物避免產生發炎反應，配合醫生指示，適量的做復健運動或游泳等緩和的運動，才能鬆開筋骨，以免惡化到真正要開刀的地步。

瑜伽「小燕飛」

適量運動，對身體而言是好處多於壞處，瑜伽動作「小燕飛」可伸展整條脊柱，避免因長時間姿勢不良所帶來的傷害。

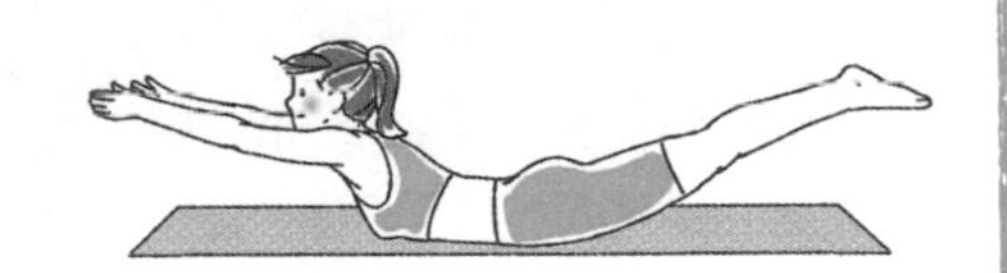

- **方法**
  1. 採大字形趴在瑜伽墊上，臉部朝下。
  2. 頭慢慢抬起，同時手臂向後抬高，會感覺到肩胛骨像是被收起來，同時將雙腳抬起。
  3. 停住 3 ～ 5 秒，盡量以腹部及肋骨的力量支撐身體。
  4. 放鬆身體，將四肢及頭部慢慢回到瑜伽墊上，休息 3 秒後再重複動作。

- **次數**

  每天做 30 回（依個人體力及狀態可逐漸增加次數）。

- **功效**

  「小燕飛」就像燕子飛舞一樣，將平常習慣往前彎腰或前傾的姿勢向反方向伸展，有助增加筋骨的強韌性及柔軟度。

7月26日 翹臀非好事？恐是骨盆前傾

宜	維持正確姿勢、訓練腰臀肌力
忌	站姿不良、久坐

據調查，臺灣60％的女生有骨盆前傾的現象，就是小腹凸、臀部翹，側面看起來似乎是迷人的S型曲線，但這是魔鬼身材，還是骨盆前傾呢？做個簡單測驗，把頭部、背部、臀部及腳後跟四個部位貼緊牆面，伸出一隻手，如果可以平貼放進腰後與牆壁間的空隙，表示骨盆位置正確；若空隙寬到可放進拳頭，可能就是骨盆前傾，要檢視平常是不是站姿不良、久坐或曾受過傷，才會導致腰椎往前、骨盆前傾。下半身受力不平均，久而久之就會腰痠背痛、雙腳麻痺、脊椎滑脫，常穿高跟鞋、孕婦及有啤酒肚的男性都是此症狀的好發族群。平常要維持正確的姿勢，訓練臀部與腰部的肌力也有助預防骨盆前傾，走路的時候也可以透過夾緊臀部和縮小腹來調整骨盆的位置。中醫則會採用針灸與推拿手法，藉由放鬆腰、臀、腿的肌肉來將歪斜的骨盆導回原位。

少海穴

長期久站或久坐會導致骨盆前傾、腰背痠痛，想要紓解腰部疼痛，按揉「少海穴」可以達到緩解。

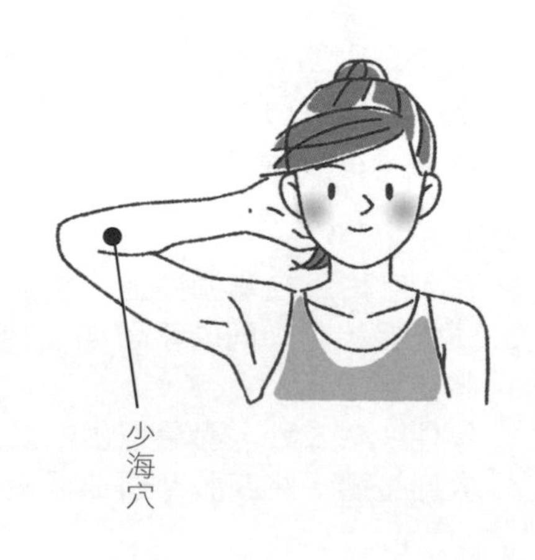

- **穴道位置**

  「少海穴」位於肘內側，當屈肘時，肘橫紋內側端與肱骨內上髁連線的中點處。

- **按摩方法**

  每天按摩「少海穴」5分鐘，一天三次。

- **功效**

  「少海穴」屬手少陰心經，能改善心痛、心律不整、心悸等心臟相關疾病，也能舒緩網球肘、高爾夫肘等常使用手肘所引起的疼痛症狀，「少海穴」對於胃脹氣導致的疼痛也能緩解不適，因此腰痠的人常按摩此穴能達到舒緩效果。

7月27日 骨盆也會後傾？前彎不行骨頭硬

宜	忌
抬頭挺胸靠牆站立	不良站姿、久坐、駝背

如果前彎時彎不太下去，可能就有骨盆後傾的問題。骨盆後傾的人會有一個扁平的臀部跟平坦的腰部，為什麼會骨盆後傾？想像一下一個媽媽手抱著小孩，為了支撐小孩的重量，他利用髖部往前的方式來撐住而不是用腰部的力量，久而久之就會變成骨盆後傾，所以不良的站姿、趴著睡、久坐、駝背都會造成後傾。通常骨盆後傾的人臀大肌也很僵硬緊繃，所以前彎彎不了。骨盆後傾會造成什麼問題？會因為脊柱與骨盆之間位置不正，容易導致脊椎受傷，所以矯正骨盆最簡單的方式就是抬頭挺胸靠牆站立，只要30秒就能逐漸調整回正確的站姿。

骨盆後傾在中醫屬「痺症」，是因經脈受阻、氣血瘀滯所致，可用如地黃、丹參、五加皮、紅花、柴胡、甘草等中藥來活血養血，臨床上最常用血府逐瘀湯來活血化瘀、行氣止痛。

瑜伽「橋式」

臀部肌肉無力再加上姿勢不良，導致骨盆無法留在原位，勤練瑜伽動作的「橋式」，可幫助鍛鍊腹部及臀部、大腿的肌肉，幫助骨盆回到正確的位置。

- **方法**
  1. 平躺在瑜伽墊上，雙腳張開與肩同寬。
  2. 膝蓋慢慢彎曲，以腹部及臀部的力量，將骨盆腔抬起，雙手平放在身體兩側，屁股夾緊，身體維持一直線。
  3. 停留此姿勢 30 秒（依個人能力調整），接著慢慢恢復至躺平姿勢。
- **次數**

  10 次為一回，每天做 3 回。
- **功效**

  橋式可以幫助訓練下半身肌肉，適合骨盆後傾或是想舒緩背部、腰部疼痛的人，能放鬆因為久坐導致肌肉緊繃所造成的骨盆傾斜問題，記得要兩隻腳輪流做。

7月28日 側趴睡脊椎側彎 穴位按摩緩疼痛

宜	保持良好姿勢
忌	長時間脊柱變形

脊椎從S線彎成C型，就稱為脊柱側彎，長期脊柱側彎會造成骨刺、腰背痠痛、胸悶呼吸不順、坐骨神經痛等症狀。脊柱側彎分為三種成因，第一種是姿勢不良、骨盆傾斜、長短腳等所導致，經過調整能恢復正常功能，屬可逆型；第二種是因先天性的脊柱問題或後天受傷所造成的結構性脊柱側彎，屬不可逆脊柱側彎；八成以上病患都屬第三種，到目前為止原因不明，可能跟遺傳、性別等相關，稱為原發性脊柱側彎。如何判斷？可以做亞當式前彎，向前彎腰、雙手自然下垂，看看背部脊柱的凸起處，若兩側不同高就可能是脊椎側彎。曾經有病患狂流手汗，原因是脊椎側彎影響到交感神經引發手汗症，也有女生朋友子宮後傾，原因也是脊柱側彎。不論脊椎側彎會為身體帶來什麼問題，只能保持良好姿勢，盡量讓脊柱呈現直線狀態，而非長時間都在變形中。

命門穴

在辦公室工作一整天、也坐了一整天，回家累到只想躺平攤在沙發上，所以脊柱長期都處在彎曲的情況下，這時候按壓「命門穴」，強迫自己將脊柱挺直吧！

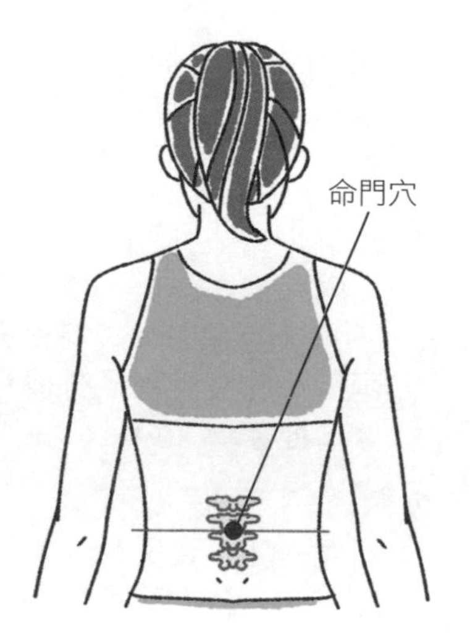

- **穴道位置**

「命門穴」位於腰後正中方、第二腰椎棘刺下凹陷處，也就是肚臍正後方的脊柱兩側。

- **按摩方法**

以雙手握拳的方式，用力按揉「命門穴」。

- **功效**

「命門穴」意指生命之門，旁邊就是腎，中醫認為腎氣足則百病除，所以此穴為養生大穴，有利腰脊、溫腎陽之效，對於脊椎炎、腰椎肥大、小兒麻痺後遺症都具療效。

7月29日 脊柱側彎怎麼解 益養肝腎強筋骨

宜	忌
補充養肝腎、含膠質的食物	久坐不動、姿勢不良

如果脊柱彎曲角度小於20度，可以用物理治療來矯正；大於20度，醫生會建議穿戴背架，避免角度繼續惡化；超過40度，就該考慮手術治療，避免內臟器官出問題。醫學發現，女性因為韌帶較鬆軟，脊柱側彎的發生率高於男性。

中醫建議以推拿、針灸、熱敷、整復等手法來治療脊椎側彎，以調脊正骨、鬆筋理筋為主，讓脊柱角度不再惡化，甚至讓骨骼回復到正常位置。平常可多補充養肝腎的食物，如枸杞、芝麻、核桃等，肝主筋、腎主骨，肝腎強健，筋骨也會變得強韌不容易受傷；富含膠質的食物，如雞腳、豬蹄等，也能強化筋骨；補充鈣質也能強健骨頭、延緩骨質流失，像乳製品、食茱萸（刺蔥）、菠菜、毛豆、明日葉、黑芝麻、杏仁、黑豆、核桃、花生、黑棗、紅棗等；晒太陽也能增加鈣質吸收。避免久坐不動、姿勢不良，預防重於治療才是王道。

瑜伽「嬰兒式」

瑜伽是非常好的養生方法，可以伸展我們平常用不到的肌肉，只要慢慢做、不勉強的情況下，對身體幫助很大。瑜伽中的嬰兒式像是回到在母胎中的姿勢，可以放鬆背部肌肉，慢慢將輕微的側彎拉向正中央。

- **方法**
  1. 膝蓋張開跪坐在地上，雙手向前伸展的同時，慢慢彎腰將上身貼近大腿。
  2. 用力將雙手往前伸展，藉此拉開背部肌肉，維持 30 秒不動，再慢慢回復正常跪坐姿勢。

- **次數**

  10 次為一回，每天做 3 回。

- **功效**

  平常不管站著或坐著，我們都是將脊柱保持直立狀態，從頸椎、胸椎一直壓迫到腰椎，嬰兒式可以放鬆脊柱周圍的肌肉，伸展筋骨減低脊柱的壓力。

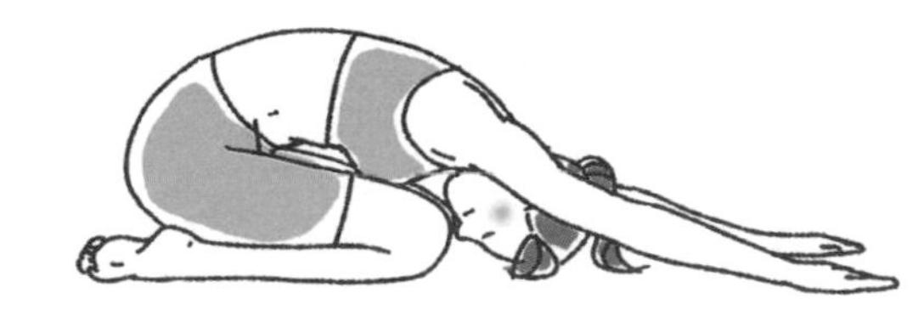

7月30／31日

身體水腫了！虛胖還是出狀況

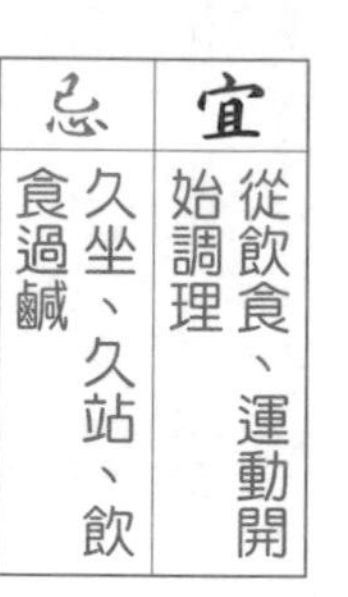

為什麼身體會發生水腫？人體內的水分，三分之二在細胞內、三分之一在細胞外，水腫是皮下累積了多餘的水分導致腫大，也就是血管外的組織因為缺乏良好的代謝循環，讓間隙有體液堆積的現象。現代人因為工作關係容易久坐、久站、及飲食過鹹，所以更容易發生水腫的問題。經常有人會懷疑水腫是不是因為水喝太多？事實上水腫和喝水的多寡無關，主要是因為組織間液裡異常堆積而引起腫脹，所以水腫時並不需要限制水分的攝取。

從中醫觀點而言，急性腎臟病的水腫比較類似中醫的陽水，慢性腎臟病則類似中醫的陰水。除了生活習慣不佳容易造成水腫之外，還可能是心、肝、腎、血管等器官出問題的警訊，不可輕忽。所以發現水腫時，應先就醫確認水腫的原因，排除疾病因素後，再從飲食、運動兩方面著手改善。

紅茶生薑飲

從中醫觀點來說，水腫和脾、肺、腎脫離不了關係，體質濕寒的人不易排出體內多餘的水分，於是容易造成水腫，建議平時養成習慣喝「紅茶生薑飲」，可讓水分在身體內正常進出，避免滯留造成水腫問題。

- **材料**

老薑、紅茶、蜂蜜或黑糖適量。

- **做法**

1. 把老薑洗淨削皮磨成蓉，可用專用容器壓成薑汁，或把手洗淨後用手榨成薑汁。
2. 泡一杯熱紅茶，摻入 1 ～ 2 小匙薑汁。
3. 依個人喜好加入少許的蜂蜜或黑糖，攪拌均勻即可。

- **功效**

紅茶性溫、祛寒，有溫暖身體的效果，兼具溫暖身體和促進利尿兩大特性。薑則是有擴張血管、疏通血液循環的暖身效用，可強化腎臟功能、增加排尿量，排泄掉體內多餘的水分，在熱熱的夏日喝，效果更佳。

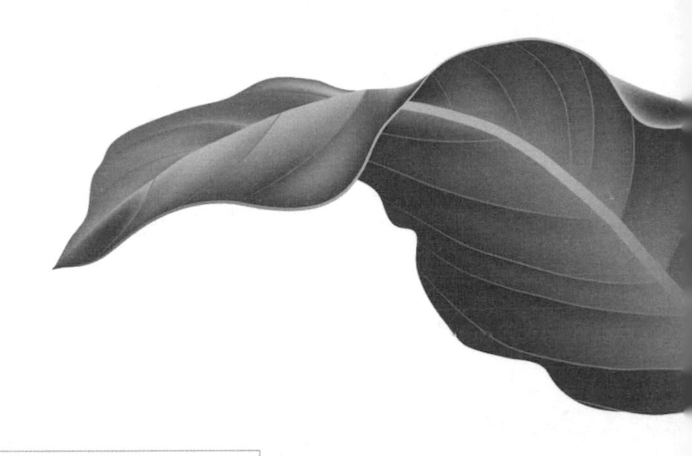

八月
August

立秋是邁入秋涼的先鋒，
也暗示炎熱難耐的夏季即將結束。
乾燥的秋季，人體為了減少水分的散失，
會自動減緩大腸蠕動的速度，
如果飲水不足，很容易引起腸躁便祕。
大腸與肺相表裡，肺主皮膚與毛髮，
八月正是肌膚容易乾、皮膚容易過敏的時節。
跟著書中的腳步，
一起滋陰清補、養肺潤燥，提升免疫力吧！

8月1日 足踝扭傷不理會變習慣性扭傷

宜	忌
按摩解谿穴強化足部關節	低估嚴重性、輕忽治療

腳對於人體的支撐占有很重要的關鍵作用，其中，足踝不只需要承擔身體的重量，還提供了關節運動的功能，雖然看似面積不大，但是於走路、運動卻占了關鍵的位置且活動面積大，在運動時所承受的壓力更大，一不小心就會造成踝扭傷，可說是最常見的運動傷害了。

足踝扭傷的症狀包括局部紅、熱、腫、疼痛及關節功能障礙等。根據統計資料顯示，足踝扭傷是最常見的運動傷害，但是大部分扭傷的人往往低估嚴重性，有超過一半的人沒有尋求專業的治療，所以容易有足踝扭傷後遺症，可能持續6～18個月之久，或需更久的時間才能復原。急性扭傷若沒有好好治療，容易轉變為「習慣性扭傷」，表示足踝外側的「前距腓骨韌帶」已經鬆弛了，除了走路會怪怪的、或隱隱作痛之外，以後也更容易再扭傷。

解谿穴

現代人因為工作忙碌又缺乏運動，容易因為偶爾的運動，或是上下樓梯不慎，造成足踝容易扭傷，平時可以多按摩「解谿穴」強化足部關節。

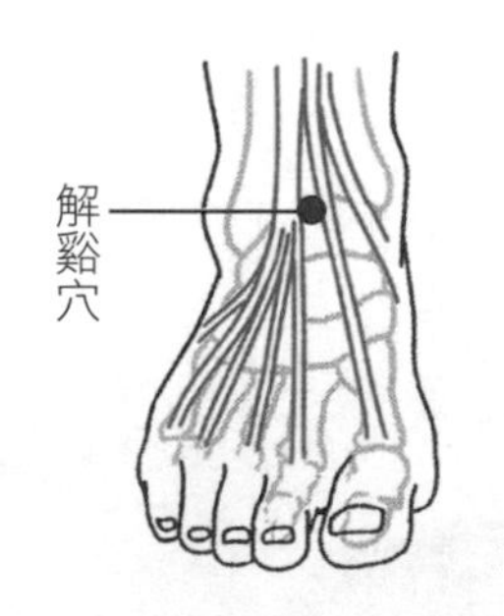

• **穴道位置**

「解谿穴」位在足背與小腿交界處的橫紋中央凹陷處、拇長伸肌腱與趾長伸肌腱之間，大約在繫鞋帶的地方。

• **按摩方法**

按壓時建議可用食指上、中指下重疊，以中指腹力量適中按壓穴道，每次約 1 ～ 3 分鐘，一天可數次。

• **功效**

「解谿穴」屬於足陽明胃經脈絡，對於足踝不適、神經性頭痛、胃腸炎、踝關節及其周圍軟組織疾患等有舒緩的功效。經常按摩解谿穴還可以讓足踝纖細、加速血液循環。

8月2／3日

頸扭傷別亂推拿　運動減輕頸負擔

宜	忌
熱敷並輕揉肌肉緩解疼痛	推拿或扭轉頸部

頸扭傷常見的就是「落枕」，因頸部肌肉發生痙攣，導致頸部和附近肩膀出現僵硬痠痛、頸部活動受限的情況，發生原因和睡眠姿勢不當、枕頭過高過低有關。急性期約一、兩星期內，可使用止痛藥、肌肉鬆弛劑與消炎藥物以減輕症狀，此時不可接受推拿或扭轉頸部，因為可能造成骨折或其他併發症，過了急性期，可以開始輕微活動。

頸部主要承受著頭顱的重量，長時間需要做低頭、仰頭或轉頭等動作，容易讓傷害持續累積。頸扭傷在中醫稱為「落枕」，屬於頸部肌肉群形成的保護性收縮，常見原因是睡姿不良、坐姿或站姿長期不正確，或感冒引起頸部周圍的肌肉發炎等所造成。急性落枕若疼痛程度輕微，可先以熱敷並輕揉肌肉緩解疼痛；若疼痛劇烈，應由醫師提供藥物搭配物理治療，以免日後頸部出現慢性傷害。

伸展脖子肌肉運動

現代人生活中離不開 3C 產品，肩頸容易僵硬痠痛，這時可嘗試「伸展脖子肌肉運動」，舒緩頸部不適情況，避免頸扭傷。

- **方法**
  1. 找到「落枕」的位置，若是右側脖子或右上背扭傷，將右手至於疼痛處；左邊則相反。
  2. 用手指在疼痛部位施加壓力，力量控制在可忍受的範圍內。
  3. 將頭慢慢轉往疼痛位置、反方向往下轉動，力道要輕、速度要慢，盡量將臉頰靠近腋下。

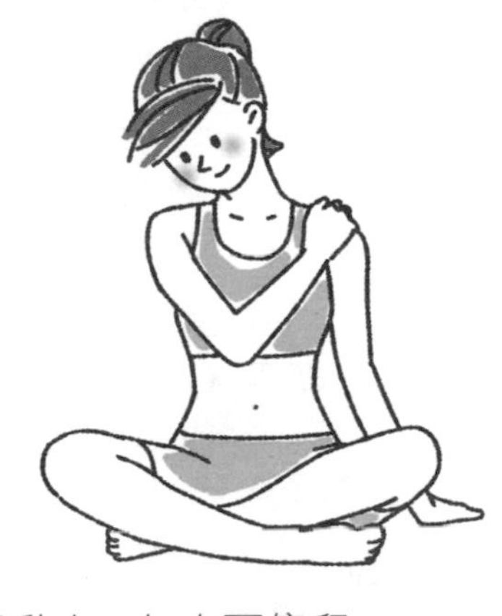

- **次數**：一天可多做幾次，直到狀況改善。
- **功效**

可伸展僵硬的頸部肌肉，增加局部循環及頸部的活動度，每次可停留 10 ～ 20 秒，伸展的程度以感到輕微痠痛為主。若運動會引起明顯疼痛，或疼痛時間超過 15 ～ 20 分鐘，請立即停止運動並諮詢專業醫師。

8月4日 手扭傷後動一動 有助於傷勢復原

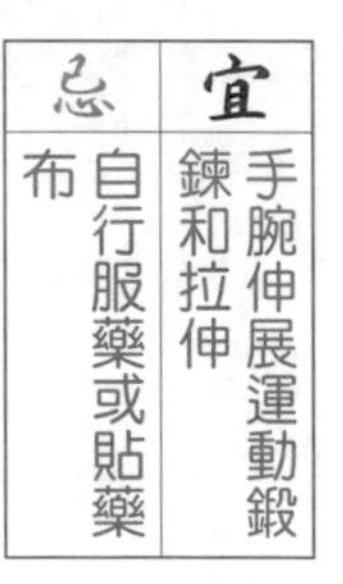

宜	忌
手腕伸展運動鍛鍊和拉伸	自行服藥或貼藥布

手腕是人體中比較脆弱的關節部位，容易因為過度向後彎曲、拉伸、扭曲、運動，造成連接手腕和手掌的韌帶發生損傷，造成手扭傷。很多人扭傷後因為怕痛所以不敢動，認為多休息才好得快，事實上若手腕完全不活動，反而容易造成受傷部位持續瘀紫腫脹、肢體功能喪失。所以，最好是在發炎期過後，好好做肢體活動。

想避免手扭傷，要注意日常生活中不正確的施力或是過度的用力，並避免手腕支撐跌倒時的身體重量，才不會造成手腕的扭傷。為預防不定性手腕扭傷的發生，可藉由日常的手腕伸展運動鍛鍊和拉伸，以提高手腕靈活度和機動性。萬一不小心手扭傷，應該讓醫生評估手腕扭傷情況，切勿自行服藥或貼藥布，以免造成永久性的關節損傷。

桃紅四物湯

手腕扭傷的原因通常是因為手腕突發、過度或重複運動所引起的，平時可喝「桃紅四物湯」，有助於促進活血化瘀、減壓消腫。

- **材料**

當歸 12 公克、川芎 6 公克、白芍 12 公克、熟地黃 24 公克、紅花 6 公克、桃仁 9 公克。

- **做法**

1. 先將桃仁打碎備用。
2. 準備湯藥煲仔將所有藥材下煲仔，加入 3 碗清水。
3. 先用清水將藥材泡上半小時，再開中小火煲至湯水剩下三分之一，關火，倒出湯水待涼飲用。

- **功效**

當歸、熟地可補血、活血；川芎可理血中之氣；芍藥可斂陰養血；桃仁、紅花則是入血分逐瘀行血，此方對於養血活血、通絡調經、祛瘀止痛具有效果。

8月5日 腰痛因為內臟痛 原因不同要分辨

宜	忌
適當按摩護腰保養	只吃藥、忽略真正病因

幾乎每個人都有腰痠背痛的經驗，腰痛的原因很多，不同的位置或痛法，反映出不同健康問題。如果是腎臟問題引起的腰痛，通常是持續且固定於相同位置的疼痛；如果是一陣一陣的絞痛，放射到鼠蹊部，則可能是輸尿管引起的腰痛；如果是因為身體姿勢的改變所造成的疼痛，則跟肌肉有密切關係。容易造成腰痛的原因，第一是泌尿系統的問題，第二是骨骼問題，第三是來自神經肌肉的不正常，第四是消化道的原因。如果不對症下藥，反覆的腰痛就會找上你！

中醫將腰痛分為結構型的腰痛與內傷型的腰痛。結構型就是常見的椎間盤突出、脊椎滑脫、腎結石等；內傷型則是包括急性腰扭傷、筋膜發炎、腎虛、血瘀、氣滯導致的腰痛。腰痛時服用的藥物通常只能暫時的緩解不適症狀，但是對於病根的改善幅度有限，所以要找出原因才能真正改善腰痛。

腰陽關穴

姿勢不良、勞累過度，都容易引起腰痛，平時可以按一按「腰陽關穴」，不僅可以舒緩以及預防腰痛，還可以做為護腰的保養穴道。

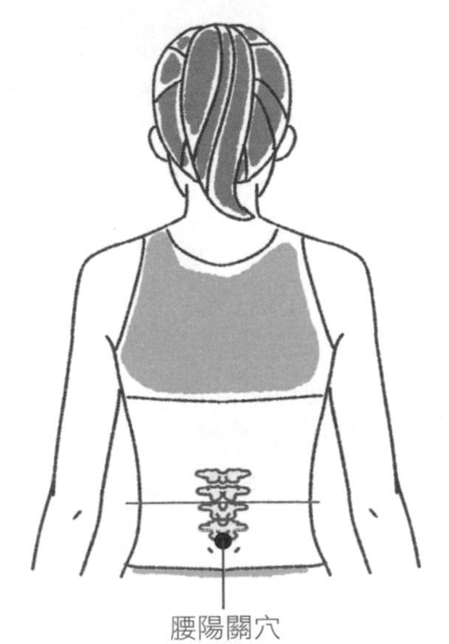
腰陽關穴

- **穴道位置**

  「腰陽關穴」位在腰部，當後正中線上，約在第四腰椎棘突下凹陷中。

- **按摩方法**

  用大拇指在「腰陽關穴」的位置做環狀按摩，每次 3 分鐘或按揉 100 下，或在穴道位置熱敷 20 ~ 30 分鐘，一樣有舒緩的效果。

- **功效**

  「腰陽關穴」是督脈上「元陰元陽」的交會點，對於治療腰部病變、坐骨神經痛、盆腔炎等有幫助。

8月6日 束腹護腰有效？做做運動更好

宜	忌
訓練核心肌群、強化背部肌肉	過度依賴下背護具

容易有「這裡痛、那裡痠」情形的人越來越年輕化，痠痛不再是老年人的專利，除了勞動階級者因搬重物容易腰痛，上班族也因為久坐不動成為好發族群。疼痛部位可見於腰脊中，亦常見於一側或雙側腰部。腰痛一旦發作，會讓人坐立難安，白天無心工作、晚上睡不好，看似小症狀卻影響極大。

有習慣性腰痛的人經常會自行購買束腹、護腰或其他下背護具來預防疼痛的發生，或是用來保護腰部，但是不見得每個人都適合。下背護具主要目的不是為了長期支撐或預防骨折，而是「限制活動」，所以適合腰背有受傷或剛手術完的患者，不建議作為日常預防保健使用。若是長期使用，容易對下背護具產生依賴性，導致該部位肌肉因活動度不夠而萎縮，反而更容易受傷。

瑜伽棒式

容易腰痠背痛的人，平時可以常做瑜伽裡的「棒式」，訓練好核心肌群、強化背部肌肉，降低腰痠背痛的機率。

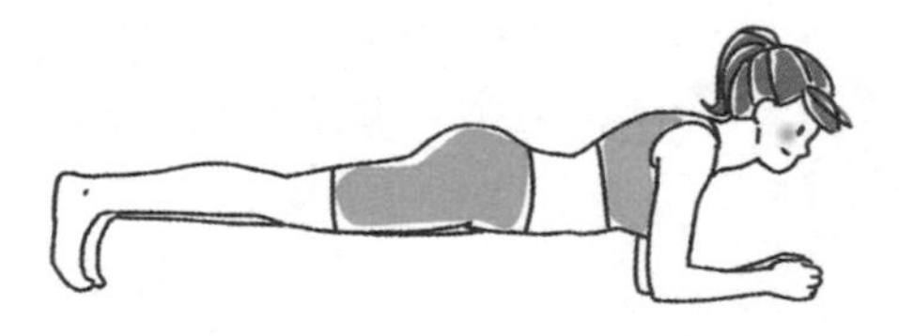

- **方法**
  1. 臉朝下趴在瑜伽墊上呈俯臥姿，雙腳微微打開，腳尖著地、與肩同寬，並用兩手手肘撐地。
  2. 將前臂和腳尖接觸地面，運用腹部、臀部和腿部肌肉的力量，將身體平平地撐起、像一塊板子般，除了前臂和腳尖，其他身體部位都必須離地。
  3. 維持撐起的姿勢 30 秒，後放鬆趴回瑜伽墊休息 10 秒，再撐起，反覆動作 3 ～ 5 次。
- **次數**：每天至少一次 10 ～ 20 分鐘的運動。
- **功效**

棒式運動可提升全身的活動性，穩定脊椎、肋骨和骨盆等身體部位，但是，手肘或肩膀關節受傷的人不適合做棒式，以免造成關節太大負擔。

8月7日 立秋告別暑熱 養生首重心寧靜

宜	忌
規律生活、睡眠充足	悲憂傷感、情緒起伏過大

立秋是一年二十四節氣中的第十三個節氣，也是秋天的第一個節氣，每年在8月7～9日之間，意味著秋天已經慢慢到來了，代表著炎熱的夏天即將過去。剛入秋季氣候乾燥，夜晚雖然涼爽，但白天氣溫仍較高，所以也有秋老虎之稱。在這陽氣漸收、陰氣漸長的季節，人體陰陽代謝也會出現陽消陰長的過渡時期。因此秋季養生，凡精神情志、飲食起居、運動鍛鍊，皆以養收為原則。

從自然界循序漸進的變化過程中，立秋的氣候正是由熱轉涼的交接節氣，也是萬物成熟收穫的季節，需遵守「春生夏長秋收冬藏」的自然規律，春夏養陽，秋冬養陰。立秋養生要保持內心寧靜、神志安寧、心情舒暢，不要悲憂傷感，生活起居要注意衣著的增減、規律的生活、睡眠充足，最好能夠晚上10點左右就寢，早上6、7點就起床。

龍眼粥

立秋時容易呼吸道乾燥、口乾舌燥，有時甚至感覺喝再多水都解不了渴，這時候早餐可以來碗「龍眼粥」，兼具補充水分與潤燥效果，是立秋時節的理想藥膳。

- **材料**

圓糯米200公克、龍眼乾100公克、紅棗40公克、黑糖70公克、水約1400c.c.。

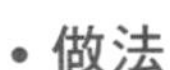

- **做法**

1. 圓糯米洗淨後泡水2小時，紅棗沖淨瀝乾備用。
2. 電鍋內鍋放入圓糯米、龍眼乾、紅棗及水約1400c.c.，外鍋1杯水悶煮，跳起後再悶20分鐘。
3. 起鍋前加入黑糖拌勻，或依個人口味再調整即可。

- **功效**

中醫認為龍眼性溫味甘，具有補心益脾、養血安神、止瀉潤肺、止咳等作用，用於貧血、心悸、失眠、健忘及神經衰弱，有很好的食療效果。

8月8日 身體缺水易秋燥 保養首重滋陰水

宜	忌
多吃平潤、帶膠質的食物	將秋燥跟火氣大混為一談

秋天來臨時，雖然白天豔陽高照，入夜後的涼意卻已沁人心脾，此時有些人明明沒生病，但總是容易出現幾聲乾咳、鼻子開始出現類似過敏的症狀、皮膚乾燥脫皮等等身體缺乏水分滋潤的現象，代表身體出現「秋燥」。

最常見的秋燥症狀為口角發炎、皮膚乾裂、鼻出血、便祕與哮喘、燥咳。從中醫觀點，秋燥最容易傷害到肺系統，包括口、鼻、肺臟及皮膚毛細孔等。另外，由於肺和大腸互為表裡，所以有些人也會出現便祕症狀，特別是年長者、常熬夜的夜貓族最容易出現秋燥症狀，這時候應該多吃平潤的食物，及帶有膠質或是質地黏稠的食物，例如：梨、百合、玉竹、沙參、白木耳、蓮藕、荸薺、枸杞等。千萬要注意不要把秋燥跟火氣大混為一談，自行服用黃連等苦寒藥，或是猛喝青草茶想要降火，結果燥症沒有消，反倒因為過度寒涼導致腸胃不適。

桂花蜂蜜飲

中醫認為秋冬乾燥，燥邪易傷肺，導致肺陰不足，所以需注意養肺護肺，防止秋燥的傷害，平時喝「桂花蜂蜜飲」可改善秋燥症狀。

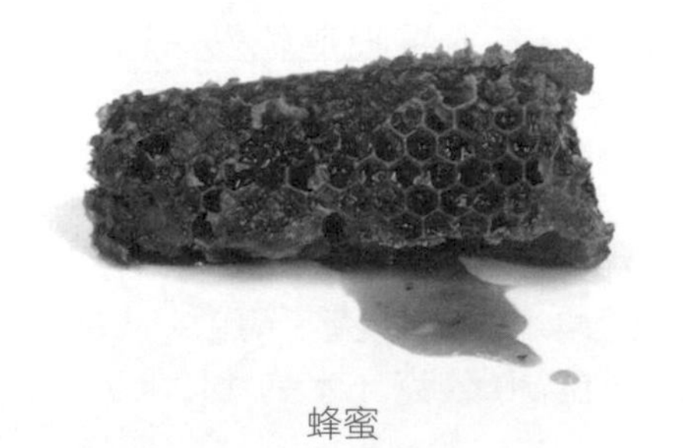

蜂蜜

- **材料**

桂花 3 公克、水 200c.c.、蜂蜜適量。

- **做法**

將桂花放置熱水中沖泡，待放涼後加入適量蜂蜜即可飲用。

- **功效**

蜂蜜水是中醫補水的小祕方，蜂蜜可以潤燥、清熱，有潤肺止咳、潤腸通便、滋潤肌膚的作用，與水調和喝下，既可補充水分，又可以防止因秋燥所引起的許多乾燥症狀，還能抗衰老；桂花不止香氣佳，還能止咳、暖胃、安神，兩相結合是秋季養生的簡單良方。但因為蜂蜜內含有某些厭氧菌，嬰幼兒、腸胃道過於敏感，或是吃甜食容易泛胃酸的人要避免食用。

8月9日 從體質去口臭 喝喝藿香醒脾茶

宜	忌
薄荷葉漱口水、喝綠茶	喝咖啡、酒

中醫稱口臭為腥臭、口中膠臭等，會因為胃腸積熱、肺中蘊熱、心肝火旺、脾胃寒濕等原因造成口臭。暴飲暴食者，腸胃一下子消化不良，就會出現口臭現象，屬胃腸積熱型，可以黃連解毒湯治之；「肺主氣，司呼吸」，有呼吸道疾病者容易引發口臭、口乾，屬肺中蘊熱型，可用魚腥草、黃芩等中藥材來治療；一般大家常說火氣大會造成口臭，屬心肝火旺型，此型患者通常個性比較急，或因為緊張、壓力大、熬夜等因素造成口苦口臭，茯苓、生地、薄荷都是可紓解症狀的中藥方；脾胃寒濕者則是因為體內陽氣不足，導致大便稀軟不成形所散發出的臭味，中醫可用艾灸、中藥等方法來治療口臭。平常也可在熱水中加入薄荷葉，自製漱口水來消除短暫的口腔異味；多喝綠茶可中和口臭，喝咖啡、酒會加重口臭，想除口臭可別喝錯。

藿香醒脾茶

覺得口中有異味的人，平常可沖泡「藿香醒脾茶」來飲用，不只可以消除臭味，也能幫口腔清潔殺菌。

- **材料**

藿香 3 公克、薄荷 1.5 公克、白菊花 6 公克、綠茶少許。

- **做法**

綠茶洗淨，與其他藥材加入沸水中，加蓋悶約 5 分鐘後，即可飲用。

- **功效**

「藿香」歸脾、胃、肺經，能化濕、解暑、止嘔，《本草正義丸》記載：「藿香能祛除陰霾濕邪，而助脾胃正氣，……舌苔濁垢者最捷之藥。」同時其具有防腐、抗菌的作用，因此能解口中之臭。

8月10日 口腔氣味辨健康 心熱口臭大陵驅

宜	忌
找牙科找出病因	食物殘留、清潔不當

新型冠狀肺炎席捲全球，除了造成人心惶惶外，因為必須長時間戴口罩，不少人因此發現自己的口腔味道其實並不好。

一般來說，我們很少聞到自己口腔所散發出的味道，除非是旁人告知。口氣的好壞透露著身體健康的訊息，根據統計，有九成的口臭都來自於食物殘留或清潔不當、牙周炎、蛀牙、抽菸等所造成的臭味，但也會因為其他疾病而為口腔帶來味道，例如：洗腎患者或腎功能異常者會呼出阿摩尼亞味；糖尿病患者會有乙酮的爛蘋果味；肝功能障礙者則會出現魚腥味；扁桃腺發炎和鼻咽發炎會呼出乳酪臭酸味；發高燒、蛀牙、口腔問題者則是出現口臭味。因此一旦發現自己口中有異味，也不是因為吃了大蒜、洋蔥等食物所造成的味道，不管如何刷牙都無法清除時，建議先找牙科找出病因，才能對症下藥。

大陵穴

中醫認為「心熱口臭大陵驅」，口臭就是因為心脾之火太過，所以按壓「大陵穴」有助於去除口臭。

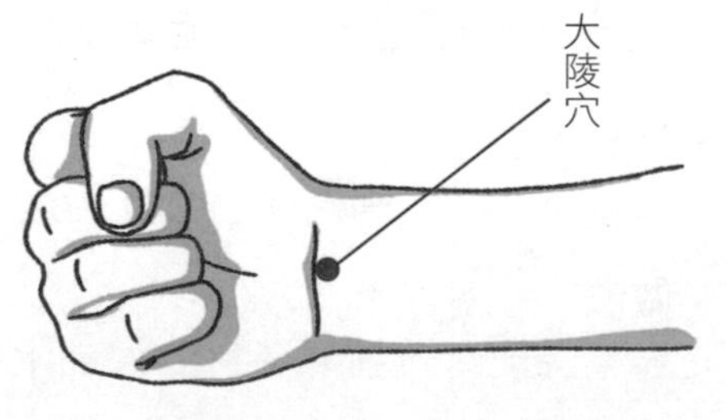

- **穴道位置**

  「大陵穴」位於腕横掌紋中點。

- **按摩方法**

  以右手拇指垂直按壓左手「大陵穴」至產生痠麻痛感，持續約 20 ～ 30 秒，按揉該穴位 3 ～ 5 分鐘後，換左手拇指按壓右手「大陵穴」，重複以上步驟，每天 2 次。

- **功效**

  「大陵穴」屬手厥陰心包經，又名太陵，有清心降火、寧神之效，對於心悸、心肌炎、胃炎、失眠、耳鳴、手麻、口臭等症都有療效，還能紓解腳跟痛。

8月11日 生長遲緩不愛吃 多加這味開脾胃

宜	忌
多攝取刺激生長激素的食品	腎功能失常、熱量攝取不足

相信很多爸媽看著自己的小孩一眠大一寸、欣慰他長大的同時，也會擔心生長速度是否正常？是發育比較晚還是生長遲緩？

當孩子的身高或體重小於同儕值的3%，或兒童期生長速度小於每年4公分，就算是生長遲緩，會因為慢性疾病（如基因異常、先天性心臟病、代謝異常、甲狀腺低下等）、餵食困難、熱量攝取不足、吸收不良等因素造成，若生長遲緩沒有妥善處理，可能會演變成發展遲緩、行為異常、語言障礙、焦慮等問題。中醫認為腎主骨，因此腎氣充盈可以幫助孩子骨骼發育，若腎功能失常，骨骼發育較不完整，也會出現生長遲緩的現象。飲食上可多攝取雞爪、魚、肉、蛋、花生、黃豆等富含甘胺酸、麩醯胺酸、精胺酸等刺激生長激素的食品。生長遲緩的孩子若是因熱量攝取不足所造成，每天可多增加50%～100%卡的熱量。

壯兒膏

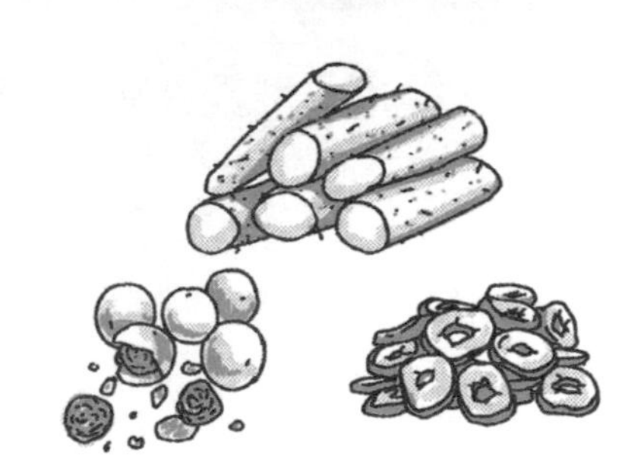

生長遲緩的孩子可能因偏食造成營養不良，喜吃甘甜也會降低孩子的胃口，因此自製如同果凍一般的「壯兒膏」，可幫助孩子進食，還能健脾補腎，幫助骨骼生長。

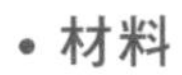

- **材料**

山藥500公克、桂圓500公克、山楂3個。

- **做法**

1. 山藥洗淨去皮切塊、桂圓剝殼去子取肉、山楂洗淨去核。
2. 將山藥、桂圓肉、山楂放入果汁機打成汁，全部食材以隔水加熱的方式蒸一小時，即可食用。

- **功效**

《本草綱目》記載山藥「益腎氣，健脾胃」，能補中益氣、增加腸胃吸收、增強免疫力。桂圓可開胃健脾，而山楂則能健胃、消食化積。三者合用，酸酸甜甜的果凍口感，可增加孩童食慾，達到開胃健脾之效。

8月12日 小孩準備要轉骨時機體質要看準

宜：掌握第二性徵出現的前半年
忌：盲目亂吃轉骨方

現在人孩子生得少，家長都希望課業、品格、身高都要高人一等，中醫最常被問到的也是轉骨方。何謂轉骨？轉骨就是轉骨發育期，每個小孩發育的時間不太一樣，因此轉骨就是根據每個孩子的體質進行獨一無二的改造，讓他們在青春期盡情發育。那麼何時該轉骨？通常是第二性徵出現的前半年，是轉骨的最好時機，女生要在第二性徵（乳房）開始發育到初經來的期間，而男生則是在睪丸變大到變聲期為止，也就是在青春期前就要準備調理。但如果孩子的生長曲線明顯落後同學很多，也可以考慮提早先進行調理脾胃，也就是轉骨前打底，畢竟先長肉，才有本錢抽高。中醫認為生長發育與「肝」、「脾」、「腎」三臟腑息息相關：肝主筋、主升發、喜條達惡抑鬱；脾為後天之本、主肌肉四肢；腎為先天之本、主骨生髓。轉骨時針對這三個臟腑調理，效果特別好。

男孩轉骨湯

因為是配合個別體質調配的轉骨湯，因此配方有分男女，以下提供一個「男孩轉骨湯」供參考。

- **材料**

續斷 113 公克、杜仲 113 公克、肉蓯蓉 113 公克、山藥 113 公克、黨參 113 公克、白朮 113 公克、當歸 75 公克、川芎 113 公克、川七 75 克、雞 1/4 隻。

- **做法**

1. 所有中藥材洗淨放入紗布袋中。
2. 在鍋內加 5 大碗水熬煮成 3 大碗後（一碗約 600ml），拿走紗布袋將雞放入，再加 2 大碗水熬煮，煮至雞肉爛熟為止。

- **功效**

斷續、杜仲、肉蓯蓉皆可補腎陽、益精血，而斷續、杜仲還可強筋骨，當歸、川芎促進血液循環，黨參、白朮維持腸胃消化，而川七可提高免疫力、促進骨骼發育，是一道專為男生設計的轉骨藥膳。

8月13日 想轉骨怎麼吃？睡錯時間反變胖

宜	忌
早睡早起、均衡飲食、運動	作息、飲食不正常

中醫在進行轉骨調理時，除了促進發育外，也會調理體質、改善過敏、增強免疫力，很多家長會覺得只要喝中醫師開的轉骨湯，小孩自然就會長高，其實不然。

每天晚上11點到凌晨2點是生長激素分泌最旺盛的時候，所以10點前一定要入睡，才能在11點達到熟睡狀態。美國有項研究發現，學齡前的孩童如果每天都晚睡，肥胖機率較其他早睡的人還高，所以第一要早睡早起，第二要均衡飲食，多補充幫助骨骼生長、富含鈣質（牛奶）及維生素A（菠菜、柑橘、胡蘿蔔）的食物，蛋白質食物可刺激生長激素分泌、增長肌肉、幫助紅血球生成，因此蛋白質食物攝取量要足夠；第三多運動，可以試試籃球、跳繩等運動幫助長高，再搭配轉骨湯，才能讓孩子高人一等，而不是單靠轉骨湯就會自動長高，轉骨湯只是改善補強不足，並不是萬能仙方。

女孩轉骨湯

男生轉骨注重補腎益氣，女孩轉骨則著重調肝養血，希望擁有好肌膚及好身材。以下提供一個「女孩轉骨湯」供參考。

- **材料**

  冬蟲夏草 37 公克、當歸 113 公克、川芎 37 公克、熟地 113 公克、白芍 113 公克、紅花 19 公克、山藥 150 公克、茯苓 75 公克、女貞子 75 公克、菟絲子 75 公克、老薑 113 公克、九層塔根 188 公克、雞 1/4 隻。

- **做法**

  所有中藥材洗淨放入紗布袋中，在鍋內加 6 大碗水熬煮成 4 大碗，放入雞，再加 2 大碗水繼續煮，至雞肉爛熟為止。

- **功效**

  冬蟲夏草可調節造血功能，當歸、川芎、熟地能補血活血，白芍除了養血調經外，還能改善皮膚暗黃並去斑，女貞子及菟絲花有補肝腎、明目之效，從體質調理為青春期的女孩打造健康美麗的身材。

8月14日 姿勢不良下背痛 中封穴舒緩疼痛

宜	忌
維持良好姿勢、避免久坐久站	過食冰冷、過度疲勞

根據統計，下背痛是所有職業中最常發生的骨骼疾病，不良姿勢、長時間重複同樣工作、久坐工作者、搬重物等都是好發族群。

下背痛屬於腰部疼痛，背部十二肋骨以下到臀部的下緣，都屬於下背，下背痛的疼痛感有可能會延伸到下半身，可能造成麻木及灼熱感，嚴重時還會導致跛行、無法走路、排尿及排便困難。背部肌肉拉傷、骨折、韌帶發炎等屬急性下背痛，椎間盤突出、骨質疏鬆、脊椎滑脫則屬慢性下背痛。中醫將下背痛分為因感冒引起的腰痛、因濕氣重或過食冰冷引起的風寒濕痺腰痛，過度疲勞、年紀大的腎虛腰痛，以及因不當使力或外傷所造成的瘀血腰痛，還有女生經期的腰痛。中醫會採取中藥方、針灸、藥物薰洗或傷科手法、推拿按摩等來治療，但最重要的還是平日維持良好姿勢、避免久坐或久站，預防勝於治療。

中封穴

有時候搬重物會因為彎腰姿勢不良造成下背部疼痛，這時按壓「中封穴」可緩解疼痛。

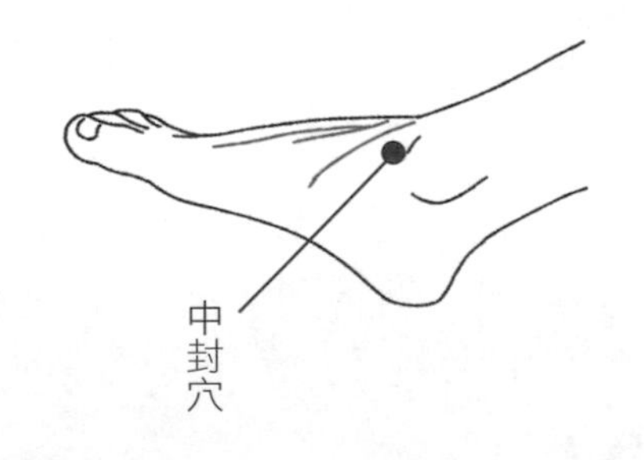

- **穴道位置**

  「中封穴」位於足背、脛骨前肌腱內側凹陷處，也就是腳趾頭向上彎曲時，浮出來的肌鍵與腳踝內側骨骼的凹陷處。

- **按摩方法**

  以大拇指指腹按壓「中封穴」3～5秒後放開，重複此動作持續3～5分鐘至症狀緩解。

- **功效**

  「中封穴」屬足厥陰經，能疏肝理氣、清泄下焦，對於腰痛、腳痛、行步艱難、肝炎、黃疸等都具有療效，同時也能舒緩女性朋友因經期所引起的腰痛。

8月15日

背痛隱藏原因多 心痛胃痛都可能

宜	忌
找出真正原因、對症下藥	對背痛掉以輕心

在臨床上曾經發生患者因為長期背痛而就醫，但怎麼醫都醫不好，後來才發現，他的背痛跟復健科一點關係都沒有，而是因為胃痛引起背痛。所以背部疼痛有可能是因為內臟疾病所引起，而非單純的骨骼問題。

我們先沿著肩胛骨將背部一分為二，再順著脊椎縱向垂直畫分，共分為四等分，如果是右上方的背部疼痛，還帶有咳嗽症狀，可能是支氣管炎或肺炎；如果是左上方疼痛，可能是因為心臟疾病，如心肌梗塞、主動脈剝離所引起；若是右下方的背部疼痛（不含下背部），可能是十二指腸潰瘍、肝炎、腎結石等症狀；若是左下方疼痛，恐跟胰臟癌、腎結石有關；若是下背部疼痛，就跟尿道結石、子宮外孕等疾病相關。因此，如果有背部疼痛的問題，而且疼痛方式跟一般的扭傷、骨骼受傷差異很大時，千萬不要掉以輕心，有可能是其他疾病所造成。

彎膝抱胸運動

有時會因為一個錯誤姿勢而導致背部受傷，因此平常就要多運動活絡背部筋骨，才能避免一時的傷害。「彎膝抱胸運動」可做為腰背疼痛的復健動作，也可當作日常的運動保健。

• 方法

1. 先仰躺在瑜伽墊上，將左腳膝蓋彎曲、慢慢靠近胸部，雙手抱住左腳後默數 5 秒後放開、膝蓋伸直，改換右腳膝蓋彎曲，重複以上動作。
2. 雙腳膝蓋慢慢朝胸部彎曲，雙手抱住雙腳默數 5 秒後放開，雙腳伸直。

• 次數

每天做 3 次，每次做 10 ～ 15 分鐘。

• 功效

常做「彎膝抱胸運動」可放鬆腰椎肌肉，同時可伸展下背肌群、鍛鍊肌力，避免退化。

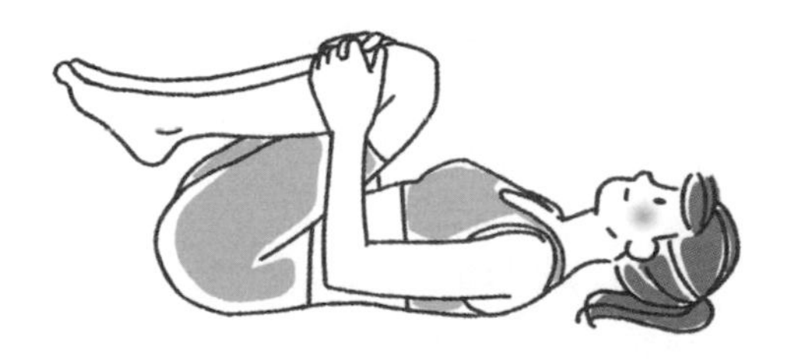

8月16日

澎湃痛風餐？海鮮豆類高普林

宜	忌
減重、忌口、多喝水	過多含普林或核蛋白的食物

痛風是因為體內普林代謝異常，導致過多的尿酸鈉鹽沉積在關節上，造成關節變形及腫脹，引起嚴重疼痛。那普林從何而來？普林是體內遺傳物質上的一種含氮物質，可經由身體自行合成或是含核蛋白的食物而來。普林之所以代謝異常，包括先天基因缺失，或飲食中攝取太多富含普林或核蛋白的食物，導致腎臟來不及排出體外，造成堆積。

很多動植物裡面都含有核蛋白，尤其是動物內臟及會發芽的植物，像黃豆、納豆、豆芽、豆苗、苜蓿芽、吳郭魚、小魚乾、蛤蜊、牡蠣等，都屬於高普林食物，但黃豆製品如豆腐、豆干、豆漿則屬中普林，一般肉類、螃蟹、烏賊、蝦、麥片等也屬中普林食物；暴飲暴食或含果糖飲品、啤酒等酒類、火鍋高湯等也會引起痛風。一旦我們吃進過多高普林的食物，就容易產生高尿酸血症、痛風、結石等疾病。

薏仁粥

多數人的痛風，都是因為吃進過多的肥甘厚味，加上缺乏運動所引起，減重、忌口是避免痛風上身的方法，平常也要多喝水讓尿酸排出體外，也可多吃「薏仁粥」來幫助體內新陳代謝及利尿。

- **材料**

薏仁 150 公克、白米 50 公克。

- **做法**

薏仁泡水 4 小時、白米泡水 30 分鐘後，加水熬煮成粥。

- **功效**

薏仁的功效，除了利水滲濕、消水腫外，在《本草綱目》上還記載「筋骨之病，以治陽明為本，故拘攣筋急、風痹者用之」，所以對於筋骨肌肉痠痛，有解熱、鎮痛之效，故對痛風所引起的關節疼痛也能有舒緩之效。

8月17／18日 痛風來去一陣風 尿酸過高不運動

宜	忌
按摩血海穴有助氣血循環	過度疲勞、肥胖、酗酒

痛風之所以名為痛風，就是因為其疼痛來得又急又快，宛如一陣風，會因為遺傳、疾病、藥物、放射線治療，及過度疲勞、飲食、肥胖、急速減肥、酗酒等因素引起痛風。

中醫認為痛風之人多因飲食不節，日久就會傷脾。根據痛風症狀可分為急性期及慢性期，急性期下肢關節疼痛劇烈，多以桂枝芍藥知母湯或大烏頭加薏苡仁湯；慢性期多屬久病傷脾或肝腎失調，需辨證論治，多以澤瀉、虎杖、威靈仙、金錢草、車前子等中藥來抑制尿酸形成。

高尿酸血症患者初期沒有任何症狀，如果尿酸累積在四肢關節，就會形成痛風石，使得關節變形、疼痛，若累積在腎引起腎發炎，則變成急性尿酸性腎病變；若尿酸結石沉積在泌尿道，會併發泌尿道結石，若在輸尿管恐會引起腎衰竭。所以別以為高尿酸只會關節疼痛，而是會引發一系列的後遺症。

血海穴

暴飲暴食導致脾運化不佳，引起痛風等其他疾病，「血海穴」位在脾經上，可幫助脾臟運行、氣血循環，有助預防痛風之症。

- **穴道位置**

  「血海穴」位於大腿內側，髕底內側端上 2 寸，當股四頭肌內側頭隆起處。

- **按摩方法**

  以拇指按揉「血海穴」3 ～ 5 分鐘，每天三次，最好選在早上 9 點～ 11 點脾經運行之際按揉，可達事半功倍之效。

- **功效**

  「血海穴」具有調血清血、宣通下焦之效，對下肢筋骨疼痛如膝關節炎有其療效，是專門治療各種血症的要穴，如月經不調、經閉，可活血化瘀，也能緩解如蕁麻疹、濕疹等皮膚搔癢，長按此穴可以幫助氣血循環將尿酸排出體外，預防痛風。

8月19日 膝蓋痛原因多 多按按犢鼻穴

宜	忌
按犢鼻穴舒緩疼痛	不運動、膝蓋血液循環不好

膝關節是人體最大的關節，一旦發生疼痛，影響的不只是上樓梯感覺無力、下樓梯膝蓋更痛的問題，往往帶來極大的痛苦與行動的不便，嚴重者連走路都會出現問題。膝關節發生病痛原因，絕對不是單純的用退化就能解釋一切。膝蓋痛可區分為髕腱炎、鵝掌肌腱炎、膝關節皺襞發炎、痛風性關節炎等。

髕腱炎的患者，疼痛處是位於膝蓋骨的下方，用手指按壓膝蓋骨的下緣會感到痠痛；鵝掌肌腱這種肌腱炎疼痛的位置，在膝關節內側、小腿骨的上方；膝關節皺襞發炎的疼痛則是出現在膝關節內側，是在大腿骨遠端，膝關節活動時，會感到「喀」的一聲，膝關節偶爾會疼痛不止，甚至積水。不管哪種疼痛都需要諮詢經驗豐富的醫師，才能正確地診斷，把握治療良機。

犢鼻穴

近來運動風氣盛行，不少人認為過度使用膝蓋容易造成關節炎，應減少運動量。事實上，若不運動反而容易讓膝蓋血液循環不好，長久下來堆積更多代謝廢物，更容易腫脹造成關節炎。要改善膝蓋痛的症狀，平時多按按「犢鼻穴」，可舒緩疼痛。

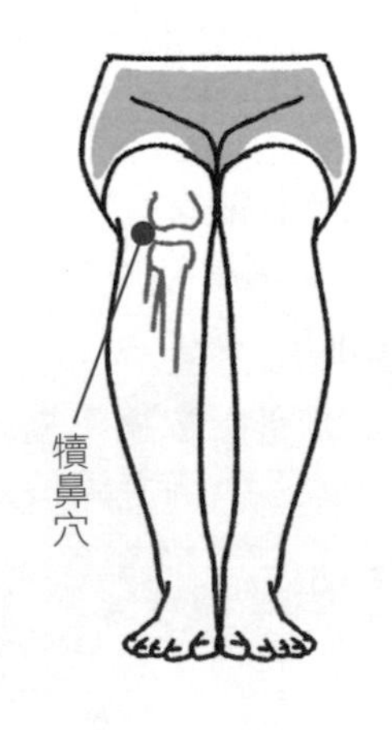

- **穴道位置**

「犢鼻穴」在膝前區，可屈膝成 13 度，在髕骨下緣、髕骨與髕韌帶外側凹陷中。

- **按摩方法**

可用中指指腹按摩，每次 1 ～ 3 分鐘，或以手掌小魚際敲擊 2 ～ 3 分鐘，每天次數不限，至少 3 次。

- **功效**

具有通經活絡、疏風散寒、理氣消腫止痛的作用，對於腿膝疼、膝關節炎、下肢麻痹、類風濕關節炎等各種膝關節等症狀，經常按揉該穴可通經活絡。

8月20日 越不動越痛！鍛鍊肌力可預防

宜	忌
抬腳休息、減重、適度運動	久站、忽略早期症狀

任何年紀的人都可能有膝蓋痛的毛病，因為身體的壓力以膝關節承受最多，走路時加之於膝關節的壓力是體重的3.5倍，跑步時則是體重的7倍以上，所以膝關節是身體容易老化的器官之一。據統計，50歲以上的人，至少一半以上有退化性關節炎，早期症狀為鈍痛或痠痛、關節活動時出現各種響聲等等，這些症狀很容易被忽略，因而錯過早期的診斷與治療。

要避免膝蓋痛的情況惡化，就別讓膝蓋承受太多的重量，例如：避免久站、抬高腳休息、減重、適度的運動，以增強膝蓋附近肌肉的彈性。適合鍛鍊膝蓋的運動方式包括太極、游泳、靠牆深蹲、上下樓梯運動、腿後側彎舉等等。運動時應誠實面對自己的身體狀況，如果覺得做某些動作時有明顯的疼痛，要趕緊暫停動作，跟醫師與物理治療師溝通討論。

獨活熱敷包

40歲後肌肉質量逐年下降1～2%，60～70歲肌肉量開始加速流失，不少人出現蹲下後起身會有膝蓋疼痛的現象，除了強化肌力之外，還可用「獨活熱敷包」保養膝蓋。

- **中藥材**

骨碎補、透骨草、伸筋草、牛膝、桑寄生、紅花、雞血藤、大黃、羌活、獨活、乳香、沒藥、木瓜、川椒各20公克，食鹽、白酒各100公克。

- **熱敷方式**

1. 將中藥材加工粉碎，淋上白酒、倒入食鹽，攪拌均勻，分裝入兩個布袋，上蒸鍋蒸5分鐘。
2. 蒸好後待溫度適合時，放在患處熱敷5分鐘，再換另一個藥包，兩個藥包輪流，熱敷1個小時即可。

- **功效**

中藥熱敷療法通過加熱中草藥，可活血化瘀、通經活絡，不但操作簡單效果也好。

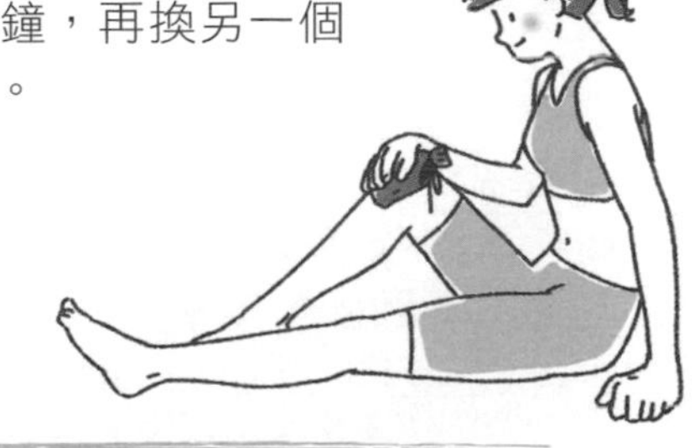

8月21日 現代文明胃潰瘍 健脾調胃公孫穴

宜	忌
黃色食物、定時定量	生冷、易脹氣、刺激類食物

現代人75%有腸胃問題，包括胃痛、胃酸多及胃脹等，還包括飯後疼痛及胃部感覺到灼熱。胃潰瘍與十二指腸潰瘍都屬消化性潰瘍，前者是飯後疼痛，後者則是吃飽後症狀就會減輕，兩者在症狀上難以分辨，多以胃鏡或切片檢查來區分。胃潰瘍會因為幽門螺旋桿菌感染、不當飲食、抽菸、壓力大或藥物等因素引起，中醫稱為「胃脘病」，通常好發在暴飲暴食、喜食油膩刺激、酗酒、肥胖、壓力大的人，因胃失和降、脾失健運，導致肝脾失調，中醫以修復止痛為主。飲食上，黃色入胃，多食黃色食物可以健脾養胃，如蓮子、南瓜、胡蘿蔔、玉米、黃豆等，但芒果及香蕉纖維多，胃潰瘍患者不宜多吃，也不宜吃生冷、易脹氣及油炸、燒烤、刺激類食物。建議應細嚼慢嚥、定時定量、八分飽、生活規律，才能遠離胃潰瘍。

公孫穴

「公孫穴」是中醫學上用來養生保健的要穴，也有聯絡脾胃兩經氣血的作用，因此平常多按摩此穴，既可養胃，也能達到舒緩胃痛之效。

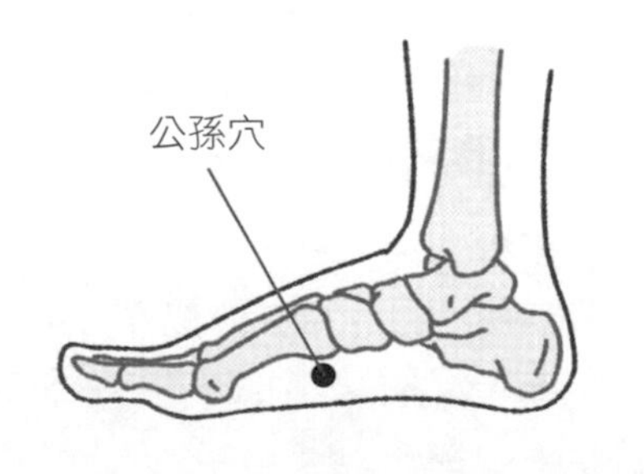

- **穴道位置**

「公孫穴」位在足內側緣，第一跖骨基底部的前下方，赤白肉際處。

- **按摩方法**

正坐，將左腳抬起放在右腳上，以右手拇指按揉「公孫穴」至有痠痛麻的感覺，每次1～3分鐘，每天早晚各一次。

- **功效**

「公孫穴」屬脾經，聯絡胃經，具有補脾和胃的功效，所以可治療胃痛、腹痛、嘔吐、腹瀉等疾病，「公孫穴」同時又通沖脈，可疏導人體十二經的氣血，因此多按壓此穴，可舒筋、行瘀、調理脾胃不適。

8月22日 胃潰瘍變胃穿孔 餓痛飽痛火燒心

宜	忌
多吃平溫性食物	辛辣冰冷食物、吐血、黑便

胃潰瘍是因為胃部黏膜受到胃酸及胃蛋白酶的侵蝕，造成消化道壁破損，胃酸可能接觸任何部位，以發生在十二指腸及胃腸道居多，也有可能發生在食道。胃潰瘍初期沒有症狀，嚴重時會穿透胃造成胃潰瘍穿孔，可能因藥物、暴飲暴食導致胃的壓力變大，患者會在上腹部有劇烈的刀割或燒灼感，疼痛部位可能擴及全腹部、背部或右肩等，還會伴隨嘔吐、腹脹、腹部發硬觸痛、休克等症狀。俗話說：「十個胃病九個寒。」胃喜溫不喜寒，寒邪入侵、飲食不當、恣食生冷導致胃寒，宜多吃平溫性食物，如生薑、黑糖、黑芝麻、紅豆、山藥、蘋果、櫻桃等食材，少吃辛辣冰冷食物避免刺激腸胃；柴胡、白芍、黨參、茯苓、山楂、甘草、延胡索等都是治療胃潰瘍的中藥方。如果有吐血、腹痛加劇或解黑便的狀況，就要馬上就醫。

扁豆薏仁粥

胃潰瘍患者最怕吃飯時間到，因為吃飽就會胃脹、胃痛，不妨來碗「扁豆薏仁粥」，可解火燒心的灼熱感，並舒緩胃脹的不適。

- **材料**

白扁豆 10 公克、薏仁 10 公克、佛手 10 公克、山藥 10 公克、熟豬肚片 50 公克、鹽少許。

- **做法**

1. 佛手及豬肚片各別加水煎煮後，瀝渣留汁，山藥削皮切片備用。
2. 將豬肚湯、白扁豆、薏仁及山藥加入佛手汁熬煮，煮至山藥熟透，加鹽即可食用。

- **功效**

《本草綱目》記載白扁豆「止泄痢、暖脾胃、除濕熱、止消渴」，含蛋白質及多種礦物質，可減緩胃脹、食慾不振、胃潰瘍的灼熱感，而佛手可和胃止痛、疏肝理氣，對於消化不良、胃脹、嘔吐也有效。

8月23日 處暑過後秋老虎 養生睡睡子午覺

宜	吃芝麻、山藥；按陽陵泉穴
忌	熬夜、白日補眠睡太多

處暑是秋天的第二個節氣，「處」是結束的意思，處暑表示雖然進入秋天，但暑氣到今天才真正終止，此時天氣依然炎熱，還進入颱風季。處暑有暑氣又有颱風，天氣變化大、早晚溫差也大，是俗稱的秋老虎，因此要特別注意心血管問題，可多吃潤腸通便、改善心血管硬化的食材，如芝麻、山藥來延年益壽、抗衰老，芝麻也能通便、紓解便祕問題，也可按壓「陽陵泉穴」來改善習慣性便祕的問題。

處暑由陽轉陰、由熱轉涼，我們的作息也需要跟著調整，睡個「子午覺」來養生。「子」代表晚上11點到凌晨1點，「午」則是上午11點到下午1點，應該在晚上11點前上床睡覺，前一天如果熬夜，可以在隔天上午11點到1點間小歇20分鐘，有助避免體內氣血陰陽失調，也可做為補眠之用。切記千萬不要睡太多，以免晚上睡不著。

首烏丹參蜜糖飲

秋冬氣候不穩定，最擔心的就是老年人的心血管問題，「首烏丹參蜜糖飲」可滋陰潤燥、活血通絡，還能降血脂、預防心血管疾病。

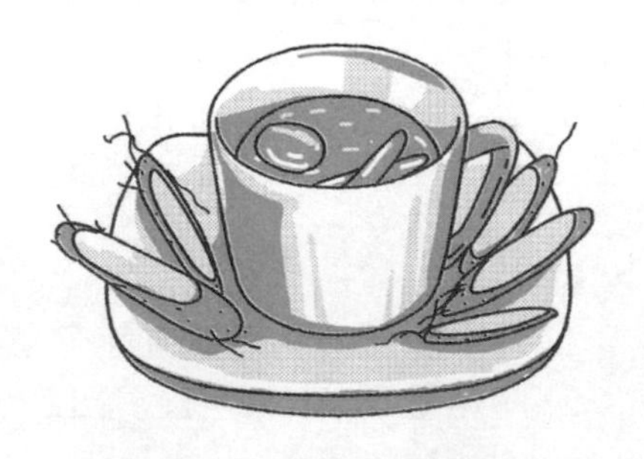

• **材料**

炙首烏15公克、丹參15公克、蜂蜜25公克。

• **做法**

1. 炙首烏及丹參洗淨，加水熬煮成汁。
2. 瀝渣留汁，將蜂蜜倒入調勻即可飲用。

• **功效**

炙首烏是經過泡製過後的何首烏，具有補肝益腎、養血祛風的功效，而丹參能活血調經、涼血安神，現代醫理還發現其具有擴張冠狀動脈、調整心律的功效，能降血脂、增強免疫力。

8月24日 胃酸過多又不足 吃對早餐胃就好

宜	忌
吃早餐養胃、細嚼慢嚥	暴飲暴食、吃飽飯後就躺臥

吃完東西之後胃脹、胃酸不舒服，是為什麼呢？食物進入胃後，胃酸開始分泌，如果胃酸分泌不足，造成維生素B、C、鈣等營養素無法順利吸收，會導致骨質疏鬆、心臟病、慢性病等問題，可藉由補充泛酸及維生素B_1、B_6等來解決胃酸不足；若胃酸分泌過多，會侵蝕胃黏膜，引起胃灼熱及疼痛，出現胃發炎、胃食道逆流及胃潰瘍等症狀，這通常是因為不當飲食及生活習慣所造成，高油脂、抽菸、喝酒、暴飲暴食、吃很快、吃飽飯就躺或趴在沙發上、壓力過大等因素都會導致胃酸逆流或刺激胃酸分泌，而過瘦的女生也容易有胃酸過多的問題發生。因此中醫建議，吃早餐有助養胃，尤其是早上7點到9點走胃經，來碗溫熱的粥品有助腸胃蠕動；飯後勿趴或躺在床上或沙發上，以免胃酸逆流。養成良好的飲食習慣，才能避免胃酸帶來的不適。

內關穴

胃食道逆流所造成的火燒心，常常會讓患者晚上也睡不安寧，這時按壓「內關穴」可緩解不適、幫助睡眠。

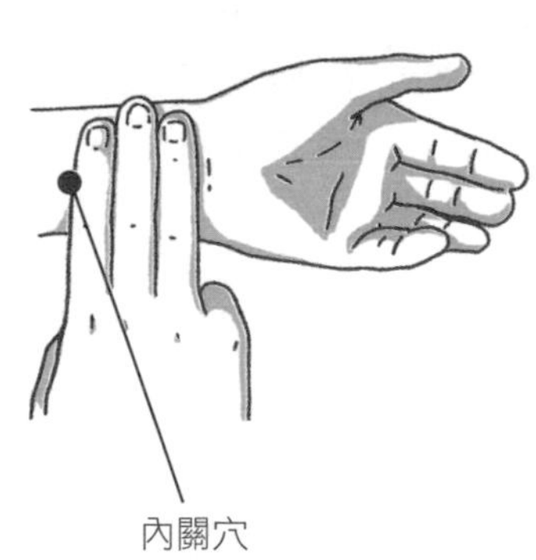

- **穴道位置**

  「內關穴」位在前臂掌側、腕橫紋上 2 寸，也就是手腕內側的橫紋往手肘約三橫指幅處。

- **按摩方法**

  左右都按一次算一回，一次三分鐘，一天 3 回。

- **功效**

  「內關穴」屬手厥陰心包經，有寧心安神、和胃止嘔之效，對於胸痛、胸悶、心痛、胃痛、腹痛、噁心嘔吐、腸胃炎、高血壓、冠心病、心絞痛、動暈症等症狀都能紓解，是中醫的養生大穴。

8月25日 胃食道逆流嗎？三要一不可改善

宜	忌
放鬆心情、減低腸胃負擔	飲食無節制、疲勞過度

根據國民健康署的統計，全臺灣有四分之一的人有胃食道逆流的問題，而且人數持續增加中，除了火燒心的胸口灼熱感外，有時還會出現吞嚥困難、口水變多、喉嚨有異物感、聲音沙啞、慢性咳嗽、耳鳴、胸痛等症狀。中醫認為此症好發在飲食不節、脾胃虛弱、七情內傷等體質，飲食不節者飲食無度、暴飲暴食、高油脂、甜食等食物毫無節制，易損傷脾胃，可以用山楂、麥芽來消食導滯，應細嚼慢嚥讓唾液幫忙消化食物，睡前兩小時不要進食，盡量減低腸胃負擔；而脾胃虛弱者先天體質差或疲勞過度導致脾胃運化不良，需以黨參、茯苓、山藥等來健脾益胃；七情內傷者情緒變化大、容易緊張，導致肝氣鬱結傷及脾胃，需疏肝理氣來導正肝胃不合的問題。放慢腳步、放鬆心情、放寬衣褲，但不要放縱身材及食量，有助改善胃食道逆流的問題。

佛手柑茶

胃食道逆流晚上常因為溢上來的胃酸導致睡不好，建議可將枕頭抬高一點，有助緩解溢赤酸的症狀，平常可多喝「佛手柑茶」，也能舒緩胃酸逆流的不適。

- **材料**

佛手柑 3 錢、紫蘇葉 1 錢半、炙甘草 2 錢、廣陳皮 1 錢半、沸水 1000c.c.。

- **做法**

將所有藥材放入 1000c.c. 熱水中，加蓋悶 5 分鐘後即可飲用。

- **功效**

佛手柑入肝、脾、胃、肺經，有醒胃、消食、止痛之效，能理氣開胃，對於胃痛、胸悶胸痛、噁心嘔吐都能調理。

8月26日 便祕3天也沒事 食物纖維是關鍵

宜	忌
養成固定時間排便	壓力、水分或纖維攝取不足

一般而言，一天1～2次或3天一次排便都不算便祕，所謂便祕指的不是排便次數多或少，而是必須用力才能排便，或排便完有解不乾淨的感覺，或羊屎便，嚴重者須以灌腸或肛門坐劑、瀉藥來幫助排便。如果持續三週以上都是一週只上三次、排便習慣改變、越來越難排乾淨或是有血便，都該尋求醫生協助。年紀、喝水不足或食物纖維不夠、壓力大、緊張、環境改變（如旅行）、運動量不足、藥物或疾病等因素都會造成便祕，懷孕末期也會出現排便不順的情況，其中多數人都是因為水分或纖維攝取不足所造成的便祕，因此只要補充足夠的高纖食物及水分即可解決，麥麩、糙米、燕麥、全麥麵包、豆類、花椰菜、蘋果等屬高纖維食物。平常養成固定時間排便，對於便祕者是最便捷的方法，身體會自然記住時間到就要排便，也能解決便祕的問題。

海參粥

長期便祕致使體內毒素無法排清，輕微則導致青春痘、皮膚粗糙、消化不良、失眠、頭痛，便祕時間越久恐引起痔瘡、肝硬化、大腸癌等症狀，此時可來碗「海參粥」幫助腸胃蠕動，協助排便。

- **材料**

海參30公克、白米適量、鹽少許。

- **做法**

1. 海參洗淨泡發、白米洗淨備用。
2. 將海參切細粒，與白米加水煮至白米熟透，加鹽調味後即可食用。

- **功效**

海參被稱為海中之人參，能養血潤腸，對習慣性便祕者有幫助通便之效，同時海參不含膽固醇，能降血脂、軟化血管，是高血壓、心臟病患者的最佳食療選擇，但痛風患者不宜多吃海參，因其含高蛋白，會代謝為普林，引起關節疼痛。

8月27日 排便顏色有關係 藥膳滋補排便順

宜	忌
飲食均衡、補充足夠水分	過勞、長期熬夜、久坐不動

正常的排便顏色應該是土黃色或茶色，但如果排出黑色大便，可能是上消化道出血或吃了鴨血、豬血、動物內臟；若為灰白色，則可能腸道阻塞、脂肪吃太多，或為做腸胃道檢查服用了鋇劑；若出現不成形的紅色軟便，恐是細菌感染或潰瘍性結腸炎，若為紅色硬便，小心是痔瘡或腫瘤所造成。

中醫將便祕分為排便無力的氣虛型，過勞的上班族多屬此型；大便乾硬、久久排一次的血虛型，常發生在老年人及久病不癒者身上；長期熬夜者通常都屬大便乾硬排出困難的陰虛型；如果是久坐不動、容易緊張抑鬱的人，其排便總覺排不乾淨，屬氣滯型；飲食不節愛吃燒烤，少吃纖維、少喝水者，屬實熱型便祕，實熱型便祕者除了排便困難，有時還會伴隨痔瘡出血，可用蘆薈、大黃、決明子、當歸、地黃、蜂蜜等中藥來清熱潤腸，幫助腸胃蠕動。

支溝穴

每天起床後喝一杯白開水可以幫助排便，或是按壓「支溝穴」來幫助腸胃蠕動，改善便祕的症狀。

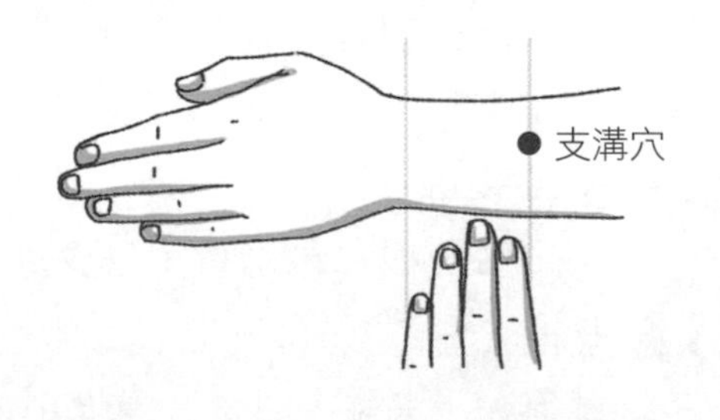

- **穴道位置**

  「支溝穴」位於前臂伸側面腕背橫紋後 3 寸，也就是手背腕橫紋正中約 4 橫指寬處。

- **按摩方法**

  右手大拇指以順時鐘的方向按揉左手的「支溝穴」5 ～ 10 分鐘，至有痠脹感為止，再換左手按揉右手，重複以上步驟。

- **功效**

  「支溝穴」屬手少陽三焦經，有清熱、通下、通腑降逆的作用，可治大便閉結、小便困難、耳鳴、嘔吐腹瀉、心絞痛、急性膽囊炎等症，還能預防痔瘡的發生。

8月28日 臭屁響屁都不妥 無聲無味才正常

宜	忌
固定排便習慣、細嚼慢嚥	肉吃太多、便祕

人的身體會經由打嗝或放屁的方式將體內的氣體排出，但為什麼有人的屁味很臭、有人的屁聲很響？我們平常吃東西、喝水、說話的時候都會將空氣吞下肚，食物經由腸胃道消化時也會產生氣體，腸道產生的氣體往上就是打嗝，往下就是放屁，吃進肚裡的食物或疾病就是影響放屁味道的關鍵。例如肉吃太多、便祕、慢性胃炎、大腸癌也會放臭屁，但如果腸道有傷口，放出來的屁可能帶有血腥味；之所以放響屁，則是囤積多時的氣體一下排出，就會排出響屁，而連環屁可能是因便祕、肛門口長腫瘤或息肉所引起。正常來說，一天放屁5～6次屬正常，但有可能因為吃進高纖蔬果、乳製品，造成放屁次數增加，次數增加只要減少攝取量即可，但如果屁味很臭或放出連環屁都要特別注意。平常養成固定排便習慣、細嚼慢嚥，也能改善放臭屁的困擾。

大巨穴

雖然說「臭屁不響、響屁不臭」，但不管是響屁或是臭屁，只會造成困擾，因此平常可藉由按摩「大巨穴」來幫助腸胃蠕動，可減少因為便祕所放出的臭屁。

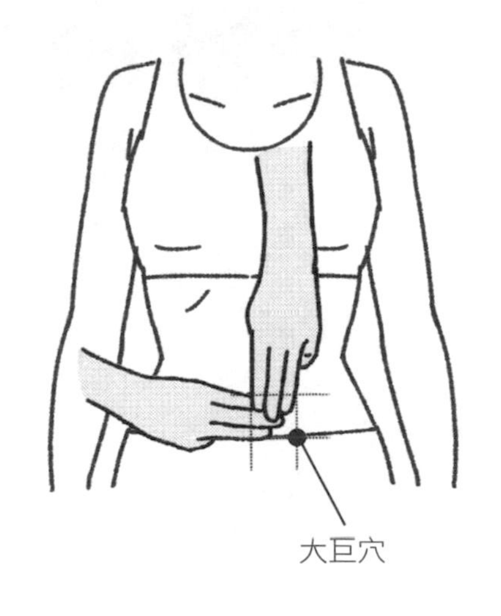

- **穴道位置**

  「大巨穴」位於臍中下2寸旁開2寸處，也就是肚臍正下方三指幅寬，再各往左右兩邊三指幅寬處就是「大巨穴」。

- **按摩方法**

  以順時針按揉。

- **功效**

  「大巨穴」屬足陽明胃經，可調腸、利氣，可治腸炎、腹痛、尿閉、煩渴，按揉此穴可促進腸道蠕動，增進食慾。

8月29日

矢氣味道有玄機 均衡飲食能改善

宜	均衡適量飲食
忌	消化不良；生冷、辛辣食物

動手術時，通常在麻醉藥退了之後，醫生會問病患：「放屁了嗎？」放屁是能否進食的標準，有放屁表示腸胃蠕動正常，可以開始進食，不放屁代表腸胃消化或蠕動可能出現問題。

放屁在中醫稱之為「矢氣」，如果吃了過多生冷食物或受寒，導致腸胃道寒濕，就會放多屁，宜溫中化濕；若是過度進食導致消化不良，就會產生腹脹痛感、噁心想吐，通常這時放出來的屁會帶有腐臭味，需消食導致，可多吃白蘿蔔、山楂、佛手來消食、健胃；大便不通便祕者則是腹脹腹痛、放臭屁，宜瀉腸通便；若腸道遭細菌感染，大便溏泄且味臭，需化濕清熱，可吃茯苓、淮山、黨參等來健脾理氣。多食澱粉類、甜食糕點及高蛋白、高纖食物會引來臭屁，辛辣煎炸食物則是會便祕，也會放臭屁，因此均衡適量飲食才是釋放無味屁的最高指導原則。

陳皮薑茶

有時候吃了容易脹氣或難消化的食物，也容易放屁，可泡壺「陳皮薑茶」來消除脹氣，也能幫助通便。

- **材料**

陳皮 5 公克、生薑 2 ～ 3 片、沸水 500c.c.。

- **做法**

1. 陳皮洗淨切成細絲。
2. 將陳皮與生薑注入 500c.c. 沸水，加蓋，悶泡約 5 ～ 10 分鐘後即可飲用。

- **功效**

陳皮有助消化、消滯健脾胃的功能，而生薑則是可以促進腸胃蠕動、改善腸胃不適、幫助消化吸收，因此能幫助排便，減低大便長久累積在體內引發大腸癌的機率。

8月30日 排尿關鍵步驟多 憋尿造成尿逆流

宜	忌
多喝水、適量吃利尿食物	水喝太少、過度憋尿

我們要小便時，須由大腦發號命令，經過脊椎神經傳達給膀胱，逼尿肌收縮、尿道括約肌鬆開，將尿液排出，當膀胱無法儲存尿液或排尿時，便稱為排尿困難；中樞神經病變、脊椎外傷、尿道狹窄、膀胱發炎、良性攝護腺增生、骨盆腔器官脫垂等原因，都會造成排尿困難，不是只有年紀大才會。如果有尿意卻尿量少，可能是中暑、感冒、腹瀉或水喝不足，只要多喝水就能排解；若頻頻上廁所卻尿量少，還伴隨劇痛感，可能是泌尿道感染或尿道炎，需就醫治療；男性如果尿的時候滴滴答答或有排尿困難、中斷等，可能是攝護腺問題，西醫會以藥物、手術或膀胱訓練的方式治療，飲食上可多吃玉米鬚、冬瓜、椰子、西瓜、蓮霧、鳳梨等利尿食物。不要過度憋尿，易造成尿液逆流傷腎，但也不要一有尿意就馬上跑廁所，適度的憋尿反而可以保護膀胱。

瞿麥粥

「瞿麥粥」可幫助利尿，減少小便不通的困擾，也具有降血壓的功效，是一道適合老年人品嘗的藥膳。

- **材料**

瞿麥 30 公克、丹參 20 公克、去殼南瓜子 30 公克、白米 50 公克。

- **做法**

1. 白米洗淨，瞿麥、丹參及南瓜子以紗布包住、加水煎煮成汁。
2. 拿掉藥渣，將白米倒入藥汁中煮成粥即可食用，早晚各一次。

- **功效**

瞿麥具有利尿通淋的效果，為治淋的要藥，同時也能活血通經，有助疏通女性月經不調；南瓜子具有多種礦物質，能調節女性荷爾蒙，也能抑制攝護腺肥大影響排尿。

8月31日 排尿困難可以解 更年期也尿失禁

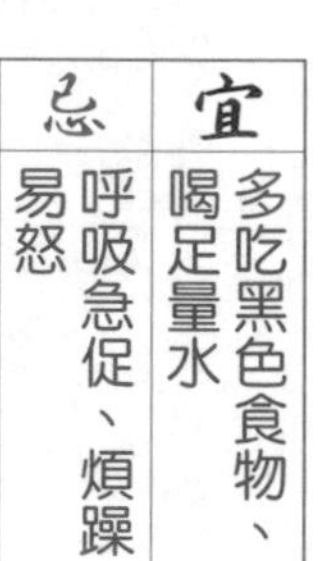

中醫將排尿困難稱為「癃閉」，指小便量少且困難，根據其症狀分數種證型，第一種為膀胱濕熱型，小便呈點滴狀量少，宜清利濕熱；第二種肺熱壅盛，小便不暢、呼吸急促，宜清肺熱利；第三種肝鬱氣滯，小便不通，煩躁易怒，需疏肝理氣；第四種為尿道阻塞，尿量點滴或極少，甚至不通，宜行瘀散結；而更年期婦女也會因為荷爾蒙的缺乏，出現尿失禁、排尿困難的現象，有時候會因為一笑或咳嗽就漏尿。

排尿困難主要跟肺、脾、肝、腎及三焦有關，中醫會採以清濕熱或補脾腎等方法，而腎藏精主水，腎氣化失常，則水腫、少尿，腎氣化正常則能滋養臟腑，身體就會健康，因此可多吃黑色食物來補腎，如黑木耳、黑芝麻、黑豆等，喝足夠的水幫助身體帶走毒素並代謝廢物，可減少腎臟負擔。

關元穴

排尿如果有困難，按壓「關元穴」可幫助排尿，並紓解下腹部的相關疾病。

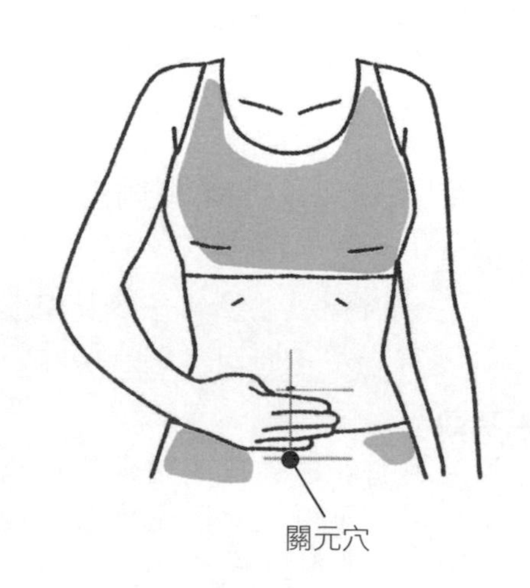

- **穴道位置**

  「關元穴」位於下腹部、臍下 3 寸處，也就是肚臍下方四指幅寬處。

- **按摩方法**

  兩手各伸出四指，分別以順時針及逆時針的方向，同時按揉「關元穴」3 分鐘。

- **功效**

  「關元穴」屬足三陰經與任脈交集之穴，益腎氣、利下焦，能治小便不利、遺尿、月經不調、陽痿、帶下、中風等症，此穴道近男子藏精、女子蓄血之處，是非常重要的養生要穴。

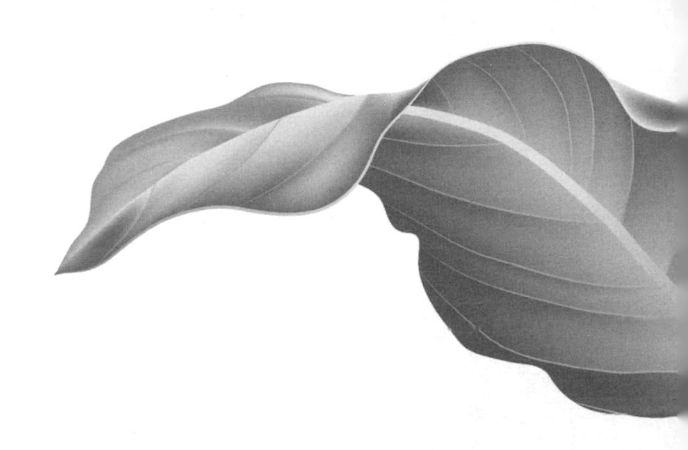

九月
September

九月正是秋高氣爽的時節，
也是適合出遊的季節。
白天氣候雖然溫和，但早晚溫差大，
一不小心就容易著涼感冒。
秋天的節氣特色為乾燥，
不只容易口乾嘴乾，
腸道也容易因為乾燥而便祕。
跟著書中的建議，
一起來吃些滋陰潤燥的食物，
改善秋天常見的便祕與乾眼症吧！

9月1/2日

視網膜靠葉黃素 眼睛疲勞菊花茶

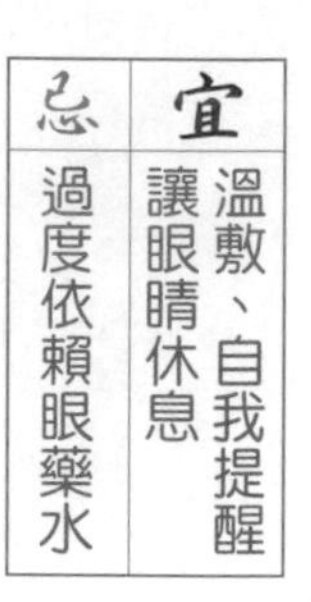

眼睛在正常的情況下有「自我清除疲勞」的機制，靠著豐沛的血液，帶來足夠的養分跟氧氣把廢物帶走，當發現眼睛發生疲勞時，血液循環不良也是原因之一。不少人習慣吃葉黃素來保養眼睛，同時希望能消除眼睛疲勞，事實上，葉黃素可用於預防視網膜病變、減緩黃斑部退化，但對於消除眼睛疲勞是沒有幫助的。

當眼睛疲勞時，可用35～40℃的溫熱毛巾敷在眼睛上約5～10分鐘，或利用手掌摩擦生熱，再將雙手覆蓋在眼睛上，皆可達到舒緩疲勞的功效。若是因長時間使用3C產品造成的眼睛疲勞、乾澀情形，可選用市售含有血管收縮劑及維生素B_{12}的眼藥水達到暫時舒緩的目的，但不可過於依賴，否則眼睛恐怕無法自然分泌淚水，演變為乾眼症。最根本消除眼睛疲勞的方法，就是隨時提醒自己讓眼睛休息，一旦發生不適現象應盡快就醫，以免延誤治療。

菊花茶

現代人容易眼睛疲勞，長期下來恐會造成眼睛的病變。想舒緩眼睛疲勞的現象，平時可多喝「菊花茶」，能改善眼睛乾澀、疲勞的現象。

- **材料**

菊花 10 公克、水 1000c.c.、蜂蜜適量。

- **做法**

1. 將菊花清洗乾淨，加入 1000c.c. 熱開水沖泡，加蓋靜置 3 分鐘。
2. 待泡出菊花風味，水溫約下降至 60℃以下，可依個人習慣加入蜂蜜增加口感。

- **功效**

菊花含有豐富的維生素 A，是保護眼睛健康的重要物質，另具有明目、降肝火效果，可改善用眼過度造成的雙眼乾澀症狀。

9月3日 白內障淚汪汪？肝血不足眼疲勞

宜	忌
適量飲用降肝火明目飲	用眼過度、熬夜、睡眠不足

眼睛是靈魂之窗，正常的情況下，眼睛透過淚腺分泌淚液來滋潤眼部，如果鼻淚管阻塞，眼淚就會往外流，無法順利進入鼻腔而造成淚液堆積於下眼瞼緣，形成溢淚；或是因為刺激、疲勞、眼淚分泌過多，讓淚水外溢，就是俗稱的流目油。鼻淚管常見的阻塞原因，包括荷爾蒙變化、眼皮鬆弛、慢性鼻竇炎。以中醫的觀點看，眼睛需要肝血滋養，所以肝血不足時眼睛容易乾澀、流目油。白內障的原因主要和人體老化、腎氣衰退，以及肝血不足造成的氣滯血瘀、氣血不足、無法滋養眼睛有關，典型的症狀就是視力模糊、流目油，但是用眼過度、眼睛過於乾澀、熬夜、睡眠不足、感染結膜炎、角膜炎等也會有流目油問題，不是只有白內障。若是時常流目油，恐導致視線模糊，且因時常擦淚，容易讓細菌入侵，造成角膜等其他眼部發炎，不可不慎。

降肝火明目飲

中醫典籍記載「肝開竅於目」，可見得眼睛與肝息息相關，想要眼睛健康明亮，就需要肝血的滋潤，平時可飲用「降肝火明目飲」保養眼睛，降低流目油的現象。

- **材料**

菊花 2 錢、桑葉 2 錢、黃精 2 錢。

- **做法**

1. 將所有藥材簡單沖洗、去除雜質，倒入 1500c.c. 的清水，以大火煮滾。
2. 然後轉小火熬煮至水分剩下約 1200c.c. 左右，即可熄火放溫後飲用。

- **功效**

菊花有降肝火之效，搭配清肝明目的桑葉，以及能滋腎補血的黃精，一同沖泡飲用，能改善因用眼過度引起的流目油症狀。

9月4日 眼前漂浮飛蚊症 輕按太陽保健眼

宜	忌
改善眼部循環、調整身體機能	長期用眼過度、高度近視

看東西時眼前出現類似蚊子的漂浮物，會隨著眼球轉動游移不定，在光線明亮或白色背景襯托下，更為明顯，很可能就是罹患飛蚊症，通常是因為高度近視、年齡老化等原因。飛蚊症可分為生理性、退化性及病理性三種。生理性主要是因為長期用眼過度導致眼睛產生殘影；退化性是因為高度近視或外來原因導致玻璃體退化；病理性是因為疾病造成的眼睛病變，須由眼科醫師診斷確實的原因，也最有可能導致失明的危險。如果飛蚊症數量突然增加，如發現眼睛看東西的情況出現滿天黑點、黑絲線，或是合併閃光、視野缺損、視力模糊，就需要盡速就醫。從中醫角度而言，若能改善眼部循環、調整身體機能，補益肝腎或補益氣血，補充人體因老化逐漸缺乏的部分，就有可能改善飛蚊症情況，從原本很多、很深的飛蚊由多變少、顏色變淡變淺，避免持續惡化。

太陽穴

高度近視或是中老年人容易感到眼前有小黑點飄來飄去，是因為眼睛的玻璃體中部分液化而形成混濁的懸浮物，平時可輕按「太陽穴」來保健眼睛。

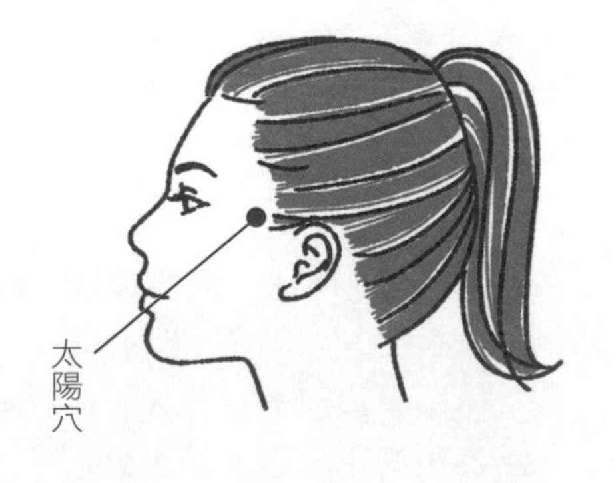

- **穴道位置**
  「太陽穴」位於耳廓前面、前額兩側、外眼角延長線上方的凹陷處。
- **按摩方法**
  用雙手中指指腹以按點法順時針或逆時針輕按，每次 2 分鐘，一天 3 次。
- **功效**
  按摩太陽穴可解除疲勞，舒緩偏正頭痛、神經血管性頭痛、三叉神經痛、眼睛疲勞等。太陽穴是人頭部的重要穴位，特別要注意的是，太陽穴是顱骨最薄弱的部份，若受到打擊或擠壓，很容易形成骨折，骨折後會直接影響大腦的功能，不可不慎。

9月5日 又乾又澀乾眼症 攢竹魚腰瞳子髎

宜	忌
適當使用人工淚液、熱敷	視力模糊、常流眼淚

淚液可以保持眼球的濕潤，同時保護眼睛不受外界細菌感染，正常情況下，一天會分泌2～3 c.c.的淚液，但因量少故難以察覺。一般所指的乾眼症，是因為淚腺分泌失調、缺少基礎眼淚，無法保持眼睛表面的濕潤導致發炎的一種常見疾病，9成患者是因表層的油層揮發，導致下面的水層減少。乾眼症的症狀有：眼睛乾澀痛灼熱感、有異物感、眼睛分泌物黏稠、眼睛對外界刺激敏感，甚至暫時性視力模糊、常流眼淚也是症狀之一，因為在基礎淚液不足的情況下，容易刺激反射性淚液分泌，導致常流眼淚；較嚴重者眼睛會紅腫、角膜上皮破皮而有絲狀物黏附。乾眼症的原因很多，建議眼睛乾澀者先至眼科檢查確定病因。輕度的乾眼症，可適當使用人工淚液或熱敷眼睛舒緩症狀，飲食上可多補充優質的油脂，如：Omega－3魚油、亞麻仁油等，增加淚膜層油層的保護作用，緩解發炎問題。

眼周五穴位

眼睛乾澀不舒服時，可以順著眼眶按摩眼睛四周的穴位「晴明、攢竹、魚腰、瞳子髎、四白」，活絡局部氣血運行，緩解眼睛乾澀感。

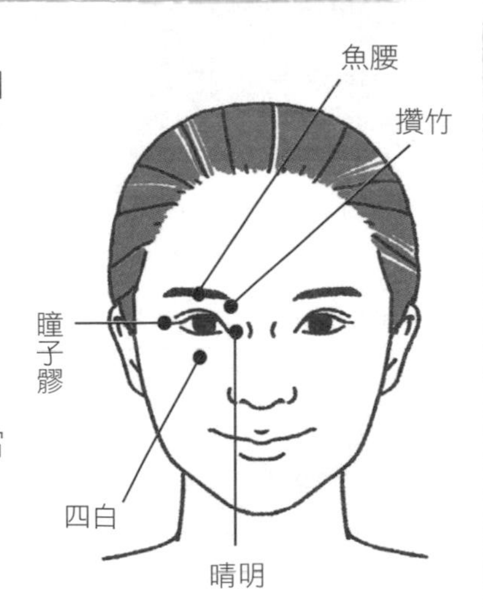

- **穴道位置**

晴明穴：位於眼部內側，內眼角稍上方凹陷處。
攢竹穴：位於面部，眉毛內側邊緣凹陷處。
魚腰穴：位置在額部，瞳孔直上，眉毛中處。
瞳子髎穴：位於面部，外眼角側旁靠近鬢前，當眶外側緣處。
四白穴：中指與食指併攏，中指側邊貼著鼻翼，食指所在位置。

- **按摩方法**

使用食指指腹，依左右對稱的每個穴位，先從眼角沿著上眼眶，然後向外至眼尾處，各按壓10下，繞眼眶一周，適度按壓至有微痠脹感。每次三循環，一日3～5次，避免直接按壓眼球，以免造成傷害。

9月6日 熬夜失眠眼睛乾 試試清肝明目茶

宜
每半小時看遠方
適度休息眨眼
忌
睡眠不足、長時間看螢幕

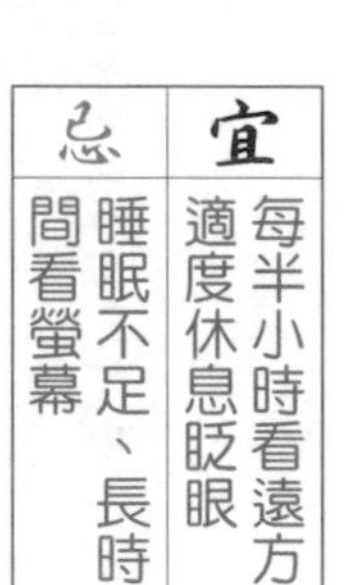

淚液由淚腺分泌，而淚腺是由血液供給營養，與血液內容成分相似，對眼睛有一定的保護力，若眼睛長期缺乏淚液，會引起角膜潰瘍、刺痛，因此可別忽略眼淚的重要性。從中醫觀點，乾眼症的病因與津液不足、津液分布不勻有關。現代人因為習慣熬夜、睡眠不足，容易造成肝腎陰虛的體質，加上長時間使用電子產品耗損眼力、常吃燒烤炸辣等熱性飲食，容易生熱化燥消耗津液，因此乾眼症患者越來越多。

想改善乾眼症，首先要改掉熬夜習慣、維持充足睡眠，避免長時間盯著螢幕，每30分鐘應看向遠方、閉目養神或眨眨眼，幫助鬆弛眼部肌群；若久待於乾燥處，或空調室內，可放一杯水以增加室內濕度，延緩淚液蒸發速度；養成均衡的飲食習慣，多吃含維生素A、C、E之蔬菜及水果。讓眼睛適度的休息與眨眼，避免長時間用眼，才能擁有健康的靈魂之窗。

清肝明目茶

中醫認為眼睛與肝、腎、脾經等內臟都有關，想改善乾眼症的情況，護眼要從內在做起，平常可飲用「清肝明目茶」保養。

- **材料**

  枸杞子 10 粒、菊花 3 朵、決明子 20 粒、山楂 5 片。

- **做法**

  所有材料放入茶杯中用 100℃的開水沖泡，加蓋悶 10 分鐘即可。

- **功效**

  枸杞子在中醫眼中全身是寶，自古就是滋補養人的上品藥材，依現代醫學研究，其富含胡蘿蔔素、多種維生素和鈣、鐵等眼睛的必須營養物質，有助明目；菊花具有散風熱功效；決明子味苦、甘、鹹，有祛風散熱、清肝火、益腎、明目之效；山楂則有擴張外周血管並具有持久的降壓作用。這方茶飲對肝火旺盛、頭目脹痛、煩躁易怒有幫助，對血壓升高者也很有效。

9月7日 白露早晚氣溫涼 白色食物最養生

宜	忌
多吃白色食物養肺化痰	生菜、瓜果及辛辣食物

每年國曆的9月7日前後是「白露」，是秋季的第三個節氣，這時候天氣已經轉涼，氣溫也開始下降，早晨可以看見草木上有露水。秋天入燥與春天的雨水、夏天的濕氣不同，容易讓人有疲憊感且易損耗元氣，特別是秋天最易傷肺又易口乾舌燥，所以特別容易出現咳嗽、喉嚨痛、哮喘、鼻子乾癢、皮膚乾裂、便祕等症狀。

古人有云：「白露節氣勿露身，早晚要叮嚀。」意思是，秋天的氣候早晚溫差大，白天可能高達30幾度，到了夜晚下降為20幾度，早晚溫差有時可達10度以上，所以要特別注意早晚不要著涼。這時候在飲食調理上要著重養肺，從中醫觀點而言，白色入肺，所以應該多吃白色食物，例如：水梨、白木耳、杏仁、高麗菜、洋菇等等可養肺化痰、滋陰益氣的食物，少吃生菜、瓜果及辛辣食物，以免加重體內的燥熱。

玄參

秋天養生與肺相應，從中醫觀點看來，肺與皮毛、呼吸息息相關，所以容易出現呼吸道及皮膚方面的疾病，加上秋天的新陳代謝比夏天慢，可使用中藥材「玄參」作為養生使用。

- **材料**

  玄參 10 ～ 15 公克。

- **做法**

  直接用水煎服飲用。

- **功效**

  玄參氣味輕清而苦，可入心肺，具解熱、鎮痛作用，對於肺病結核、肺熱咳嗽有其功效。不過脾胃虛寒，食少便溏者不宜服用。

9月8日 目視茫茫看不清 老花越來越年輕

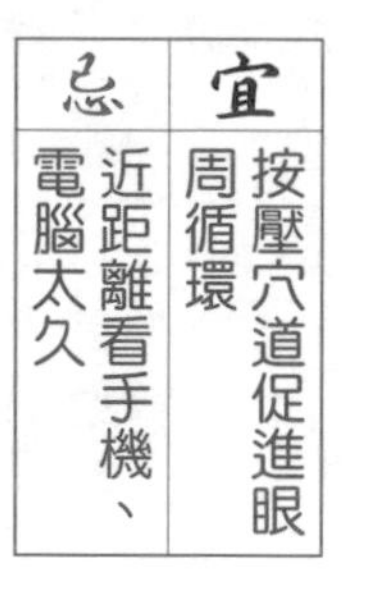

宜	忌
按壓穴道促進眼周循環	近距離看手機、電腦太久

人體的器官會隨著年齡老化，大多數的人在40歲以後，眼睛水晶體會逐漸變硬、失去彈性，就會變成老花。老花是老化過程中水晶體和肌肉調節能力逐漸變差，因而發生的屈光不正現象，影響眼睛對近距離景物的聚焦能力，主要症狀是看不清楚小字體。老花眼屬於退化性疾病，通常老花合理的度數範圍為40歲約一百度、50歲約二百度、60歲約三百度，60歲以後度數就不會再增加，但隨著使用3C產品的時間拉長，老花眼已經出現年輕化的趨勢。根據調查顯示，不到40歲的上班族將近有7成都曾出現「老花」的現象，最年輕者可提前至36歲，主要就是因為看近距離的手機、電腦時，眼睛的睫狀肌呈現緊繃的狀態，時間久了就會造成肌肉疲乏，影響眼睛自動調節水晶體的功能。所以現代年紀不老、眼睛卻老花的人越來越多，應該提高警覺。

四白穴

隨著用眼過度的情形增多，當出現「類老花」現象時，若能注意多休息、保養還有機會能恢復，平時可常揉壓「四白穴」促進眼周循環、舒緩疲勞，避免提早老花。

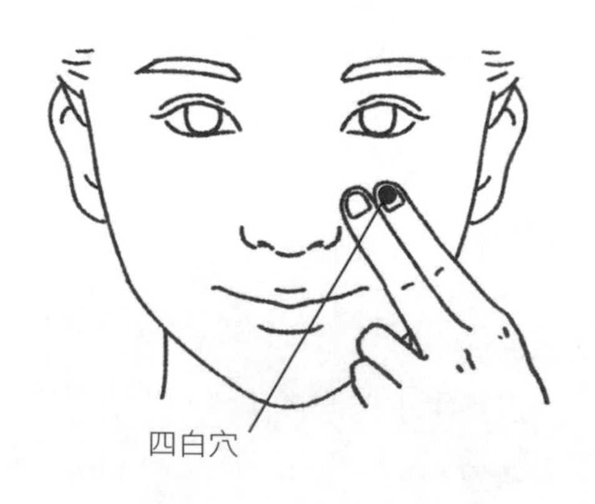

- **穴道位置**

  「四白穴」在下眼眶骨下面的凹陷處，直對瞳孔。

- **按摩方法**

  可用食指與中指的指腹，順時針或逆時針輕揉，每次1～3分鐘，一天3次。

- **功效**

  下眼瞼部是胃經經過的地方，胃經是多氣多血的經脈，因此通過按摩四白穴可以疏通氣血，把廢物及時運走，對於眼睛保養、治療近視、頭痛眩暈都有幫助。

9月9日 近視無法抵老花 眼球遠近交替做

宜	忌
富含維生素A和B的食物	自認有近視就不會老花

當眼睛的屈光不正時，影像呈現在視網膜前方為近視，若呈現在視網膜後方，則為遠視，老花為眼睛老化的症狀，也是一種屈光不正的現象，因此常有人會誤認為近視能抵消老花，其實不然。近視、遠視與老花定義不同，近視或遠視，是指看遠時的視力狀態；老花，則是指眼睛看近的能力。而且無論近視或遠視者，都會在40歲後慢慢出現老花症狀。

中醫認為老花眼是腎水虧損、精血不足引起，可以從食補方面來防老。中醫認為黑色入腎，所以平常保養眼睛可以多吃黑豆、黑芝麻、桑椹、藍莓、核桃、雞蛋等等。現代營養學則認為要注意多攝取富含維生素A和B的食物，例如：豆製品、綠色蔬菜、胡蘿蔔、玉米等。若一旦出現老花現象，可以配戴適合的老花眼鏡，避免出現近距離看不清楚的情形，進而讓眼睛產生疲倦、不適等現象。

眼球柔軟操

老花眼雖然無法避免，但是可以透過運動的方式，讓眼球保持柔軟，可使眼睛正常的放鬆、強化眼睛的功能、減緩老花眼的發生，「眼球柔軟操」就是很好的訓練運動。

- **運動方式**
  1. 改變眼睛聚焦的位置，一下看遠、一下看近，不要老是盯著相同的位置，最好到戶外，遠眺6公尺以上的遠視效果較佳。
  2. 重複閉眼、睜眼動作，以10秒鐘左右為標準。

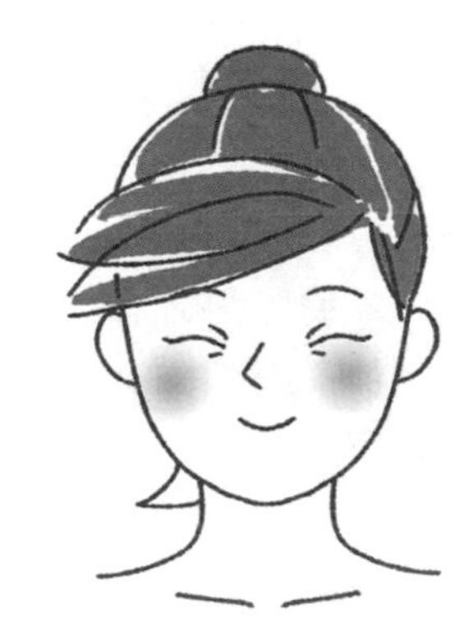

- **運動次數**

  早上、晚上各進行一次，每次至少進行5～10回。

- **功效**

  透過眼球遠近交替的方式，幫助眼睛睫狀肌放鬆，

  高度近視（度數高於六百度）者，要注意不要快速轉動眼球，否則容易造成眼睛痠、麻、脹、痛，引起不適的感覺或是看不清楚。

9月10日 眼袋下垂非臥蠶 來碗蘋果燉鱸魚

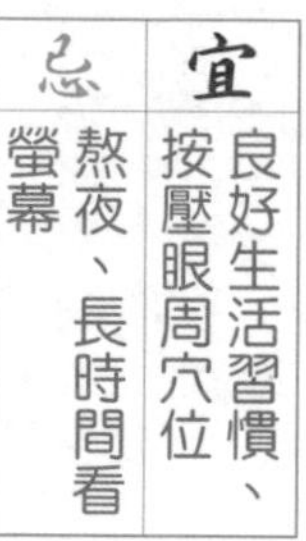

眼睛是靈魂之窗，但如果窗戶下面還突出一塊，看起來就不太自然，有人說那是臥蠶，但其實臥蠶是肥厚的眼輪匝肌，而眼袋則是保護眼球的脂肪從眼眶中跑出來，是截然不同的構造。眼袋會因為老化、遺傳、皮膚構造，或熬夜、長時間盯著螢幕、腎臟功能不好、荷爾蒙失調等原因形成。

中醫認為脾虛、腎虛導致眼袋生成，脾虛無力運化水濕，所以眼袋很大但沒有黑眼圈，宜以紅棗、薏仁、茯苓等藥材來健脾胃；若是腎虛者，除眼袋外還伴隨黑眼圈，易腰痠、口渴，且腎功能不好，水分不易排出、脂肪不易代謝容易囤積，宜以黨蔘、枸杞、肉桂等藥材來補腎去除眼袋。養成良好生活習慣也是預防眼袋產生的方法，平常可按壓眼睛周圍的穴位來促進血液循環，也可以避免過多水分囤積在眼睛下方，可紓解眼睛疲勞。

蘋果燉鱸魚

眼睛的肌肉鬆弛導致眼袋產生，來品嘗含蛋白質、膠質的「蘋果燉鱸魚」，保持水嫩肌膚。

- **材料**

鱸魚一尾、蘋果 3 顆、紅棗 10 枚、生薑 2 片、鹽少許。

- **做法**

1. 蘋果削皮、去核、切塊；紅棗去籽、魚洗淨備用。
2. 將魚置於鍋中，倒油開火，先煎至變色後加水煮滾，再放入全部食材，以中火續煮 2 小時，加鹽調味後，即可食用。

- **功效**

蘋果含鈣質及維生素 E 可防止老化、降膽固醇，還能減少冠心病的發生、預防糖尿病，對於現代人常有的三高疾病可説是非常好的水果，同時蘋果及紅棗都能增進血紅素、預防貧血，鱸魚富含膠質，能為皮膚帶來好氣色，所以可促進氣血循環，防止眼袋生成。

9月11日

睡飽還是黑眼圈
金盞菊花枸杞茶

宜	忌
多運動，少吃生冷及甜食	常熬夜、不當瘦身、壓力大

有些人明明有睡飽，可是臉上總是掛著黑眼圈，中醫認為，黑眼圈是因為眼眶四周皮膚較薄，當「氣滯血瘀」時，眼眶周圍就容易變得瘀暗。有三種體質的人特別容易有黑眼圈，第一種是氣滯血瘀體質，這種人經常感覺胸悶、頻頻嘆氣、唇色偏暗、睡眠不佳，原因是精神壓力大、容易緊張、缺乏運動，或不當瘦身。第二種是痰濕阻絡體質，身體容易疲倦、眼皮經常浮腫、常出現腹脹或腹瀉、白帶多，原因是常吃生冷及甜食，損傷脾胃運化養分及水分的功能，脾失健運，水分不能送到所需要的部分，滯留體內而形成濕，上犯於眼則形成黑眼圈。第三種是肝腎陰虛體質，容易出現手足心經常熱熱的、兩頰偏紅、經常感覺口渴、容易腰痠，起因為經常熬夜、先天肝腎不足等。依照體質成因分別調理，就能消除惱人的熊貓眼。

金盞菊花枸杞茶

若有黑眼圈的問題，不論男女，都可以飲用「金盞菊花枸杞茶」來改善。

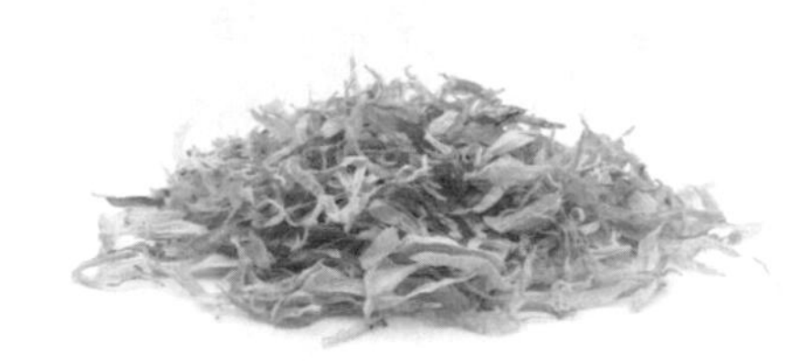

金盞花

- **材料**

金盞花 6 朵、菊花 10 朵、枸杞子 5 克、紅棗 5 顆、甘草 5 克，水 500c.c.。

- **做法**

所有材料一起加入壺中，煮滾後悶一下，放涼即可飲用。

- **功效**

金盞花味苦性平，可以清熱解毒、降肝火、明目，富含維生素 A 和 C，可預防色素沉澱，增進眼周皮膚光澤與彈性；菊花味甘性寒，可以疏散風熱、平肝明目，菊花的清香還可緩解頭昏、頭痛，保持頭腦清醒，使雙目清亮；枸杞子「滋補肝腎」，可明目益精、保護肝臟，並提高造血功能，對於肝血不足、腎陰虧虛引起黑眼圈，特別有效。結合這 3 種藥材泡成茶飲，對於改善黑眼圈有幫助。

9月12日 如何告別熊貓眼 魚腰穴位按一按

宜	忌
用乾淨的綠茶包敷黑眼圈	過度用眼、經常熬夜

很多人在熬夜後會出現熊貓眼，從中醫觀點看來，黑眼圈出現的原因，包括過度用眼後，眼睛周圍的血液出現循環不暢，因此引發黑眼圈及局部皺紋、細紋等現象；或是過敏性鼻炎、消化、吸收功能不良的慢性胃炎患者，也容易出現黑眼圈；經常熬夜的人，陽氣得不到陰液濡養，眼睛周圍氣血運行不暢通或瘀血，就會表現出皮膚顏色發黑；體質偏寒的人，容易寒凝血滯，這時候眼圈顏色會變深，臉色也會較為蒼白。找出黑眼圈成因再對症加強改善，就可以告別熊貓眼。為了消除讓人困擾的黑眼圈，有人建議可以「敷綠茶消黑眼圈」，其實綠茶中的兒茶素和氧化聚合物，具有抗氧化、抗炎、抗菌等作用，外用可以加強肌膚保濕、抗發炎、鎮靜，對於循環不佳的黑眼圈的確有改善效果，但是要注意綠茶包必須維持乾淨，才不會使眼周皮膚產生過敏現象。

魚腰穴

當臉上出現黑眼圈時，會讓人感覺氣色差、沒精神，看起來容易顯老。容易出現黑眼圈的人包括鼻子過敏、色素沉澱、血液循環不良等因素，想淡化黑眼圈，平時可以經常按壓「魚腰穴」，有助於眼周的血液循環，拒絕熊貓眼。

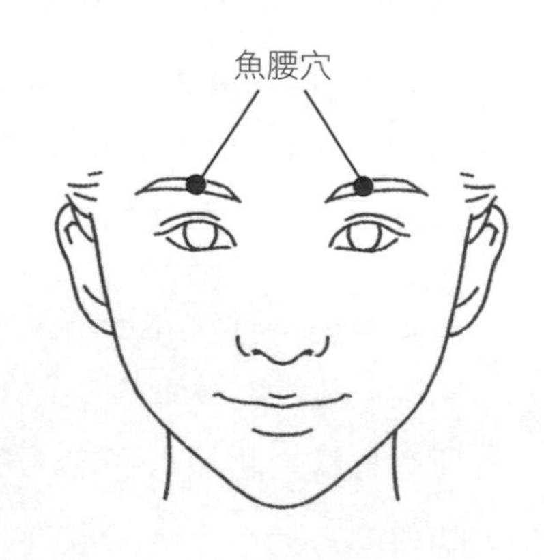

- **穴道位置**

  「魚腰穴」位於額部，瞳孔直上、眉毛中央處。

- **按摩方法**

  用食指或用指間關節頂壓魚腰穴，在眉毛處以畫圈的方式進行輕揉按摩，直至眉毛處感覺到熱為止。

- **功效**

  魚腰穴可鎮驚安神、明目利竅、疏風清熱、通絡止痛，對於治療三叉神經痛、目赤腫痛、偏正頭痛、急性結膜炎等有改善作用。

9月13日 年輕也會白內障 按摩角孫能減緩

宜	忌
每天持續運動、補充葉黃素食物	用眼過度、用眼時姿勢不良

白內障是瞳孔後面的水晶體，因為老化、遺傳、撞擊、糖尿病或藥物等因素使它從清澈變為混濁，當我們看東西時，會感覺到有一層薄膜阻擋，導致視線變得模糊。一開始毫無症狀，之後會覺得眼睛度數加深、視力模糊、複視、夜間眩光、眼睛失去色彩、畏光，嚴重者甚至無法視物。

一般而言，西醫會以置換人工水晶體治療。高度近視的人容易罹患早發性白內障，如果度數突然急遽加深，就要前往眼科檢查。平常應減少用眼過度、用眼時保持正確姿勢、確保在光線足夠下使用3C用品，並多吃富含維生素A、C、E及葉黃素的食物，可抗氧化、降低白內障惡化機率。每天慢走1小時或固定快走、慢跑的人，罹患白內障的機率也比其他不運動的人低很多，所以每天持續運動，可以減緩眼睛老化的速度。

角孫穴

想延緩眼睛退化的速度，可按揉「角孫穴」來調理，此外，按揉「角孫穴」也可紓解肩頸痠痛及頭痛，是一個多用途的穴位。

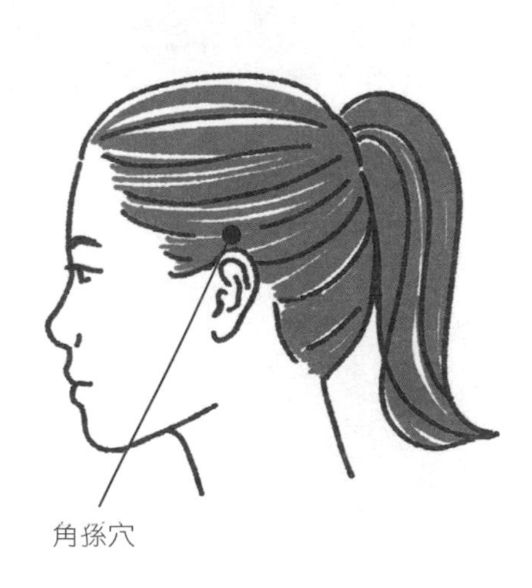

- **穴道位置**

  「角孫穴」位於頭顳部，將耳部前折時，耳尖正上方入髮際處。

- **按摩方法**

  將兩手搓暖、輕撫眼部，直到眼睛覺得溫熱，再以食指指腹按摩「角孫穴」1分鐘。

- **功效**

  「角孫穴」屬手少陽經，具有清利頭目之效，故對頭痛、白內障、目赤腫痛、耳聾、結膜炎、腮腺炎皆有效，可緩解白內障的症狀。

9月14日 眼睛老化白內障 高齡預防勝治療

宜	忌
平時多保養、發現早治療	免疫力不足、輕忽症狀不就醫

根據國發會研究顯示，2034年時臺灣有半數以上的人口超過50歲，而其中有60%的機率罹患白內障，到了70歲，罹患白內障的機率更高達90%以上，所以預防白內障以避免失明就更顯重要。

中醫稱白內障為圓翳內障，在初、中期是中醫介入治療最好的時機，「五臟六腑之精氣皆上注於目而為精」，故白內障多跟年老體衰、肝腎虧損、精血不足有關，要增強免疫力抗衰老，可用黨蔘、黃耆、茯苓、何首烏、枸杞、女貞子等，或使用可活血通絡延緩白內障的藥材，如赤芍、當歸、桃仁、紅花、乳香、雞血藤等，也可搭配可退翳障的決明子、白蒺藜、烏賊骨、空青石等來消除水晶體混濁，或利用針灸或艾灸眼周穴位，通經活血來退翳明目。白內障的發生往往沒有特別症狀，唯有善加保健眼睛，才能延緩老年白內障的發生時間。

參棗米飯

70 歲以上長者罹患白內障的機率高達 9 成，幾乎可說是人人皆有機會，因此食用「參棗米飯」可用來減緩罹患白內障後惡化的速度。

- **材料**

黨參 15 公克、紅棗 30 公克、糯米 250 公克。

- **做法**

1. 將糯米蒸熟備用。
2. 黨參及紅棗加水熬煮後，取出黨參。
3. 將藥汁及紅棗淋在飯上即可食用。

- **功效**

黨參可補中益氣，能補脾益胃、生津養血，而紅棗所含的胡蘿蔔素、多種維生素、胺基酸也可「顧」眼睛，而糯米可健脾養胃，也具有增強免疫力的效果，因此可延緩白內障的生成。

9月15日

網膜剝離別輕忽 黃耆紅棗枸杞茶

宜	西醫先診治、中醫再調理
忌	工作壓力大、用眼過度

視網膜剝離是造成失明的原因之一，視網膜位在眼球壁的最內層，就好比傳統照相機的底片，用來接收外界的光影、色彩與影像，一旦視網膜與它上一層的視網膜色素上皮層發生剝離，患者會覺得眼前遭屏障物遮蓋或有黑點（飛蚊症）、閃光、影像扭曲或視野缺損。一旦發生以上症狀，西醫會採取雷射或手術來治療，若不盡快治療，恐將導致失明。通常四百～六百度近視的人最常發生視網膜剝離，另外遺傳、眼睛外傷、工作壓力大、用眼過度、糖尿病患者也都可能會發生。

視網膜剝離屬急症，一發現眼睛不對勁應先找西醫做診治，中醫可經由針灸及中藥方來幫助術後視力的恢復，以針灸穴位來疏通經絡幫助修復視網膜，再佐以活血的川芎、丹參及滋補眼睛的枸杞、杭菊等中藥方改善氣血循環，有助術後視力的提升。

黃耆紅棗枸杞茶

高度近視是視網膜剝離的危險族群，「黃耆紅棗枸杞茶」適用於眼睛保健，可增進氣血循環、養血明目，也可作為術後修復茶飲。

- **材料**

  黃耆 20 公克、紅棗 15 公克、枸杞 15 公克。

- **做法**

  將黃耆、紅棗與枸杞一起放入鍋中，以小火熬煮，即可當茶飲用。

- **功效**

  枸杞可滋養肝腎、養肝明目，所含的 β - 胡蘿蔔素是胡蘿蔔的 2.4 倍之多，葉黃素及玉米黃素含量也很高，而這些都是視力保健最需要的維生素，因此多食用枸杞，比吃其他的保健食品更有效。紅棗具有補血活血之效，黃耆可補中益氣、增強免疫力，還能降眼壓，平常多飲用「黃耆紅棗枸杞茶」可做日常保健之用，防止視力持續惡化。

9月16／17日 近視年齡向下探 預防要從體質調

宜	忌
多吃護眼食物、按摩眼周穴道	工作壓力大、用眼過度

近視是指眼軸太長，因為先天遺傳或後天環境影響，若雙親都有近視，小孩有30％～60％的比例也會近視；若用眼過度、缺乏戶外活動也會帶來近視。7～10歲是孩童視力發育的關鍵期，如果在這階段好好控制，可降低未來近視的風險。中醫認為小孩近視多因脾胃虛弱致血無法養目，再加上習慣不良進而引發近視，多屬陰虛體質，宜益氣養脾、安神定志，可用黨蔘、黃耆、麥門冬、沙參、女貞子等藥材；而成人近視，則是氣虛神傷或肝腎虧虛所致，需益氣養心、滋肝補腎，宜以定志丸或補腎磁石丸來治療，平常可多吃富含葉黃素（如綠花椰菜、葡萄）、玉米黃素（如玉米、蛋黃、枸杞）、類黃酮素（如洋蔥、蘋果、綠茶）等護眼食物，或是按摩眼睛四周的光明、睛明、攢竹搭配耳朵上的耳門、眼點等穴幫眼睛疏經活血，達到改善及保健視力的效果。

自動對焦護眼操

追劇太迷，晚餐忘了吃不打緊，可能連覺都捨不得睡，一整個晚上追劇下來眼睛疲累不堪，久而久之近視度數也跟著加深，別忘了看 30 分鐘、休息 10 分鐘，動動筋骨，做做「自動對焦護眼操」放鬆眼睛，避免高度近視。

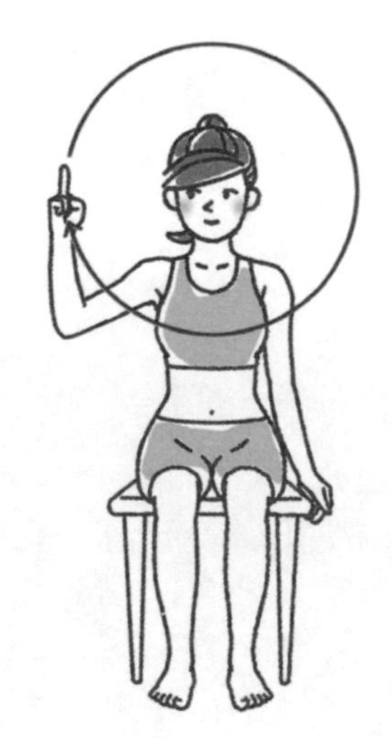

- **方法**
  1. 先看近物，再看遠物，來回數次讓眼睛自動調整焦距。
  2. 頭靜止不動，只有眼睛向四面八方轉動。
- **次數**：休息時間就可以做。
- **功效**

眼睛一下看前、一下看後，可以放鬆睫狀肌的肌肉，而睫狀肌是用來調整眼睛看遠看近最重要的肌肉，如果長時間不讓眼睛休息，一直盯著同一個物件不動，睫狀肌就會疲勞，久而久之就會近視。

9月18日

遠視提早變老花 枸杞陳桂紅棗茶

宜	忌
補充蛋白質、鈣、維生素	油膩、辛辣及精製甜食

正常來說，人體到了40歲左右，具有調節焦距功能的水晶體彈性就會慢慢降低，導致我們看不清楚近物。其實多數人一出生都是遠視，一直到3歲左右眼睛的眼軸才慢慢長到正確的長度。中醫稱遠視為「能遠怯近症」，至清代才叫做遠視，根據病因分為三種證型，稟賦不足者腎陽不足導致發展遲緩，先天視力模糊近視眼花，宜補肝益腎、益氣養血；而陰虛虧損者用眼過度、形體疲勞或久病傷腎，能遠視不能近視，宜補腎益精；肝膽濕熱者因飲食不節，脾胃運化不良，能遠視而視近物模糊，宜清肝益膽明目養肝。飲食上宜忌油膩、辛辣及精製甜食，多攝取富含蛋白質，如動物內臟、雞蛋、牛奶等食物；含鈣如豆類、海帶、蝦等；含維生素A，如豬肝、牛奶、蛋黃；含維生素B_2，如深綠色蔬菜、動物內臟、堅果、全穀類等食物，幫助增進視力、保健眼睛。

枸杞陳桂紅棗茶

枸杞、桂圓、紅棗、蓮子是我們常見的食材，卻不知道這些也是護眼藥材，「枸杞陳桂紅棗茶」加入通氣健脾的陳皮共食，酸酸甜甜別有一番顧眼滋味。

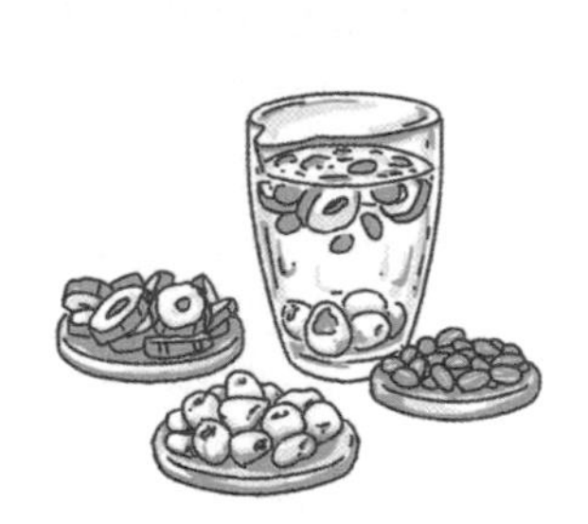

- **材料**

枸杞10公克、紅棗10枚、陳皮3公克、桂圓10枚、蓮子20枚。。

- **做法**

1. 將陳皮與枸杞放入紗布袋中，與其他食材一起放入鍋中，加水煮1小時。
2. 關火將紗布袋取走，加入蜂蜜後，即可飲用。

- **功效**

大家都知道枸杞是非常好的顧眼中藥，桂圓跟蓮子也是中醫常用來治療眼疾的中藥，也都具有養血安神的功效，桂圓與紅棗共食可加強視力，而蓮子則對年長者的眼睛疾病特別有效，不過若有便祕或上火者，這款茶飲要少喝。

9月19日 富貴手不富貴 雙層手套保纖手

宜	忌
戴雙層手套、使用溫水	皮膚乾燥、過度接觸清潔劑

富貴手，是門診時家庭主婦常罹患的病症，學名叫「進行性指掌角皮症」，是在指掌間發作的病症。富貴手的病因是因為常使用水或清潔劑，譬如美髮業者、餐飲業者、農漁民及家庭主婦等，他們需要長時間浸泡在水裡或使用清潔劑的次數頻繁，導致手指及手掌的皮脂膜被破壞掉後還來不及恢復，又被水或清潔劑破壞，周而復始的循環，造成手指末端開始脫皮、變粗、指紋消失，慢慢從手指末端向整個手掌蔓延，從脫皮、龜裂到紅腫、流血、指甲肥厚，甚至連手掌的紋路都會消失。在治療上，通常醫師會開立軟膏，平常可盡量戴雙層手套（內層棉手套、外層塑膠手套），將手擦乾上藥，先休息一陣子再繼續工作，讓皮脂膜可以有修復的時間，洗澡或洗臉等也盡量用溫水，避免破壞皮脂膜。從日常保養做起，才能避免富貴手症狀惡化。

歸杞滋潤湯

富貴手最難受的地方，就是每到冬天手掌就會乾裂，因此冬天也是富貴手好發的季節，皮膚乾燥通常是因為血虛，養血補血的「歸杞滋潤湯」，可減輕乾裂粗糙的困擾。

- **材料**

當歸 2 錢、紅棗 10 枚、枸杞 3 錢、熟地 2 錢、虱目魚一片。

- **做法**

1. 將所有食材洗淨放入鍋中，加水至蓋滿食材，放入電鍋中，在鍋外加兩杯水。
2. 電鍋跳起後，即可食用。

- **功效**

虱目魚富含鐵質，具有造血功能，還能養筋健骨，搭配補血活血的當歸、紅棗及熟地，能滋陰補血，促進血液循環，達到潤膚的效果。

9月20日 主婦最怕富貴手 吃對食物愛自己

宜	忌
油性保養品、平性易消化食物	涼性蔬果，生冷、油炸食物

就中醫來看，脾主四肢，為氣血生化之源，若脾虛則氣血虧虛，無法運化氣血致筋骨肌肉無養，因此治療富貴手首重健脾益氣、滋陰補血，如四君子湯、參苓白朮散、當歸四逆湯等藥方，可將脾胃功能調理好，手指末梢得到充足氣血，自然可避免龜裂發生，也可用黃耆五物湯來促進末梢血液循環，或是搭配穴道按摩來改善末梢循環。若是富貴手初期皮膚潮紅、水泡有滲出物，可加黃柏、馬齒莧等中藥來塗抹外敷。

飲食上以清淡食物為主，避免涼性蔬果如西瓜、苦瓜、黃瓜、橘子、柳丁、白蘿蔔、大白菜、水梨等，生冷、油炸等刺激類的食物要少碰，可多吃平性易消化的食物，如蘋果、葡萄、紅蘿蔔、豆腐、雞肉、牛奶等。平常可塗抹油性保養品在手上以留住手上的油脂，或是用黃柏、地膚子、紫草、苦蔘來製成肥皂，都是很好用的天然止癢殺菌潤膚中藥。

濕疹止癢水

每天都會用到的水、肥皂或清潔用品，對富貴手患者來說都是痛苦的開始，「濕疹止癢水」可幫助主婦們舒緩手部的不適。

- **材料**

金銀花 30 公克、地膚子 15 公克、白癬皮 20 公克、土茯苓 8 公克、黃芩 15 公克、紫蘇 5 公克、水 2000c.c.。

- **做法**

1. 將所有中藥材（紫蘇除外）放入鍋中，注入水 2000 c.c.，煮至水量剩一半時，加入紫蘇。
2. 待微涼後，以紗布沾濕藥水，輕敷於患部 15 分鐘，每天 1 ～ 2 次。

- **功效**

金銀花有中藥抗生素之稱，具有抗菌、清濕解熱、通經活絡的功效，而地膚子能清熱止癢，白癬皮則對皮膚潰爛、紅腫、搔癢等濕疹引起的症狀有清熱祛風止癢之效，可舒緩富貴手急症期的難受與不適。

9月21日 足底筋膜炎 揉按大鍾穴

宜	忌
讓腳休息、減重、穿合腳鞋	長時間走路、久站、鞋太硬

足底筋膜炎是位在腳底的疾病，特徵是早上起床踩在地上的第一步，通常會痛到寸步難行，但走個幾步又好了，長時間走路或站太久也會痛，因為足底筋膜主要的功用就是幫助我們走路的時候承受腳底的壓力，所以運動員、需久站的職業、足弓太高或扁平足、中年婦女、體重過重或穿不合腳鞋子、鞋子太硬或太薄都可能傷害到足底筋膜。此外，如果喜歡走健康步道的人，太密集地走，也會使足底筋膜受傷，導致發炎腫脹，老人也會因為肌肉退化而致病，所以足底筋膜炎是一種退化性疾病而非發炎。在急性期的時候可以冰敷患部來緩解疼痛，如果症狀沒有改善，醫師可能會在患處打入類固醇以減輕疼痛。想澈底遠離足底筋膜炎，讓腳休息、減重、穿有軟墊的鞋子、平常多伸展腳趾頭、少在不平的地面上行走，都有助減少對腳底的壓迫及衝擊。

大鍾穴

位於足跟處的「大鍾穴」，鍾亦有腫的意思，因此對足跟處的腫脹、疼痛都能起到舒緩的效果。

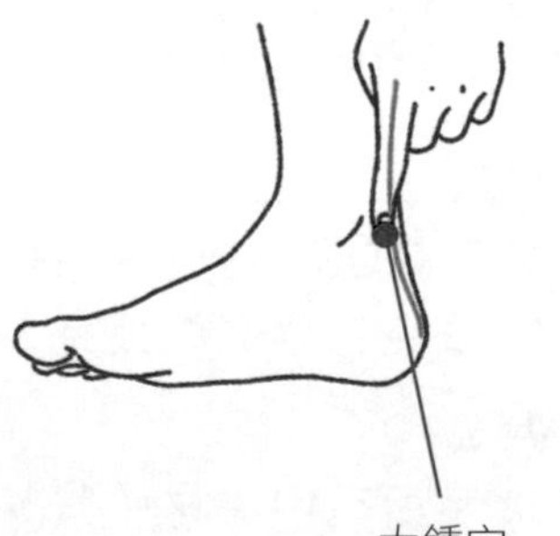

- **穴道位置**

  「大鍾穴」位於足內側，內踝後下方，跟腱附著部內側前方凹陷處。

- **按摩方法**

  以指腹按壓「大鍾穴」6 秒後慢慢鬆開，再重複按壓。

- **功效**

  「大鍾穴」屬足少陰腎經，有益腎、清熱的作用，可治療煩悶、腰痛、腰脊強痛、大便難、呆痴、足跟痛等。同時它是絡穴，可調節腎經與膀胱經，足底筋膜是足太陽膀胱經所經過之處，因此按揉此處也能舒緩足底疼痛。

9月22日 穿錯鞋使足跟痛 腳底滾球鬆筋膜

宜	忌
選擇包覆力好的鞋子	太柔軟或尺寸過大的鞋

現代人買鞋除了美觀外，更注重功能性，太過柔軟或尺寸過大的鞋都可能導致足弓變形，進而引發足底筋膜炎。中醫將足底筋膜炎歸類為足痛、跟痛，認為肝主筋、腎主骨，肝腎虧損使得筋骨失養、筋血不足，或因足部勞損、瘀血阻礙經脈所致，因此中醫會採舒筋活血、補腎養肝的中藥來治療，如鬱金、芍藥、甘草、雞血藤等，或三痹湯、舒筋活血湯、六味地黃丸等藥方，或是在大鍾、委中、大陵等穴位針灸，搭配遠紅外線光照射以疏經；另外也可以採傷科手法、電療、熱敷等方法來改善疼痛。

除此之外，一雙包覆力好的鞋子，可以幫我們把足底筋膜維持在正確的位置上，維持它原有的緩衝能力，而太大雙的鞋子會讓我們的腳掌在鞋子裡晃動，不僅無法達到避震的效果，也會使得足弓變形，所以穿一雙對的鞋子比穿一雙貴的鞋子，來得重要許多。

腳底滾球

每天站了一整天、穿了一整天的鞋，腳底總是腫脹不舒服，「腳底滾球」可舒展我們腳底的肌肉，同時也能鬆開筋膜，對腳底進行深度的按摩。

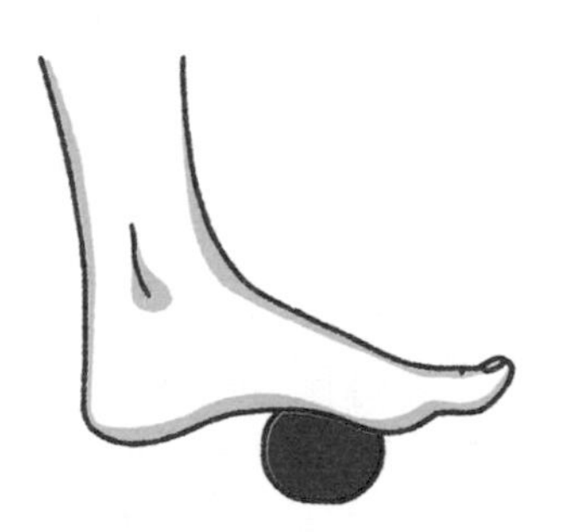

- **方法**

  選一顆硬度、大小跟網球差不多的球，放在右腳腳趾頭下方，慢慢將球滾過腳掌，來回滾動 1 ～ 3 分鐘，之後再換腳重複此動作。

- **次數**

  最多 3 次。

- **功效**

  人體的腳底有許多穴道，藉由滾球按摩可幫助刺激腳底淋巴，並把腳底的筋膜鬆開，促進血液循環，但千萬不要過度按摩，以免刺激足底筋膜再度發炎或受傷。

9月23日 秋分養生吃螃蟹 紫蘇抗菌防痛風

宜	忌
早睡早起、吃白色食物	蔥、蒜等辛辣食物

「秋分者，陰陽相半也，故晝夜均而寒暑平。」「秋分」一到，代表夏天結束，秋天降臨，所以氣溫也會一天冷過一天，晝夜溫差大，氣候變化無常，各種舊疾也跟著蓄勢待發，要特別注意天氣及情緒上的變化。秋分是二十四節氣中的第十六個節氣，剛好是晝夜各半的時候，中醫特別強調天人相應，此時應順著大自然陰陽平衡之際，宜採陰補陽調節體內的陰陽，讓身體處在最佳狀態。「秋三月，早臥早起，與雞俱興。」此時養生應早睡早起，不論是生活起居、飲食等都要「秋收」以養身，因此要少吃蔥、蒜等辛辣食物、宜收不宜散，同時秋天在五行中屬金，五色中，白色為金，白蘿蔔、百合、銀耳、水梨等白色食物都是非常好的保健食物。秋天氣候乾燥、天氣忽冷忽熱，對於抵抗力較弱的人也容易有呼吸道方面的疾病，潤肺生津也是此時的養生重點。

紫蘇蒸蟹

中醫認為螃蟹可清熱養陰、補益精氣，是適合秋收概念的養生食材，但螃蟹的膽固醇也高，這道「紫蘇蒸蟹」可解毒，能避免高膽固醇，不妨試試。

- **材料**

螃蟹 4 隻、紫蘇葉 20 公克、老薑 30 公克、黃酒 1 湯匙、醋 3 湯匙、砂糖 3 湯匙、醬油 1 茶匙。

- **做法**

1. 將螃蟹刷洗乾淨，放入蒸籠，鋪上紫蘇葉備用。
2. 在蒸鍋中加水並放入 20 公克薑片及黃酒，以大火燒開後放入蒸籠，以隔水加熱的方式蒸 20 分鐘。
3. 將 10 公克老薑剁碎，加入醋、醬油、砂糖，拌至砂糖融化，即為蒸蟹沾醬。待螃蟹蒸熟後，即可食用。

- **功效**

紫蘇葉可抗菌消毒，去除螃蟹的毒性，有痛風、三高問題者可將蟹膏、蟹黃等內臟取出。

9月24日 胃抽筋不單純 病因多元勿輕忽

宜	忌
側躺熱敷休息、喝芍藥甘草湯	有併發症需快就醫

胃抽筋這個名詞大家應該不陌生，應該有很多人有過胃抽筋的經驗，有時候幾分鐘就沒事，有時候抽痛感會持續數天之久。但你知道胃抽筋其實不只是腸胃出問題這麼簡單嗎？胃抽筋外顯的症狀是上腹部抽痛，但腹腔裡的器官，如腸、胃、脾、卵巢、輸卵管等，及腹腔周圍如肺、腎、膀胱等器官也會誘發，因此除了腸胃道疾病如腸躁症、食物中毒、腸胃炎等，其他如肝硬化、膽結石、胰臟炎、腸阻塞、大腸癌、子宮內膜異位、卵巢囊腫、腎結石、腎衰竭、急性心臟衰竭、腹膜炎、腹部囊腫等疾病也可能是病因。如果除了胃抽筋外，還伴隨著發燒、冷顫、血便、吐血、頭暈、嚴重腹痛或腹脹，當有胃抽筋症狀發生時，先側躺熱敷休息，如果有其他的併發症，就要趕快讓腸胃科醫生診斷，而不是吞個胃藥或是吃止痛藥就能解決的事。

芍藥甘草湯

「芍藥甘草湯」是中醫常用來治療因痙攣引起全身疼痛的藥方，有極佳的解痙、鎮痛作用。

- **材料**

延胡索 1 錢、芍藥 3 錢、甘草 2 錢、水 500c.c.。

- **做法**

所有藥材放入鍋中煮沸後，轉小火續煮 3 分鐘，即可飲用。

- **功效**

《本草綱目》記載：「延胡索，能行血中氣滯，氣中血滯，故專治一身上下諸痛。」而且現代醫理也發現延胡索有鎮靜、安定的作用，更能夠減少胃酸、胃液分泌，所以能止胃痛。而芍藥與甘草合用，能治療脘腹手足攣急疼痛，故能止痙攣之疼痛。

9月25日 胃痛抽筋冒冷汗 早晚大都按一按

宜	忌
細嚼慢嚥、放鬆心情	生冷油膩食物、緊張壓力大

吃完太冰冷的食物，不只牙齒抽痛，胃好像也跟著一起抽痛，或是考試、面試前，緊張到胃也開始一陣陣抽搐，這就是胃痙攣，也是俗稱的胃抽筋。所謂的胃痙攣，是因為腹腔的平滑肌不由自主地收縮，在上腹部產生肌肉抽搐，造成劇烈疼痛、冒冷汗，常見的原因包括吃進生冷、油膩等刺激性食物，或暴飲暴食、緊張壓力大導致胃發炎，就容易出現胃痙攣。

中醫認為胃痙攣是因為飲食不節、肝氣鬱結、情志失調、脾胃素虛、寒邪客胃而胃氣鬱滯、失於和降而致病，故需疏通經絡，可採刮痧、熱敷、溫灸等方法來緩解疼痛；平常飲食要定時定量、清淡為主、細嚼慢嚥、放鬆心情，就能減少胃痙攣發作的機會。有些女性朋友經期時也會胃痙攣，這時做點熱敷也能讓身體變得舒坦，但若是長期胃痙攣可能是其他問題所引起，不可輕忽。

大都穴

胃痙攣的痛，痛到會讓人只想捲成一隻蝦子、能不動就不動，這時按壓「大都穴」可以紓解痛感。

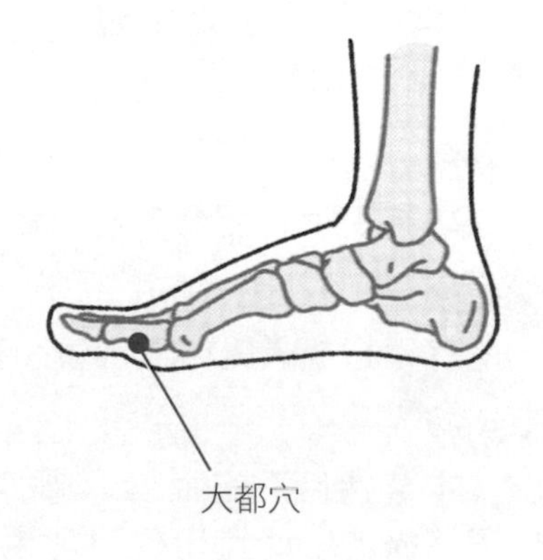

- **穴道位置**

  「大都穴」位在足內側，足大趾本節（第1跖趾關節）前下方赤白肉際凹陷處。

- **按摩方法**

  每天早、中、晚以大拇指指腹按摩大都穴5分鐘。

- **功效**

  「大都穴」屬脾經，能健脾、化濕，同時也是補鈣的穴位，多按「大都穴」可以增進鈣質吸收，舒緩因鈣質缺乏所引發的症狀，如暈眩、失眠、腿部抽筋、肌肉痙攣等，同時也能紓解因為工作緊張而產生的壓力及憂鬱。

9月26日 秋天到酷酷嗽 敲敲肺經防感冒

宜	忌
多喝水、多吃白色潤肺食材	呼吸道、鼻腔太乾而咳嗽

秋天因為氣候燥熱，水分不足，容易讓上呼吸道及下呼吸道、鼻腔、鼻子等器官，因為乾燥而出現咳嗽的症狀，「肺開竅於鼻」，所以這些器官對中醫而言都歸屬於肺，因此秋天養肺的道理就在於此。同時「肺主皮毛」，肺不好，皮膚容易乾癢不適，所以秋天要多喝水，一方面濕潤一下呼吸道及口舌，二方面也能為皮膚帶來水氣，但重點還是要潤肺補充身體裡的津液，才能真正達到養陰潤肺的效果，茯苓、白芝麻、洋菇、杏仁、薏仁等白色食材皆屬於潤肺食材。

此外，晚上3～5點走肺經，5～7點走大腸經，早上下床第一件事，先搓熱雙手後，手併攏成杯子狀，先拍打鎖骨5下，再一路沿著手臂內側，從上臂到手腕平均分配拍打5下，經由這樣的拍打方式養肺通經絡，兩手各做5次，訓練中氣還能預防感冒、增強免疫力。

雲門穴

明明沒感冒，卻忍不住想咳嗽，或是心情煩躁、一口氣憋著喘不過氣來，按壓「雲門穴」可讓煩心事煙消雲散，也能止咳。

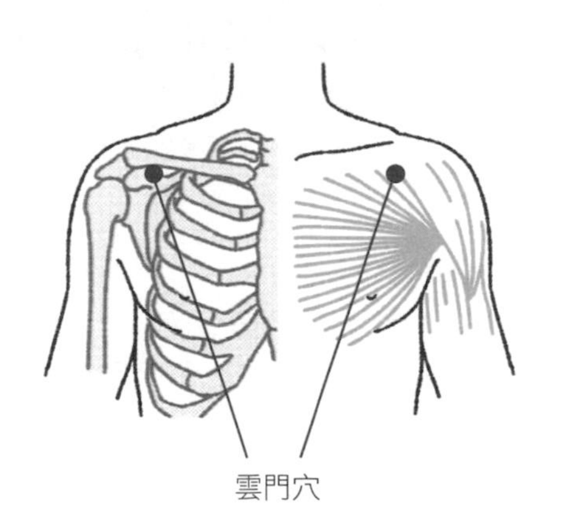
雲門穴

- **穴道位置**

  「雲門穴」位於胸前壁外上方，肩胛骨喙突上方，鎖骨下窩凹陷處。

- **按摩方法**

  覺得想咳嗽或煩躁時，用力按壓即可。

- **功效**

  「雲門穴」屬手太陰肺經，《錦囊秘錄》提到「人之氣血，周行無間，始于手太陰，出雲門穴，歸足厥陰肝經，入期門穴。」意指「雲門穴」為肺經的起始穴，肺氣由此穴而出，故可清宣肺氣，對支氣管炎、咳嗽、氣喘、胸中煩滿、肩痛都有療效。

9月27日 吃太多消化不良 吃飯加嫩薑紫蘇

宜	忌
吃飯時適量搭配嫩薑、紫蘇	吃太多太快、太油膩或辛辣

消化不良，指的是吃飽飯後會有腹脹、容易飽、上腹部會有灼熱或痛感，分為功能性（非潰瘍型）及非功能性的消化不良。非功能性指的是消化性潰瘍、腸胃道疾病，或是藥物引起的消化不良，而多數人多是功能性消化不良，因為吃過多、吃太快、吃過於油膩或辛辣、抽菸喝酒、壓力大所造成的。

中醫稱食物積滯不消為食積，脾胃虛弱、氣血無法運化，導致進食後脘腹脹滿，宜先健脾益氣、疏肝和胃，黨蔘、北黃耆、白朮、茯苓都是健脾常用的中藥方；或是吃飯時搭配嫩薑、紫蘇，也可以改善消化不良的問題，但不適合愛吃油膩、常口乾舌燥的人食用，反而會讓腸胃消化變得更不好，這種體質的人建議吃白蘿蔔會好一點。有研究指出，30％～40％的人不需用藥物，只要改變生活模式或是飲食習慣，就能改善消化不良的問題。

然谷穴

穴道按一按

「然谷穴」本指火在山谷中燃燒的意思，但也有燃燒穀物的意思，所以按揉此穴可以加強腸胃功能，調節吃太飽產生的不適感。

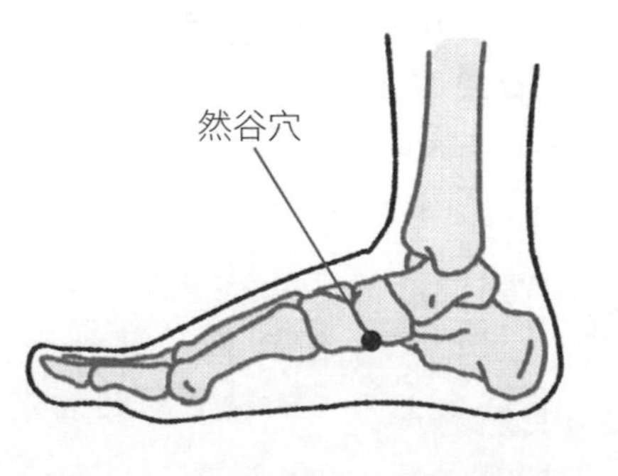

- **穴道位置**

  「然谷穴」位於足內側緣，舟骨粗隆下方赤白肉際處，也就是足內踝前大骨間。

- **按摩方法**

  用拇指用力按壓，感覺到痠脹感後馬上放開，重複此步驟 10 ～ 20 次。

- **功效**

  「然谷穴」屬足少陰經，升清降濁、平衡火木為其特色，可瀉熱、消脹，所以可降體內之火，對於火氣大產生的口乾舌燥、咽喉腫痛，按壓此穴可以舒緩。按壓「然谷穴」除了可以治療吃太飽的不適外，還能產生饑餓感，對於厭食者能有助促進進食的慾望。

9月28日 吃飽飯後卻想吐　來杯花椒薑棗茶

宜	忌
少量多餐、飯後散步、多喝水	長時間嘔吐、食慾下降

有一種疾病的症狀是吃東西後有飽足感、腹脹、噁心，甚至飯後嘔吐的情形很嚴重，這個疾病就稱為「胃輕癱」。「胃輕癱」是指胃癱瘓，胃和十二指腸沒有受到腫瘤等其他原因導致阻塞，但胃排空的速度卻異常緩慢，因此吃進去的食物無法順利消化，只要吃點東西就會感覺腹脹、噁心，所以罹患此症的病人往往因不想吃而逐漸消瘦、營養不良。此症好發在30～40歲的年輕女性，或糖尿病患者及受過腸胃道手術患者身上，但為何會年輕女性居多？到目前為止原因不明，而發病原因也尚無定論。美國有項統計指出，治療胃輕癱的年輕女性，每年新增一倍之多。所以若有消化不良的問題，但伴隨著長時間嘔吐、胃或肚子變大、食慾下降等症狀，要由醫生做更縝密的檢查才能判定病因。經由少量多餐、飯後散步、多喝水、少吃刺激的食物可以改善症狀。

花椒薑棗茶

如果長期以來總是吃飽後就會噁心、腹脹、消化不良，久而久之美食在前也不會開心，進而導致食慾不振，這時候來壺「花椒薑棗茶」可以刺激食慾、舒緩反胃症狀。

- **材料**

花椒 8 公克、生薑 10 公克、紅棗 15 公克。

- **做法**

1. 紅棗洗淨拍扁、薑片洗淨切片。
2. 將花椒、薑片與紅棗放入鍋中，加水開火，水沸騰後轉小火續煮30分鐘，關火，瀝渣留汁即可飲用。

- **功效**

很多人都以為花椒傷胃，其實花椒是味道辛辣，但性屬溫，能夠溫中散寒、除濕止痛，有助消化不良、反胃、便祕、腹瀉等消化道症狀，而且花椒的香味能夠促進唾液分泌，因此也有助於增加食慾，而生薑也能促進腸道蠕動、幫助消化、增強食慾，多喝「花椒薑棗茶」有助舒緩腸胃道不適。

9月29／30日 情緒緊張胃先知 幸福食物腸開心

宜	忌
靜坐、運動、好好吃早餐	壓力焦慮緊張、易脹氣食物

反覆腹痛是腸躁症最主要症狀，好發於50歲以下的女性。腸躁症多因為壓力、焦慮、緊張等外來情緒因素，導致體內交感神經、副交感神經與腸道神經三者失衡。自律神經在中醫學與肝功能最相關，肝鬱造成腸胃運化不利，宜以加味逍遙散治之；而腹痛、腹脹也與脾胃功能有關，脾虛或脾胃陰虛者也會影響腸胃蠕動與吸收，脾虛者通常臉色泛黃、食慾不振、排泄物會看見未消化的食物，可用參苓白朮散；脾胃陰虛多見於久病或老人身上，胃熱、口乾、便祕乾結，應少吃易脹氣的食物，多吃玫瑰花、山楂、陳皮、佛手、檸檬等可幫助疏肝解鬱；蛋、五穀雜糧、香蕉、菠菜、雞肉、牛肉、巧克力等食物則是吃了會產生幸福感；靜坐或禪定、運動則可以減輕焦慮與壓力。早上早點起床，留點時間使用廁所，留點時間吃個溫熱早餐，也可以帶來一天的好心情。

上巨虛穴

肚子餓了會咕嚕咕嚕叫，但腸躁症發作的時候，肚子也會不停的攪動、腸鳴、想拉肚子，這時候若還要跟客戶簡報，心理的煎熬可想而知，「上巨虛穴」可幫助緩解腸躁症的症狀，讓你可以暫時度過難關。

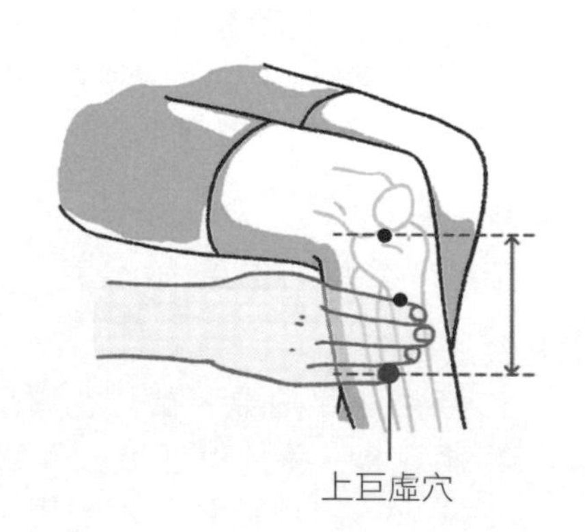

- **穴道位置**

  「上巨虛穴」位於小腿前外側，外膝眼下6寸，也就是脛骨前緣外一橫指處。

- **按摩方法**

  採坐姿、微曲膝蓋，以大拇指指腹按揉「上巨虛穴」2～3分鐘，記得兩邊都要按。

- **功效**

  「上巨虛穴」屬下合穴，《靈樞・邪氣臟腑病形》說「合治內腑」，所以此穴可治療大腸所有的病變，具有調和腸胃、通腸化滯的功能。

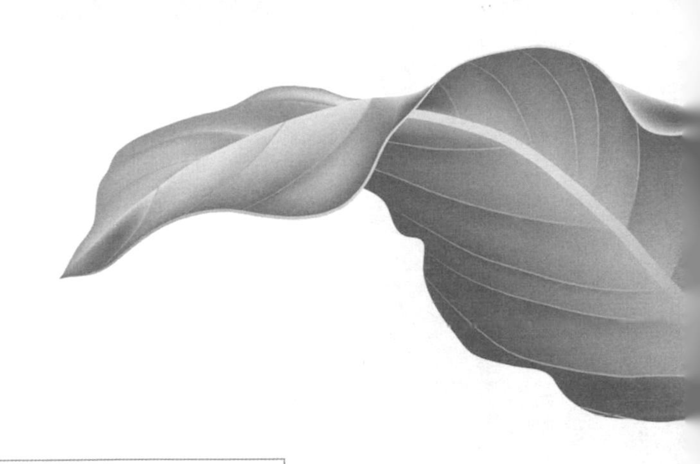

十月
October

光輝的十月，
天氣明顯轉涼，天涼露重，
此時也進入容易感冒及心血管疾病好發的季節。
氣溫偏低，養生要注意防寒，
飲食上以潤肺生津、健脾益氣為主，
同時也要預防燥邪侵犯人體，
因而傷害身體的陰液。
跟著十月的腳步，
一步一步來調理秋天的體質吧！

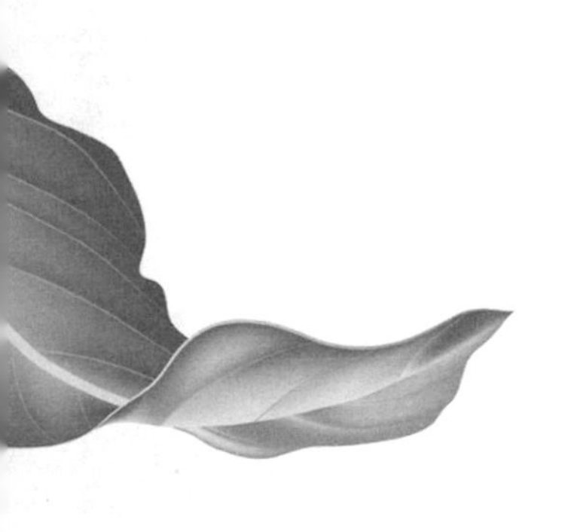

10月1日 戴安全帽頭皮癢 喝喝止油止癢茶

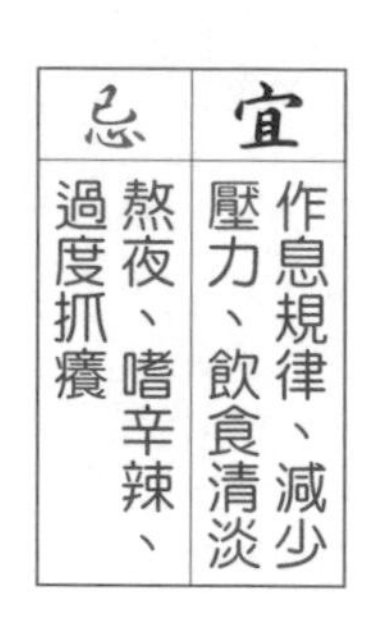

宜	忌
作息規律、減少壓力、飲食清淡	熬夜、嗜辛辣、過度抓癢

脂漏性皮膚炎、乾癬、濕疹、異位性皮膚炎、接觸性皮膚炎等疾病都會造成頭皮搔癢，部分藥物或糖尿病、身心症、甲狀腺疾病也會引起搔癢，長期戴安全帽、過度染燙也會讓頭皮發癢。中醫認為，頭皮癢是因為頭部經絡失常、氣血失調、外感內傷所致，根據症狀分為血虛風燥及風濕熱鬱型，前者屬乾癢、癢的位置不固定，多因熬夜、嗜辛辣引起，宜以當歸、牛肉、酸棗仁、白芍等來養血潤燥、消風止癢；後者屬濕癢，頭皮出油、癢的位置固定、有血痂，夏天天氣濕熱時症狀更嚴重，常因戴安全帽或帽子、清潔不當所引起，故以消風散來清熱止癢，也可以茯苓、薏仁、黃柏等來祛濕，也有助止癢。濕癢者要注意清潔，而乾癢者要避免清潔過當；保持規律的作息、減少壓力、維持飲食清淡也能止癢。越抓只會越癢，不要過度抓癢以免造成頭皮傷害。

止油止癢茶

臺灣是機車大國，多數人都以機車來代步，但安全帽一拿下來，滿頭油光再加上不時的抓癢，真的不是很美觀。不妨隨身帶壺「止油止癢茶」，降降火氣、去搔癢吧！

- **材料**

枸杞 20 公克、菊花 20 公克、山楂 20 公克、荷葉 20 公克。

- **做法**

1. 將所有藥材研磨成粗粉，攪拌均勻後裝入瓶中。
2. 每天取 20 公克以沸水沖泡當茶飲。

- **功效**

很多人不知道我們常喝的「菊花枸杞茶」除了有明目的功能之外，還能夠減緩皮膚搔癢，再加上具有殺菌功能、消食化積的山楂，及增進身體代謝、消火氣的荷葉，能夠幫機車族或夏天在外面奔跑的業務們祛濕、降火，減緩頭皮搔癢。

10月2日 頭皮屑不簡單 抗屑不能靠洗髮

宜	忌
多款洗髮精混用、睡眠充足	天天洗頭、常用抗屑洗髮精

平均每30天，我們頭皮最外層的角質層就會自然脫落，俗稱頭皮屑，一般肉眼看不到，但如果角質代謝異常、變厚變大，就會成為肉眼可見的白色雪花。頭皮屑的問題多跟體質有關，白色塊狀的頭皮屑，屬於乾性頭皮屑，多發生在老人跟小孩身上，是因為皮膚太乾燥所引起，所以不建議使用抗屑洗髮精，只要抹乳液、注意保濕就可以；若是淡黃色的頭皮屑，頭髮又泛油光，則屬於油性頭皮屑，多發生在季節變化之際，以20歲左右的男性居多，油脂分泌過多、皮屑芽孢菌增生，導致頭皮發炎，頭皮屑增多，可能與脂漏性皮膚炎有關，此時不建議長期使用抗屑洗髮精，以免產生抗藥性及對頭皮造成新的刺激，可多款洗髮精混用。天天洗頭無法消除頭皮屑，試試睡眠充足、減少攝取油膩刺激的食物、適時地釋放壓力，才能減少頭皮屑過度增生的問題。

透骨草桑枝洗劑

頭皮屑問題一般屬頭皮發炎居多，壓力、飲食都可能是起因，「透骨草桑枝洗劑」可抑制頭皮發炎、減少頭皮屑增生，但如果使用兩週都不見效，可能是乾癬、接觸性皮膚炎等疾病所引起，就要尋求專業醫生的幫助。

- **材料**

  透骨草 100 公克、桑枝 50 公克、水 1000c.c.。

- **泡澡方式**

  1. 將藥材跟水加在一起煎煮取汁。
  2. 倒入臉盆中，待涼後用毛巾沾濕藥汁，濕敷在頭皮上。
  3. 20 分鐘後取下毛巾，以清水洗淨，每天 2 次。

- **功效**

  透骨草具有解毒化疹之功效，可抗炎、殺菌、疏經活血，而桑枝主治風癢乾燥、四肢拘攣，能祛除頭皮屑，對風濕性關節炎、肩頸痠痛、四肢痹痛也能有活血止痛之效。

10月3日 頭皮屑按神庭穴 避免增屑飄白雪

宜	忌
多吃鹼性食物、少食酸性食物	熬夜、飲食過量、壓力

中醫稱頭皮屑為白屑風，《醫宗金鑒外科心法要訣．頭部》記載：「此證初生髮內，延及面目、耳項燥癢，日久飛起白屑。」白屑風根據病因可分為三種證型，第一種是壓力大、躁鬱所造成的肝鬱氣滯型，患者頭皮乾燥、發紅、頭皮屑細碎、易掉髮，可用當歸、白芍等中藥來疏肝解鬱；第二種是嗜酒、喜食刺激之物的胃腸濕熱型，頭皮屑較大塊、淡黃色、頭髮油膩，宜以薏仁、陳皮、茯苓來健脾利濕；第三種屬陰虛火躁型，需滋陰養血來治之。

平常飲食上可多吃鹼性食物來保持體內酸鹼平衡，熬夜、飲食過量、壓力都會讓體質變酸，使得頭皮營養改變、頭皮屑增加，蔬果、奶類多屬鹼性食物；少食精緻澱粉、啤酒、肉類等酸性食物，藉此維持體內酸鹼平衡與保健頭皮。

神庭穴

身體濕氣重易招來頭皮屑，位在頭頂的「神庭穴」可除濕化濕，改善頭皮屑問題。

- **穴道位置**

  「神庭穴」位於頭部，當前髮際正中直上0.5寸（約半橫指處）。

- **按摩方法**

  每天按摩此穴 50 ～ 100 下。

- **功效**

  「神庭穴」屬督脈，是胃經的散熱之氣及膀胱經的外散水濕都在此穴匯集，因此常按此穴可紓解腸胃的濕熱之氣，對於頭暈、嘔吐、失眠、記憶力衰退也能發揮清風散熱、鎮定安神之效。

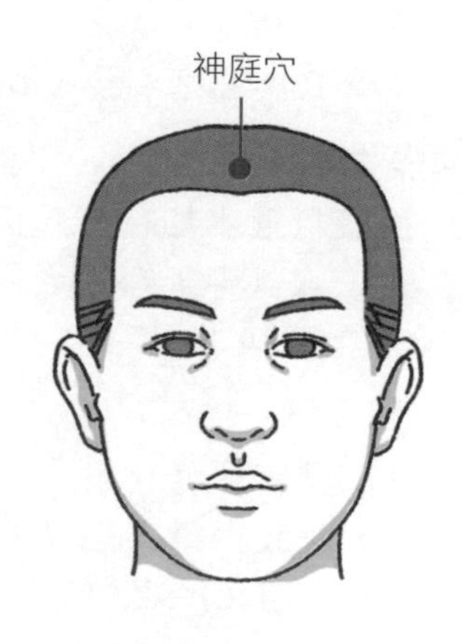

10月4日 不只恐懼頭發麻 低頭族還視模糊

宜	忌
避免長時間低頭或仰頭	心生恐懼、壓力過大

臨床上有患者因為頭皮突然發麻、劇痛而來就醫，還伴隨著視力模糊及太陽穴疼痛等狀況，原本可能因為劇痛而以為是腦部疾病，後來才發現其實是枕神經痛。枕神經痛是指頭部後側大枕神經及小枕神經，因為低頭、長時間用電腦、長時間仰頭等原因造成枕神經受到壓迫或肌肉卡住，基本上只要調整習慣就能痊癒。

中醫將頭皮發麻稱為頭皮麻木，分為血虛及痰濕兩種證型，前者因血虛、久病未癒、脾虛致皮膚失養，頭皮以麻為主，頭暈心悸，宜以四物湯來養血祛風；後者多因疲累傷脾，脾運不良、水濕內滯，痰濕阻滯經絡導致頭皮麻木，宜以消痰飲來化痰祛濕，也可以針灸取百會穴、前頂、印堂、四神聰等穴來疏通經絡。有時候也會因為心生恐懼或壓力過大導致頭皮發麻，因此肝氣不行也會致病，這時只能放鬆心情來紓解發麻的問題。

梳頭

人體有許多的穴位，「梳頭」可以幫助我們疏通頭頂的經絡，據傳慈禧太后就是利用梳頭來維持一頭烏黑亮髮，還能促進血液循環。

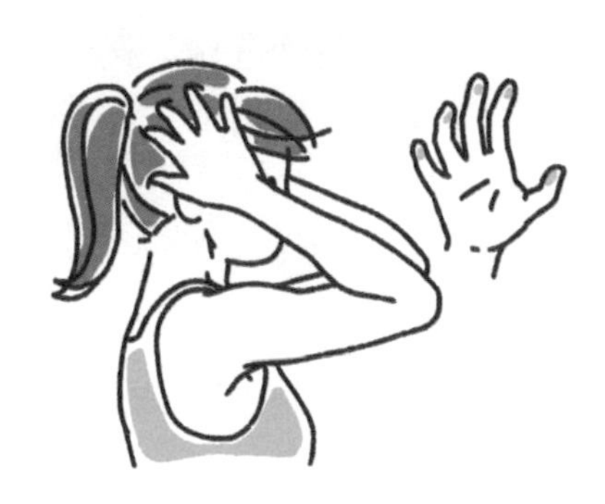

- **方法**

  雙手張開，由頭心向脖子、枕部梳理，再從兩側梳理至頭頂。

- **次數**

  早晨陽氣生發之際，每次梳頭 3 ～ 5 分鐘。

- **功效**

  《養生論》說：「春三月，每朝梳頭一二百下。」意指梳頭可以養生，因為頭頂有百會穴，為百神所會，通往全身的經絡都匯集於頭部，梳頭可疏通經絡、宣行鬱滯、清心開竅，故能抒壓、解決頭麻，也能疏通因長期低頭而壓迫到的神經。

10月5日 頭皮長痘毛囊炎 枸杞清熱助減痘

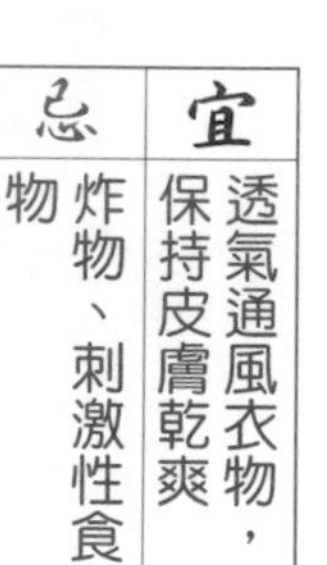

頭皮是人體皮脂腺分泌最密集的地方，在海島型國家，濕熱的環境讓很多人都有頭皮長痘痘的問題。毛囊炎會因為天氣悶熱、穿著不透風衣物或帽子、運動流汗、皮脂腺分泌過多、熬夜或高熱量飲食等原因，導致細菌或黴菌滋生，堵塞毛孔引起毛囊發炎，好發在頭皮、肩膀、胸頸背、手臂、大腿內側、鼠蹊部及臀部等毛囊分布處，嚴重時會出現膿皰、結節囊腫，若反覆發作成慢性毛囊炎，小心最後造成脫髮，一般以抗生素或抗黴菌藥膏塗抹患部。

中醫認為毛囊炎是因為脾胃功能運化不利，濕熱內生，皮膚感染風熱毒邪，經絡阻塞而致病，多屬濕熱風毒型，宜用薏仁湯來治之，及蒲公英、防風、金銀花、連翹等中藥來利濕解毒、祛風清熱，炸物、刺激性食物少吃，多穿透氣通風的衣物，隨時保持皮膚乾爽，也能減少毛囊炎的發生。

枸杞葉茶

枸杞的功效大家都知道，但枸杞葉的功效比起枸杞也是毫不遜色。每天一壺「枸杞葉茶」能清毒解熱，幫助減緩毛囊炎的不適。

- **材料**

枸杞葉 100 公克。

- **做法**

枸杞葉加水煎煮，瀝渣取汁即可飲用。

- **功效**

枸杞整株皆能入藥入菜，《本草綱目》記載：「春采枸杞葉，名天精草；夏採花，名長生草；秋采子，名枸杞子；冬采根，名地骨皮。」這次使用的枸杞葉，具有清肝明目、清熱止渴的功效，同時含有多種維生素，鐵及鋅的成分特別高，所以還能補血及增強抵抗力。

10月6日 老化壓力會掉髮 缺少營養也落髮

宜	忌
補充鐵、蛋白質，按摩頭皮	減肥營養不足、缺乏鐵質

老化、遺傳會造成掉髮，疾病（如貧血、癌症、脂漏性皮膚炎）、藥物（如抗癌藥物、精神科用藥）及壓力、營養失調、美髮造型用品刺激等因素也都會引起掉髮；女生在進入更年期後，會有明顯的掉髮或是頭髮變細等狀況，也會因為懷孕、減肥等因素掉髮，而一般常看到的圓形禿則是因為壓力、自體免疫力失調所造成。

雖然大家都知道掉髮是一件很正常的事，但如果每天掉髮超過100根、髮際線變寬、頭髮變細，則屬於異常掉髮，還是要讓專業醫師診斷比較好。女生容易因為減肥，造成營養不夠、鐵質攝取不足而掉髮，所以補充充足的鐵、蛋白質都能幫助頭髮生長。幫頭皮按摩也能促進血液循環，也可使用生髮水來留住原有的頭髮長出新髮。但如果嚴重掉髮，得先由醫師來判別是否因疾病所引起的掉髮，再來考慮是否進行植髮或戴假髮等後續治療。

養血生髮茶

女生常會因為月經或減肥造成血不足，而老年人也常出現氣血不足的問題，血不足頭髮也難保，因此適時來杯「養血生髮茶」補血兼生髮，一舉兩得。

- **材料**

當歸 5 錢、黑豆 5 錢、枸杞 3 錢、何首烏 3 錢、水 1000c.c.。

- **做法**

將所有藥材與水加在一起，開火煮滾後，轉小火續煮 5 分鐘，即可飲用。

- **功效**

當歸在《景岳全書》中就特別提到其專能補血，是血中之氣藥，也是血中之聖藥，連現代醫理都證實它能夠促進血紅素及紅血球的生成，是補血活血的最佳良藥。

10月7日 女生掉髮易顯老　補血補鐵加首烏

宜	忌
清淡飲食、晚上11點前睡覺	熬夜、作息不正常、太勞累

就中醫來看，女生常會因血虛而掉髮，髮為血之餘，每個月的月經、每次的懷孕生產，都會導致掉髮量增多，可以用當歸、川芎、丹參、紅棗、桑葚來滋陰補血，血足了，氣色也會變好。建議在進食後，補充維生素C，如柑橘、芭樂、柳橙等食物，可幫助人體對鐵的吸收，而過度勞累或咖啡、濃茶喝太多則是會影響鐵的吸收，一天不要超過兩杯比較適當。

年輕人常會因熬夜、作息不正常而導致掉髮，此屬風熱型，可以用女貞子、桑白皮、菊花等來清熱涼血，再搭配清淡飲食、晚上11點前睡覺，讓肝臟得以排毒；若是因年紀大或是過度勞累的掉髮，多屬腎氣不足，宜以何首烏等來補腎養髮。黑色食物都是補腎的好食材，中醫也會以針灸的方式來加強氣血循環，減少落髮。

率谷穴

無肉使人瘦，無髮令人愁，落髮想長髮，中醫師教你按「率谷穴」來生髮。

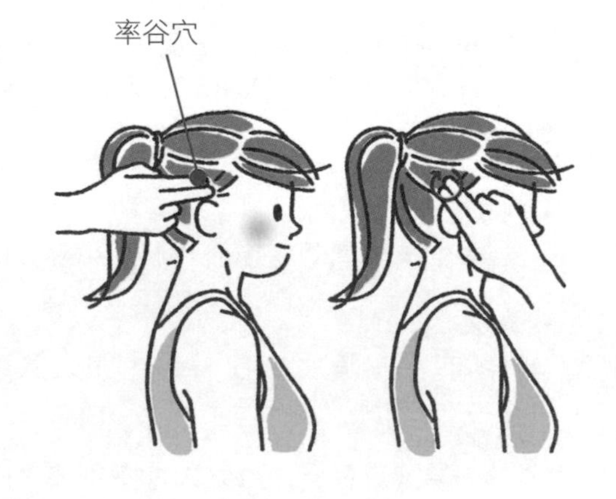

- **穴道位置**

  「率谷穴」位於頭部耳尖，直上入髮際1寸5分處，也就是當我們咀嚼時，耳尖上被牽動之處，就是「率谷穴」。

- **按摩方法**

  用指腹以畫圈的方式按摩15～20秒，隨時都可按，不限次數。

- **功效**

  「率谷穴」對於壓力大或熬夜、睡眠不足所造成的掉髮問題，可藉由按摩此穴來促進血液循環，有疏風活絡之效，持續的按揉可助長生髮，對於頭痛、耳鳴、結膜炎也有止痛的效果。

10月8日 深秋寒露冷颼颼 養生抗寒保心胃

宜	忌
注意保暖、利用薑黃入菜	寒邪入侵引發後續疾病

《月令七十二候集解》中提到：「九月節，露氣寒冷，將凝結也。」指的就是寒露，氣候由暑轉為寒、甚至部分地方已經開始降雪，所以溫度明顯下降，陽氣退、陰氣生。寒露是第十七個節氣，此時夜寒如水、早晚溫差大，冷空氣促使人體交感神經興奮、腎上腺皮脂分泌增加，使得血壓升高，也進入了心血管疾病好發期，老人家要特別小心；溫度降溫，腸胃道受到冷空氣刺激，也容易發生痙攣性收縮、胃酸分泌增加，加上食量大增，這些都會增加腸胃道的負擔，引發不適。呼吸道對冷空氣也較為敏感，所以寒露的養生之道就是要防範寒對人體的危害，注意保暖，避免寒邪入侵引發後續的疾病。薑黃可「益氣生火，理氣散節兼泄血」，對於體質偏寒的人能理氣活血，可幫助血液循環、預防心血管疾病，在寒冷的深秋時節利用薑黃來入菜，可溫暖我們的身心。

睛明穴

按壓睛明穴，可以疏通眼周循環及末端循環。

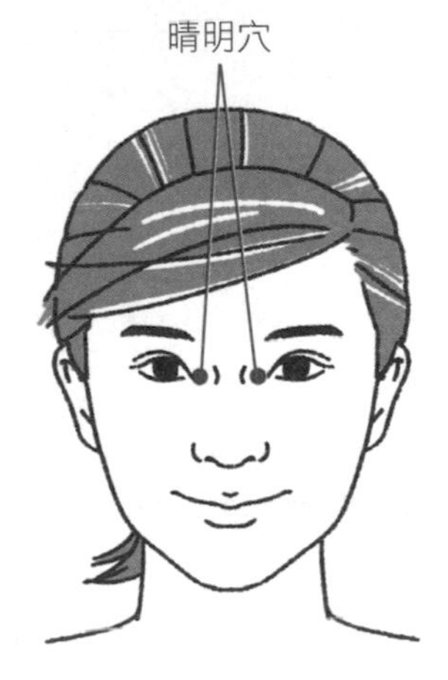

- **穴道位置**

  「睛明穴」位在面部，目內眥角稍上方凹陷處，也就是眼睛跟鼻梁之間的凹陷處。

- **按摩方法**

  以溫熱的毛巾先輕敷眼周，再用兩手食指以 1 秒按一下的頻率，按壓「睛明穴」，連續按壓 1 分鐘。

- **功效**

  「睛明穴」專治目視不明，一般是作為治療眼睛相關疾病之用的穴位，但它屬膀胱經的第一穴位，膀胱經從「睛明穴」一路到腳小趾，因此按揉「睛明穴」也能促進血液循環及代謝，增強抵抗力，是一個養生大穴。

10月9／10日 慢性阻塞性肺病 按壓雲門呼吸暢

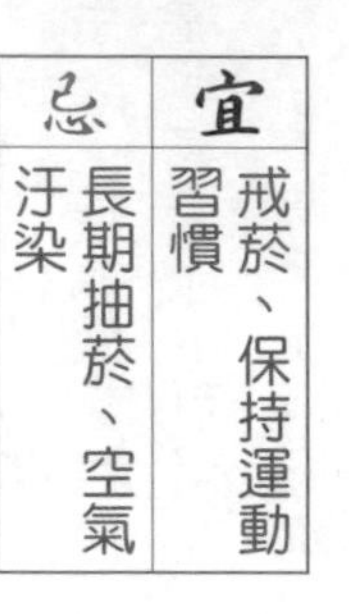

慢性阻塞性肺病是一種肺部慢性發炎，是因為長期抽菸或空氣汙染等原因，導致支氣管與肺泡嚴重受損使肺功能喪失，最後心肺衰竭而致命，嚴重者可合併全身器官發炎而導致多重共病的慢性病，主要症狀為長期咳嗽有痰或呼吸困難，是老年人常見的疾病之一。

從中醫觀點，肺阻塞是本虛標實之證，應扶正與祛邪兼顧。急性期以祛邪為要，改善症狀；緩解期以扶正固本為主，減少急性發作的頻率，可從溫肺、補氣、化痰、支氣管擴張和活血化瘀等方法，尋求解決之道。最重要的是改變日常生活中的不良習慣，務必戒菸，因為反覆抽菸，會造成支氣管發炎和狹窄，日久則會變成慢性支氣管炎或肺氣腫，提高慢性阻塞性肺病罹患率；同時保持適度運動的生活習慣，才能避免發作時帶來的不適，並降低嚴重情況的高風險。

二皮粥

早上起床習慣咳出卡在喉嚨的痰、時常咳嗽，總覺得有痰卡著，或是活動時會覺得喘，走路或爬樓梯時會愈來愈吃力，恐已陷入罹患慢性阻塞性肺病的風險，平常應該多吃「二皮粥」保養肺部。

- **材料**

桑白皮 15 公克、地骨皮 30 公克、炙甘草、米、水。

- **做法**

1. 把中藥材加水煮成湯汁。
2. 取藥湯加米煮成粥，即可。

- **功效**

地骨皮為茄科枸杞，屬植物枸杞的根皮，具有退熱除蒸之效，涼血除蒸、清肺降火等功效，可以滋陰清熱；桑白皮是桑科植物桑的根皮，也可以清肺熱、消水腫，對於治肺熱喘咳有其療效。

10月11日 不想一夕髮白 少年白逆轉奇蹟

宜	忌
吃黑色食物、補充營養素	思慮過度、熬夜傷肝、抽菸

中醫認為，少年白髮跟肝腎不足、氣血虧損有關，一般來說25歲前出現白髮算少年白，與遺傳、疾病（如甲狀腺亢進等）、壓力大、思慮過度、用腦過度、營養不均衡、睡眠不足有關，根據病因又分為腎精不足、血熱偏盛及肝鬱脾濕三種。其中肝鬱脾濕型，因思慮過度，肝無法疏泄使毛髮失養，思慮過度也傷脾，脾無法運化，進而影響毛髮生長，故早生華髮。

中醫強調「腎藏精，其華在髮」，故多吃黑色食物可養血補腎，幫助頭髮由白轉黑（對天生白髮較無效果），何首烏、黑豆、黑木耳、烏骨雞、菠菜等都是能補腎益血的食材。缺乏維生素B_1、B_2、B_6也會造成少年白，因此要注意營養素的補充。熬夜傷肝、抽菸讓身體提早老化、壓力大氣血阻滯等都是少年白的成因，除非先天遺傳或疾病造成的白髮，只要維持好的生活習慣，少年白是可以改善的。

首烏芝麻糊

本草綱日中記載，何首烏可「養血益肝，固精益腎，健筋骨，烏髭發」，「首烏芝麻糊」是進階版的烏髮藥膳，有助白髮回復烏黑亮麗。

- **材料**

何首烏 100 公克、黑芝麻 50 公克、蜂蜜 30 公克。

- **做法**

1. 將何首烏洗淨，放入鍋中蒸 1 個半小時後，取出切成薄片。
2. 黑芝麻炒香，與何首烏共煮 10 分鐘，取出放涼後，加入蜂蜜調勻。
3. 每天早晚各吃 50 公克。

- **功效**

《開寶本草》提到何首烏，稱其「黑髭鬢，悅顏色」，是一款滋補良藥，而黑芝麻所含的芝麻素具有預防白髮的作用，所以食用何首烏及芝麻，可做預防及延緩老年白髮之用，長期服用也能幫助白髮變烏黑，但前提是先找到少年白的病因，否則再怎麼吃也是治標不治本。

10月12日 年長白髮顯智慧 年少白髮找疾病

宜	飲食清淡均衡、早睡早起
忌	熬夜、辛辣及生冷食物

當頭上出現白頭髮時，第一直覺是：「我老了嗎？」再下個直覺應該是動手拔了它或是把頭髮染黑。但你有想過突然出現的少年白髮，可能代表身體哪裡出問題了嗎？很多人白頭髮會長在兩鬢邊，兩鬢對應的是肝膽，這類型的人火氣大、口乾、口苦、常覺眼睛乾澀，需降肝火，少食辛辣宜清淡，少熬夜宜早睡早起，苦瓜、蓮子都是降火氣的好食材；若是前額出現白髮，這類型的人腸胃不佳，常腹脹、腹痛、大便稀溏，營養失調、營養過剩、生冷食物都會造成腸胃失調早生白髮，所以首重均衡飲食、營養素攝取充足；若是頭頂跟後腦勺長白髮，這類型的人頻尿、遺尿，多為老化所造成的腎虛不足，可補腎來治療。所以如果突然長了白髮，先觀察一下生長的位置，再想想自己的生活習慣，如果調整過後，白頭髮依然持續增長，應就醫檢查比較好。

浮白穴

「浮白穴」是一個可以讓黑髮浮現的穴道，尤其是針對失眠所引起的少年白更是有效。

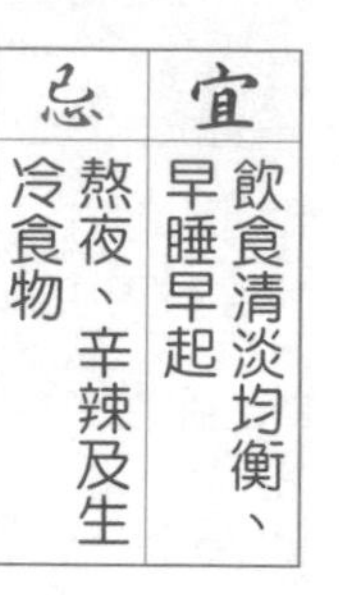
浮白穴

- **穴道位置**

  「浮白穴」位於頭部，耳後乳突的後上方耳根上緣後入髮際1寸處，當天衝穴與完骨穴所連弧形連線的上1/3折點處，也就是在耳後骨面高突顯處。

- **按摩方法**

  以雙手從前額到頭頂，再順著「浮白穴」按壓至枕部，來回搓揉30～40次，每次2～4分鐘。

- **功效**

  「浮白穴」能發揮疏肝利膽、散風止痛之效，自古是治療頭痛、耳鳴、耳聾、牙痛等症狀的穴位，對於甲狀腺腫大、失眠熬夜造成的白髮也有其療效。

10月13日 隱藏口罩下的痘 上妝防曬有訣竅

宜	忌
戴口罩時少用防曬、化妝品	飲食不當、熬夜、壓力

「Maskne」是2020年才出現的新單字，是口罩「mask」加上青春痘「acne」所形成的新單字，中文叫口罩痘，特徵就是痘痘都長在口罩遮住或是繫繩摩擦處，有些人因化妝或長時間皮膚被悶住，導致皮膚無法呼吸，皮脂腺分泌的油脂、汗水、口水都集中在口罩內，阻塞毛孔，最後就狂冒痘、長粉刺。中醫認為這屬於上焦風熱、濕熱內盛，飲食不當、熬夜、壓力、肥胖、思慮過重等成因讓皮膚出現丘疹、囊腫、膿皰等症狀，清潔不當或是持續上妝都會加重症狀，讓皮膚問題變得更嚴重，可採澤瀉、滬子、蒲公英、連翹、防風等中藥來瀉火止癢。建議即使須戴口罩也要適時拿下來透透氣，一般的不織布三層口罩都有基本的防曬效果，如果臉上已經痘痘狂冒了，防曬乳能不擦就別擦，化妝品能少用就少用，塗抹在臉上的物品越少越好，讓皮膚呼吸才能減少口罩痘的出現。

自製中藥面膜

長痘痘最怕留下痘疤，自製中藥面膜，在解毒的過程中還能淡疤生肌，還你天然蘋果肌。

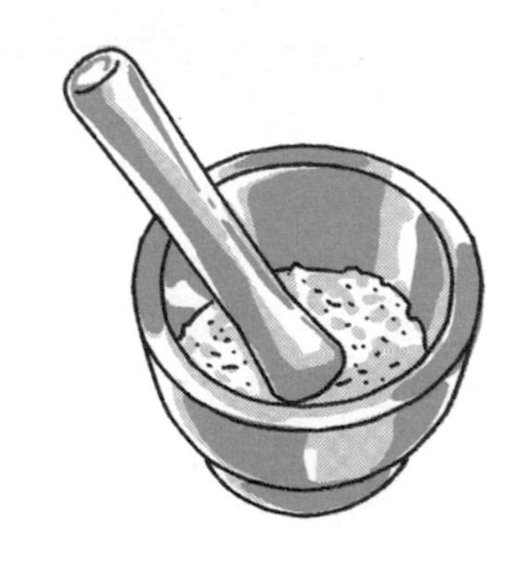

- **材料**

  綠豆粉、白芷、珍珠粉、冰片。

- **做法**

  將綠豆粉、白芷、珍珠粉、冰片等中藥材研磨成粉後，加水調成糊狀，塗抹於痘疤上。

- **功效**

  綠豆具有清熱解毒之效，能解癰腫瘡毒，所謂癰腫瘡毒指的是如青春痘、水痘、毛囊炎、皰疹、濕疹等各種因濕毒、熱毒所引起的皮膚疾病。白芷能消炎、抗菌，幫助皮膚新陳代謝，而珍珠粉則是可以淡化痘疤所留下的痕跡，冰片能生肌止痛，同時對皮膚上的細菌也有抑制的作用，在清潔皮膚的同時，還能達到殺菌修復的效果。

10月14日 每到經期就長痘 抗痘要先看體質

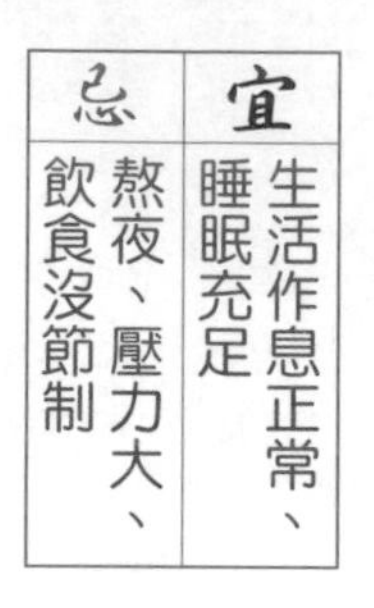

有些人的體質（如油性肌膚、家族遺傳）容易長青春痘，若使用化妝品後沒清潔乾淨，或化妝品屬於厚重型的質地（如霜狀、膏狀），也很容易阻塞毛孔，導致青春痘跟粉刺。從中醫觀點來說，青春痘多跟肺熱風襲、飲食不節、脾胃失調有關，分為脾胃蘊熱、血虛風燥、肝鬱氣滯及脾肺氣虛等四型。女生常會在經期前後，在下巴長青春痘，多屬於肝鬱氣滯型，可用當歸、茯苓來疏肝解鬱，如果經常性的會在嘴巴附近長痘痘跟粉刺，跟子宮虛寒有關，就要調理婦科疾病；脾胃蘊熱型者，通常臉看起來油亮油亮、痘痘紅腫化膿，有時候會長成很大一顆，就要以黃連、防風、蓮子來清熱解毒。不管是什麼原因形成的青春痘，生活作息不正常、熬夜、睡眠不足、壓力大、飲食沒節制，都會讓青春痘變得更嚴重，為了抗痘，除了要改變體質，還要改善生活方式。

枇杷茶

有時候青春痘會很不識相的長在超顯眼的位置，總不能一直用化粧來遮掩，泡壺「枇杷茶」來抗痘，還能增強免疫力喔！

- **材料**

  枇杷葉 10 公克、淡竹葉 10 公克、槐花 10 公克、白茅根 30 公克、杭菊花 5 公克、嫩桑葉 5 公克。

- **做法**

  將所有藥材放入紗布袋中，置於保溫杯內，加入熱水，上蓋浸泡 15 分鐘，即可飲用。

- **功效**

  淡竹葉有退熱的作用，能清心泄熱，化解體內的濕熱之氣；枇杷葉具有抗發炎、排毒、美肌、抗癌的作用，平常吃飯喝枇杷葉水還能燃燒脂肪，具有瘦身效果，它也具有抗氧化的效用，能養顏美容，但枇杷葉過量食用會產生毒性，所以要將枇杷葉水當日常茶飲之前，還是先問過醫生比較好。

10月15日 酒糟臉紅蜘蛛絲 先降溫解身體熱

宜	忌
少菸酒、作息正常	辛辣刺激食物、熬夜、壓力

酒糟初期皮膚會泛紅如同被太陽晒太久，接著長痘痘、皮膚刺痛、長丘疹、膿皰，血管擴張成像蜘蛛絲一樣、鼻尖肥大結節，通常都發生在鼻頭，因此又稱為紅鼻子，學名為玫瑰痤瘡。

中醫稱酒糟鼻為赤鼻，主因脾胃濕熱引起的皮膚現象，老化、飲食不當、熬夜、壓力，或是惡性貧血、紫斑症等疾病也會造成內分泌失調，進而出現酒糟鼻，再加上肺開竅於鼻，因此中醫治療宜清肺胃熱、活血化瘀，以黃連、枇杷葉、地骨皮、黃芩來解熱清毒，白木耳、香菇等食物來清肺熱。通常西醫會以口服藥或藥膏來治療，如果血管擴張的問題越來越嚴重，西醫就會建議用雷射或手術來處理。辛辣、刺激的食物、菸酒、作息不正常、壓力緊張、過熱過冷的溫度、咖啡因等都會誘發酒糟皮膚變得更嚴重。

竹葉百合茶

酒糟皮膚炎的患者通常會因為常吃辣物造成身體燥熱，多喝「竹葉百合茶」可以解身體的熱，讓身體降溫，避免皮膚發紅。

- **材料**

淡竹葉 10 公克、百合 10 公克、石斛 10 公克、水 500c.c.。

- **做法**

將所有中藥材與 500c.c. 的水加在一起，煮滾後即可飲用。

- **功效**

《本草鋼目》中記載，淡竹葉可「去煩熱，利小便，清心」，而且對發熱的動物有退熱之用，而石斛能養陰清熱、益胃生津，故能清胃解熱，增強代謝。

10月16日 粉刺也分黑與白 按極泉穴去粉刺

宜	正確清潔皮膚、認真卸妝
忌	辣物、炸物、高澱粉、高醣

粉刺是由皮膚角質、皮脂腺分泌的油脂，和細菌阻塞毛囊所產生的，又分為黑頭粉刺及白頭粉刺，黑頭粉刺是粉刺表面跟外界接觸、氧化變黑，而白頭粉刺則是埋在角質底下，摸得到但拔不出來；黑頭粉刺有時候可以用除粉刺的美容用品來拔，而白頭粉刺擠了則容易紅腫或發炎。中醫稱粉刺為「肺風粉刺」、「酒刺」，當脾胃失調或飲食不當、嗜食辛辣甘甜，都會造成氣滯血瘀引發粉刺。中醫根據病因分為四種證型，其中以濕熱蘊結型及衝任虛弱型最為常見，前者愛吃辣物、炸物、高澱粉、高醣，須以清熱化濕來減少油脂分泌，而後者多為女性朋友在經期前後，皮疹會有數量上的變化，應以當歸、枸杞、熟地等來調理衝任二脈。不管是何種證型，正確清潔皮膚是最基本的功課，只要有上妝都要卸妝，才能減少髒汙堆積在臉上，造成毛囊阻塞而形成粉刺。

極泉穴

身體濕氣重就容易長痘痘及粉刺，「極泉穴」除了可改善心臟方面的疾病外，也能改善粉刺問題。

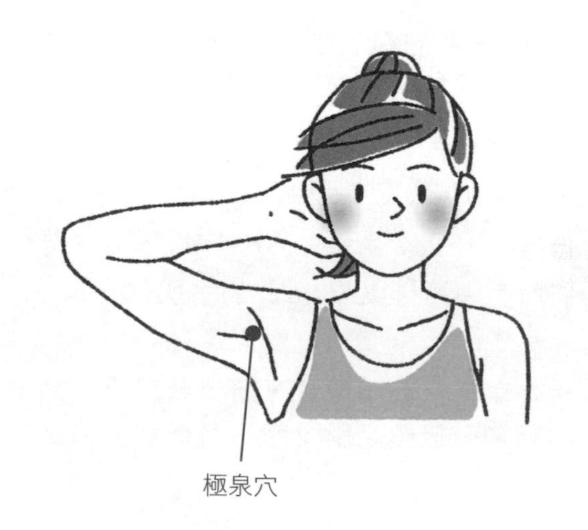

- **穴道位置**

  「極泉穴」位於腋窩頂點、腋動脈搏動處，也就是手肘與手臂連接之處。

- **按摩方法**

  手掌併攏成空拳狀，輕拍「極泉穴」3 ～ 5 下。

- **功效**

  「極泉穴」屬手少陰心經，中醫認為「心開竅於舌，其華在面」，因此有任何臉部問題，都可藉由按摩心經來改善。

10月17日 晚上好發關節痛 疏通關節絕骨穴

宜	忌
飲食均衡、姿勢正確	精緻澱粉及含糖飲料

根據統計，全臺灣約7成的人有關節疼痛的問題，從肩膀、手肘、髖關節、膝蓋到足踝，都因為年紀、肥胖、姿勢不良、飲食、疾病等因素造成關節退化、發炎。中醫認為「肝主筋，脾主肌肉，腎主骨」，所以治療關節炎要從肝、脾、腎三臟腑下手，且外邪侵襲經絡、氣血閉阻不暢，也會引起關節痠、痛、麻、重及屈伸不利。外邪指的是風、寒、熱，所以到季節交替之際，就容易出現關節問題，中醫針對急症關節炎，多採針灸患部及中藥方如當歸拈痛湯、白虎桂枝湯來緩解疼痛，緩解期則可採穴位按摩或獨活、川芎、延胡索、紅花等中藥來疏通經絡、活血化瘀。所謂通則不痛，關節部位的氣血暢通可避免關節腫大、變形、屈伸不利、無法行走。根據研究，精緻澱粉及含糖飲料會加重關節炎的症狀，想讓關節炎不要持續惡化，這些食物還是少吃為妙。

絕骨穴

對於日常的筋骨保健，首推位在腳踝附近的「絕骨穴」，平常多按摩此穴，可以疏利關節，促進血液循環。

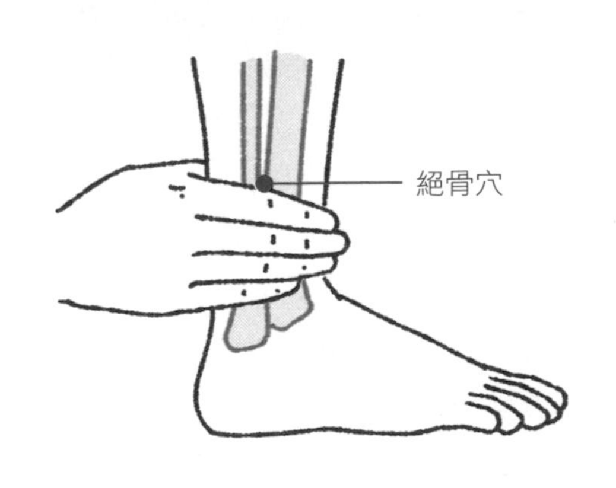

- **穴道位置**

  「絕骨穴」又名懸鐘穴，位在小腿外側部，外踝尖上 3 寸、腓骨前緣凹陷處。

- **按摩方法**

  用拇指指腹以稍重之力道按壓「絕骨穴」2 ～ 3 分鐘，每天 2 次。

- **功效**

  「絕骨穴」具有疏通關節筋脈的效用，對於落枕、偏頭痛、中風手腳不遂、腳弱無力、足緩難行、坐骨神經痛等都能發揮強筋健骨、清髓熱、泄膽火的功效，還能滋養骨骼，延緩骨頭退化問題。

10月18日 不是骨頭關節痛 桂枝麻黃桑寄生

宜	忌
記錄疼痛狀況、觀察誘發因素	忽略其他疾病併發的疼痛

扭到腳踝會造成關節疼痛，但關節疼痛並不是只有關節疾病所引起，有時候是其他疾病併發造成的疼痛，例如，有些癌症的表現反而是關節疼痛；或子宮內膜異位的表現也像一般的經痛；有時候心絞痛會轉移到身體其他部位，如肩頸痠痛、牙疼、咽喉痛等等。

中醫的辨證論治就是強調從病因、發病形式、症狀等方面來望聞問切，就關節疼痛來說，其屬痺症，若是關節疼痛、遇冷則痛、大便溏薄屬痛痺，宜以麻黃、桂枝來散寒祛風，因麻黃對中樞神經有興奮的作用；若是本身有高血壓的問題，因為疼痛而造成血壓進一步升高，會改以紫蘇葉或天麻等藥材加減。建議記錄自己的疼痛狀況，觀察相關的誘發及緩解因素，並在看診時，與醫生維持良好的溝通模式，才能正確對症下藥。

桑寄生茶

我們每天都必須善用全身的筋骨，才能上班、上學、做家事、玩手機……，但通常都是出了問題時才想到要保養。不管現在的筋骨、關節有沒有問題，「桑寄生茶」都可以幫忙做到保健的目的。

- **材料**

桑寄生 3 錢、水 600c.c.。

- **做法**

桑寄生洗淨、晾乾後，放入紗布袋中。紗布袋放入鍋中，加入 600c.c. 的水煮沸後，將藥汁倒出，即可飲用。

- **功效**

桑寄生有祛風濕、強筋骨的功效，尤其是風濕痺痛、腰痠膝軟、筋骨無力，能夠養血益肝腎、強筋健骨，也能堅髮齒、長鬚眉，所以能做為日常保健骨頭之用。

10月19日 健康殺手是肺癌 金花夏草清熱毒

宜	忌
多吃白色蔬果緩解咳嗽	長時間咳嗽不就醫

癌症已連續38年居於國人十大死因之首，且每10分27秒就有一人因癌症死亡。肺癌為十大癌症死亡率之首，症狀與大部分肺部疾病相似，例如：咳嗽、胸腔疼痛、呼吸或吞嚥困難、食慾不振、發燒等症狀，因此常容易被忽略。建議若咳嗽時間超過2週未痊癒者，就該提高警覺，可透過低劑量電腦斷層檢查，幫助發現細微病灶，較有機會找到早期病變。從中醫觀點而言，「食療」扮演非常重要的角色，我們吃下的每口食物都深深影響身體健康，因此吃對東西，可以啟動身體的健康機能，預防更多疾病的產生。想養肺可以多吃白色蔬果，中醫認為白色入肺，白色食物中所含的花黃素具有溫熱性質，可緩解咳嗽、去痰，如桔梗、蘿蔔、杏仁、白果、梨子等都是很好的選擇。另外像海帶芽、昆布、蘋果、豬肉、鴨肉、番茄、紅蘿蔔等，都是有助於養肺的食物。

金銀花夏枯草湯

雖然吸菸者是肺癌的高危險群，但不代表不吸菸就不會罹患肺癌，肺癌最容易聯想到的症狀就是咳嗽，平時可以常飲用「金銀花夏枯草湯」來養肺止咳。

- **材料**

金銀花50公克、夏枯草50公克、水1000ml、冰糖適量。

- **做法**

1. 將中藥材洗淨，冷水加金銀花、夏枯草煮20分鐘，之後熄火悶10分鐘。
2. 把中藥材瀝淨，待溫涼後加入適量冰糖，可當茶水飲用。

- **功效**

金銀花被譽為清熱解毒的良藥，性甘寒、氣芳香，甘寒清熱而不傷胃，芳香透達又可祛邪；夏枯草又稱鐵色草、有降血壓的功效，但因金銀花、夏枯草的藥性偏寒涼，身體衰弱、脾胃虛弱者宜慎用。

10月20日 皮蛇繞圈會致死 帶狀皰疹免疫低

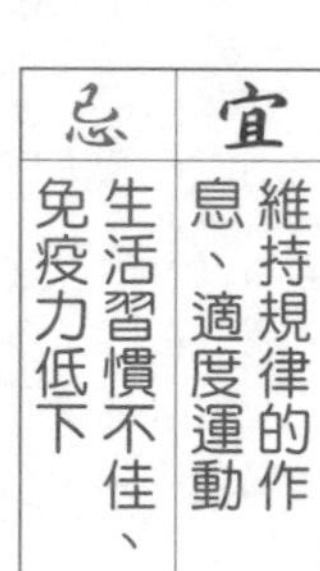

宜	忌
維持規律的作息、適度運動	生活習慣不佳、免疫力低下

帶狀皰疹也就是俗稱的「皮蛇」，發作時疼痛無比、如火狂燒。帶狀皰疹與水痘源自於同一種病毒，在第一次感染時會引發水痘，之後此病毒會潛伏在神經節，當身體免疫力下降時再度活化，特徵是延著皮節分佈的單側性疼痛水泡和皮疹。民間有說法流傳，「皮蛇繞一圈就會死」，事實上，帶狀皰疹多發生在身體單側，少部分才會繞到另一側，所以當皰疹的範圍越大，也就代表免疫力越差。當帶狀皰疹的水泡出現在額頭、頭皮、眼皮或是鼻子的時候，要注意眼睛是否有發炎不適現象，嚴重者會有視力受損的後遺症；若是出現在耳朵，要小心可能伴隨著顏面神經麻痺，或是聽力障礙；若是聚集在私處或是肛門附近，可能影響排尿解便的問題。若要預防帶狀皰疹找上門，最好的方式就是提升免疫力，維持規律的作息、適度運動，養成良好的生活習慣。

曲池穴

中醫根據病灶位置，發現帶狀皰疹好發在臍腹及腰間，發病前皮膚會有過敏或神經痛，偶有伴隨著輕度發熱、食慾不振等情況出現，這時可以按壓「曲池穴」緩解不適的症狀，特別是皰疹發於上肢及胸部者最有效果。

- **穴道位置**

  「曲池」位於手肘外側，彎曲手肘後的肘窩橫紋盡頭凹陷處。

- **按摩方法**

  以右拇指按摩左側手上的曲池穴，按揉同時屈伸手肘，持續3分鐘左右，揉按穴位時感到有痠脹感較佳。

- **功效**

  曲池穴是治療持續感染最有效的穴道之一，可以緩解濕熱皮疹，對血液循環問題也很有用，亦可提高免疫力。

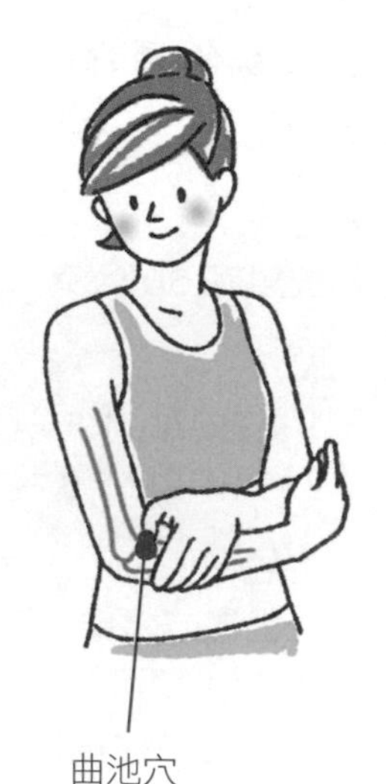

10月21／22日

血栓全身走透透 經濟艙壓症候群

宜	忌
按摩勞宮穴、新鮮蔬果	抽菸、長時間維持同一姿勢

經濟艙症候群是血栓的一種，也就是血小板跟粥狀硬化斑塊破裂處形成的血塊，如果有三高、心臟疾病、抽菸、年齡在45歲以上、肥胖、家族史、長時間維持同一個姿勢等，都是好發的危險群。西醫會以抗血小板劑及抗凝血劑來治療血栓，中醫也可以用丹參、當歸、川芎等中藥方來保持血液暢通。

中醫認為血栓屬血瘀的範疇，多跟經脈瘀阻、氣血不暢有關，「血瘀生百病」，「瘀」會使全身臟腑功能失調，導致各種疾病產生，輕微的血瘀患者皮膚上可能會出現瘀斑、粗糙乾燥、伴隨疼痛感，嚴重的血瘀就會出現腦中風、心肌梗塞等疾病，多以活血祛瘀、疏通經絡來治之。為了讓血栓不要成為日常生活的不定時炸彈，平常可多吃生薑、山楂、紫蘇、納豆、番茄、辣椒、海帶、黑木耳、綠茶、橄欖油、新鮮蔬果等來預防血栓。

勞宮穴

血栓，也就是指動脈或靜脈的血管被堵住了，「勞宮穴」是治療心臟疾病的常用穴，多按揉此穴可幫助心臟的血管保持暢通，同時也能保護心臟。

- **穴道位置**

「勞宮穴」位於手掌心，第 2 ～ 3 掌骨之間偏於第 3 掌骨的掌中紋處，也就是握拳屈指時，當中指端所指之處。

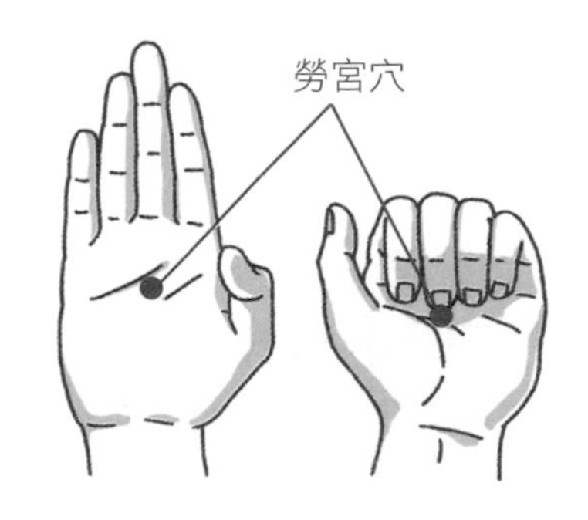

- **按摩方法**

大拇指指腹以畫圓的方式按揉對掌「勞宮穴」30 秒，至掌心有微熱感，再換掌重複以上步驟。

- **功效**

如果你握緊拳頭 30 秒後放開，發現血液回流速度緩慢，那代表你的血管可能被阻塞了。為了避免血栓狀況發生，刺激「勞宮穴」可以促進血液循環，同時能清泄心火、舒緩心臟的負擔，還能達到強心臟的效果。

10月23日 補冬不如補霜降 養生淡補吃紅柿

宜	忌
適量進補、搓揉迎香穴通鼻	寒涼及辛辣食物、暴飲暴食

霜降是一年二十四節氣的第十八個節氣、秋季的第六個節氣。中醫認為，霜降是進入冬季的一個過渡節氣，之後樹木開始枯黃葉落，天氣逐漸變冷，俗諺說「補冬不如補霜降」，此時可以適當的進補，為迎接寒冬做準備。依照中醫養生觀點「春升補、夏清補、長夏淡補、秋平補、冬溫補」之說，霜降平補主要是平秋燥之氣，這時候應以淡補為主。

在這時期脾臟功能旺盛，胃腸易受寒冷刺激，新陳代謝增強，容易不知不覺吃多了、加重腸胃負擔，所以要避免吃寒涼及辛辣食物，不暴飲暴食以養脾胃。這時節同時是柿子熟成的季節，傳統有「霜降吃紅柿」的習俗，柿子具有清熱、潤肺祛痰的食養功效，也可吃栗子，有養胃健脾之效。秋末是呼吸道疾病的高發期，養生需注意呼吸道保養，平時可以多搓揉鼻翼兩側的迎香穴，祛風通竅、預防鼻塞。

委中穴

深秋氣溫逐漸變冷，容易出現鼻敏感、膝蓋痠痛、腰背痛等常見的身體不適，特別是霜降後要多注意腿部的保暖，這時節可以按揉「委中穴」，有助於舒筋活絡、緩解膝關節不適問題，達到保健作用。

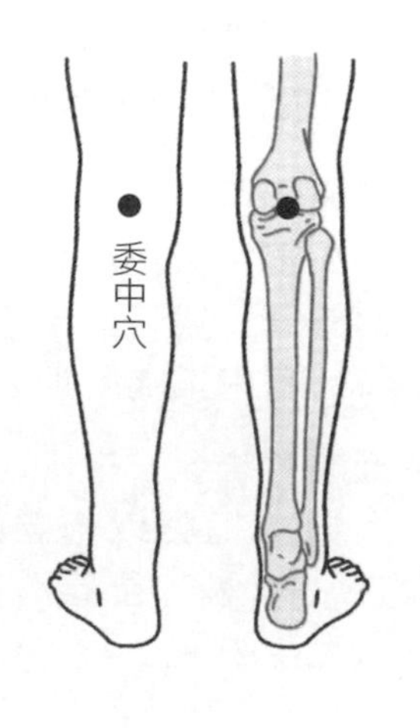

- **穴道位置**

  「委中穴」位於膝蓋正後方，膝窩橫紋的中央。

- **按摩方法**

  可用大拇指按揉或按壓穴道，力道以有痠脹感為主，每次按摩約 2 ～ 3 分鐘即可。但請特別注意，凡熱性風濕症或局部紅腫，以及孕婦，都需輕按才好。

- **功效**

  委中穴屬膀胱經重要穴道之一，具有舒筋活絡、解痙止痛、改善腰背疼痛之效，亦有助於緩解膝關節不適、皮膚發癢發炎等功效。

10月24／25日 生活習慣很忙碌 十二指腸易潰瘍

宜	忌
飲食定時定量、進食細嚼慢嚥	辛辣食、沒有按時治療服藥

俗話說：「病從口入。」飲食不節制，不定時定量又暴飲暴食，容易罹患十二指腸潰瘍。根據統計，大約10～15％的人曾經發生過十二指腸潰瘍，男性又比女性容易罹患此症，就好發年齡層來說，約在20～40歲左右，是一種常見且反覆發作的慢性消化性疾病，主因是胃酸長期侵蝕十二指腸的黏膜，造成表面黏膜組織受損，進而形成潰瘍，90％以上和幽門桿菌有關，吸菸、壓力、遺傳、藥物等因素也會加重潰瘍的發生。主要症狀會在空腹、半夜的時候，感覺上腹部慢性節律性疼痛、反酸、噁心等。中醫認為消化性潰瘍是「胃氣痛」，主要因胃液分泌失調而引起的慢性病。當發生潰瘍時，若沒有接受治療或按時服藥，會導致潰瘍一再發生，就容易出現出血、穿孔等嚴重的併發症。想預防潰瘍反覆發生，須注意飲食、定時定量、進食宜細嚼慢嚥、避免辛辣食物。

薑蘇佛手茶

通常十二指腸潰瘍患者的肚臍幾乎都是冰涼的，這是因為血液循環不良所導致，平常可飲用「薑蘇佛手茶」保持肚子溫暖，保健腸胃。

- **材料**

生薑 2 片、紫蘇葉 2 塊及佛手 1 片。

- **做法**

將藥材洗淨後，加熱水浸泡即可服用。

- **功效**

生薑對於治療胃潰瘍、虛寒型胃炎有功效；佛手芳香理氣對於健胃非常有效果，可用於脾胃衰弱；紫蘇葉可促進胃黏膜的血液循環，改善於肝胃不和、出現上脘腹脹和噯氣泛酸等症狀。

10月26/27日 翹腳腿長好優雅 小心靜脈易曲張

宜	忌
生薑足浴促進血液循環	久坐久站、過度勞累、抽菸

靜脈曲張，是因身體為了讓血液回流到心臟，利用小腿收縮壓迫表淺靜脈，並透過瓣膜防止血液逆流，讓血液克服地心引力流回心臟，因為久坐久站、年紀遺傳、懷孕肥胖、抽菸等因素，造成血液堆積在腳部，就會導致靜脈曲張，會出現青藍色的血管浮筋，還會伴隨疼痛、發炎，嚴重則會導致肺栓塞。中醫將靜脈曲張歸為「筋瘤」，醫書提到：「筋瘤者，堅而色紫，壘壘青筋，盤曲甚者結若蚯蚓。」多因先天稟賦不足、筋脈薄弱，久行久立、過度勞累後傷及筋脈，所以要行氣化血去瘀，將瘀滯的氣血經脈打通，針灸委中穴及三陰交穴可助緩解疼痛、鬆解緊繃的肌肉、改善血液回流。肝腎虧虛、勞累氣虛、寒凝血滯的人都好發此症，在治療上以疏肝理氣為主，逍遙散、四逆散都是常用的中藥方；做做生薑足浴，也可加強血液循環，多喝水也可避免血管阻塞。

百會穴

靜脈曲張是因為靜脈血管阻塞導致血液無法回流，按揉「百會穴」可以幫助擴張血管，促進血液循環。

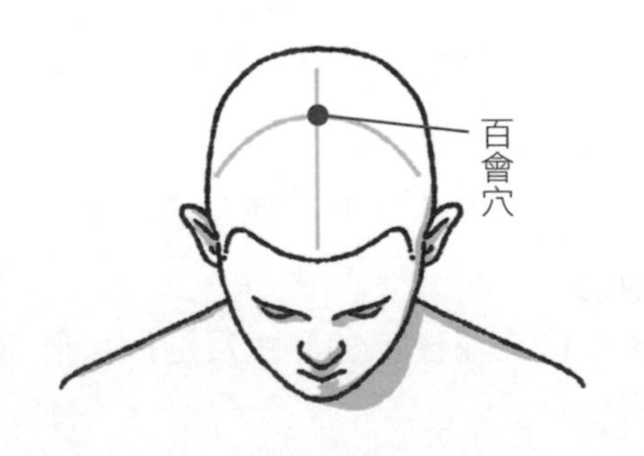

- **穴道位置**

  「百會穴」位於頭頂正中線前髮際後 5 寸處，約當兩耳尖直上頭頂中央。

- **按摩方法**

  先以順時鐘的方向，伸出右手手掌心按摩「百會穴」1 分鐘，再以逆時鐘的方向按揉。

- **功效**

  「百會穴」是督脈、少足太陽、足太陽、足厥陰等經脈交會之穴，為百神所會，按壓此穴可提升陽氣、醒腦、開竅、安神，同時也能幫助氣血循環，因此對治療高血壓、低血壓都很有效果。

10月28日 坐著不動要人命 墊墊腳尖促循環

宜	忌
每30分鐘起身動一動	長時間久坐、血液循環不良

根據統計，一般人平均一天花9.3小時坐著，比一天平均睡覺時間7小時還多。最新研究指出，久坐不動會危害壽命健康，世界衛生組織也表示，全世界每年有兩百萬人因久坐不動而導致疾病和死亡。

每天久坐不動會氣血受阻、經絡不暢，容易導致慢性疾病的發生。從中醫觀點來看，「久坐傷肉」是「五勞所傷」之一，脾與肌肉相表裡，久坐缺乏運動的人脾濕特別重，脾的運化功能減弱，使肌肉鬆弛無力、甚至萎縮，暗耗元氣。女性久坐不動比男性更容易發生健康問題，因為長時間久坐，會讓血液循環不通暢，更易導致婦科方面的疾病，也增加罹患心臟病和癌症的風險。若想避免久坐對健康造成傷害，每30分鐘就應起身動一動或變換坐姿，平時可以做10分鐘的拉筋運動及多活動下半身，例如：健走、跳繩等，有助氣血運行、強健體魄。

墊腳尖

長期坐著不動，會帶給健康很大的負面影響，但是上班族若不方便起身運動，也可以試試坐在椅子上簡單做「墊腳尖」運動，可幫助提高血液流動、降低心血管疾病的風險。

- **方法**
  1. 腳跟輕輕抬離地面，重心放置腳尖。
  2. 腳跟著地，抬起腳尖、再平放。
  3. 可以站著做、坐著做，也能邊走邊做。
- **次數**

  以30～50次為1組，每做完1組後可稍微休息一下，再根據個人的情況重複幾組，速度以感覺舒適輕鬆為佳。注意避免長時間踮著腳尖，恐有害健康。
- **功效**

  活動腳掌能促進血液循環，踮腳尖具有活絡身體血液循環的效果，可以促進下肢血液循環及心臟健康，也有提神醒腦的功效。

10月29日 久坐易心肌梗塞 人參玉鬚茶保養

宜	忌
多運動幫助氣血通暢	久坐致心臟無力、循環變慢

上班族幾乎都坐著打電腦，是標準的久坐一族。久坐會讓腿部血流量下降，長期下來會導致血管硬化、變窄，研究發現，每多坐1小時，就會減少壽命22分鐘，相當於抽2根菸的危害。久坐發生心肌梗塞的機率是正常人的4倍，因為久坐會使心臟肌肉收縮無力，全身循環變慢，讓血液濃稠度變高，同時久未活動的肌肉無法從血液中吸收糖分，導致血糖危險升高，提高罹患糖尿病的風險。

久坐除了會因循環不良引起心血管疾病，還會引起下半身肥胖及腰痛等毛病。想改善因久坐造成的循環不良，對於氣虛者，平時可用西洋參、黃耆茶補氣，同時也可吃一些補氣的食物如山藥、蓮子等。想要維持身體健康，最重要的是氣血的通暢，同時也應多運動，讓精神更好、不易疲倦。

人參玉鬚茶

久坐不動容易氣血循環不良，導致脾胃呆滯、消化功能降低、新陳代謝不良，因而造成肥胖，平時可以喝「人參玉鬚茶」，有助於提高新陳代謝、消除肥胖。

- **材料**

  薏仁 40 克，玉竹、玉米鬚、參鬚、枸杞各 10 克、水 1000c.c.。

- **做法**

  將藥材用 1000c.c. 水煮沸後去渣，待涼後可飲用。

- **功效**

  參鬚含有多種人參皂甙，可增強神經活動過程的靈活性，提高腦力勞動功能；玉米鬚可利水、消水腫；玉竹則是屬滋陰養氣、補血之品，此方有助於對久坐不動的上班族提升新陳代謝。

10月30日 有這個習慣嗎？別當有痔一族

宜	忌
溫水半身浴、清淡飲食	辛辣食物、上廁所滑手機

痔瘡最常見的原因就是長期便祕，另外長期腹瀉、年紀大體虛、久病不癒、久站或久坐、刺激性飲食、懷孕、遺傳等都會讓肛門黏膜下層的血管墊層失去支撐而脫垂，導致血液回流緩慢而形成內痔或外痔。痔瘡的症狀有出血、脫肛、肛門疼痛、脫垂，會令人坐立難安的痔瘡通常都屬外痔。但並非有這些症狀就是痔瘡，也可能是其他疾病所引起，例如大腸癌，兩者都有血便的狀況，建議還是交由醫生來辨別比較好。如果你是那種喜歡邊蹲廁所、邊看書報或滑手機的人，一蹲蹲半小時以上，小心也會成為有痔一族，建議坐馬桶時間不要超過7分鐘，超過7分鐘，得到痔瘡的機率就飆升50%以上，可多吃高纖維食物幫助排便。如果已經有痔瘡了，平常可用溫水半身浴的方式來促進血液循環；吃辛辣的食物只會讓痔瘡變得更嚴重，所以飲食宜以清淡為主。

芡實荷葉苦瓜粥

很多人明知道自己有痔瘡，卻不想上醫院，忍到不忍再忍了，才會想就醫。「芡實荷葉苦瓜粥」可以幫助喜歡吃辛辣、刺激物品的人，減緩痔瘡的疼痛。

- **材料**

芡實30公克、荷葉35公克、苦瓜一條、米適量。

- **做法**

將所有食材洗淨，加水共煮，煮至米熟透為止，即可食用。

- **功效**

荷葉能清暑利濕，主治痔瘡出血等各種出血症；而苦瓜富含維生素C，可以幫助清腸胃、排宿便，平常多喝苦瓜鳳梨汁也有助解決便祕的問題。

10月31日 十人九痣 吃苦瓜解痔瘡

宜	忌
提肛運動促進肛門血液循環	高油脂及重口味食物

有句話說「十人九痔」，表示很多人都有痔瘡的問題。

中醫根據症狀，將痔瘡分為四種證型，多因本身有消化道疾病、經常腹瀉，或是嗜吃高油脂食物所造成的，屬「濕熱蘊結型」，這類型的患者常會覺得大便排不乾淨、肛門有下墜感，宜以龍膽瀉肝湯來祛濕清熱；若是喜歡吃重口味的食物，腸胃蠕動無力、久久才排便一次，屬「腸躁便祕型」，常以大承氣湯來瀉熱通便；若是久病不癒者，脫垂嚴重、久坐久站、懷孕等因素造成的痔瘡，屬「氣虛下陷型」，宜以黃耆、柴胡、白朮來調補脾胃。補中益氣湯是中醫常用來增強免疫力及消化吸收能力的中藥方，對於子宮脫垂、胃下垂、內臟下垂、膀胱括約肌無力、肌無力等也能改善症狀，同時治療便祕。所謂「氣陷得舉，諸症漸癒」，適當補充身體的元氣，對於預防痔瘡非常有效。

提肛運動

肛門血液循環不好就容易得痔瘡，有了痔瘡會讓血液循環變得更差，疼痛就會更嚴重，因此「提肛運動」可以幫助肛門維持正常的血液循環，比較不容易有痔瘡的問題。

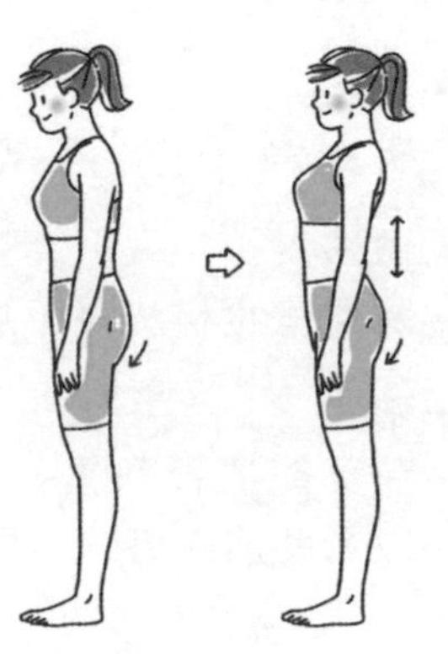

- **方法**
  鼻孔吸氣的同時，縮小腹夾緊屁股（提肛），維持5～10秒後，將氣由嘴巴慢慢吐出，肛門放鬆。
- **次數**
  反覆以上步驟10次，每天做4～5次，隨時隨地都能做。
- **功效**
  當內痔到了第三期，是要用手才能將痔瘡推回原位，但等到第四期是連推都推不回去，這時候只能靠外科手術切除才能處理。提肛運動可以預防痔瘡脫垂，幫助訓練肛門括約肌的收縮跟放鬆，久而久之就能改善脫垂的現象。

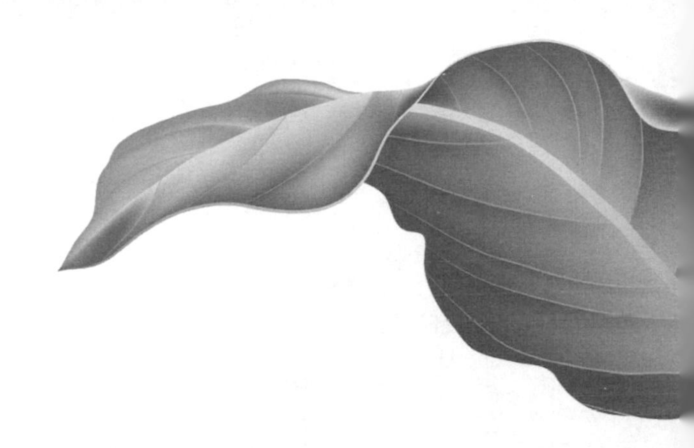

十一月
November

十一月已正式進入冬季，
立冬，是冬天的第一個節氣。
冬天在五臟屬於腎，
冬不藏精，春必病溫，
要補腎藏精、養精蓄銳，
此時是透過飲食進補最好的季節。
俗話說：「立冬補冬，補嘴空。」
我們可以透過飲食加強保暖，
同時跟著書中建議的養生法則，
好好呵護冬天潛藏的陽氣！

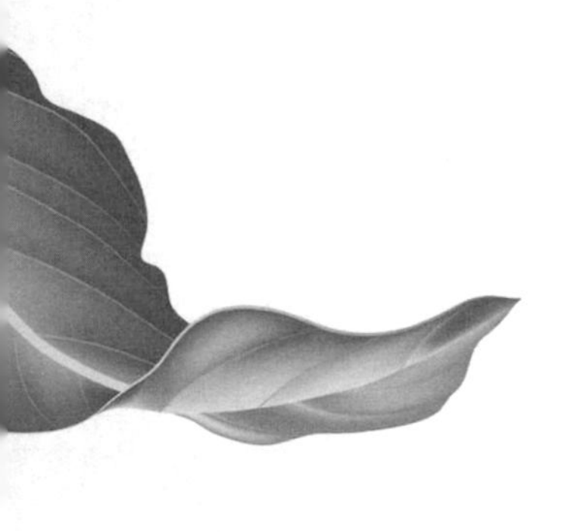

11月1日 不只吃快會咬舌 心血管病也咬舌

宜	忌
清淡飲食、喝點黃耆參雞湯	壓力大、喝太多冷飲

吃飯太快或太多可能會咬到舌頭，其他像牙齒咬合不正、舌頭肥大、壓力、年紀等都是咬舌的可能原因，如果經常咬到舌頭又吞嚥困難，要小心是否為大腦功能異常，甚至是中風或腦血管病變的前兆。中醫看診時除了把脈，舌診也是診斷的標準之一，因為舌頭可以反映出全身的健康狀況，因此中醫將咬舌分為四種證型，舌邊有齒痕的濕重型、舌色淡白的氣虛型、舌色深紅的實火型，及舌苔少的虛火型。濕重型的通常四肢沉重、無精打采，宜以薏仁、土茯苓來祛濕；實火型最常見，口乾舌燥、常覺煩躁便祕、喜冷飲，可以綠豆、苦瓜等來清熱。另外，患有睡眠中止症者，也可能因為舌頭肥大在睡覺時咬到，若能減重可有助於幫舌頭減肥，並緩解睡眠障礙困擾。總之，如果是飲食習慣引起的咬舌會自然痊癒，清淡飲食即可，如果不斷重複的咬舌就要多留意。

黃耆參雞湯

氣虛型的人講話有氣無力、很容易感冒，建議多喝「黃耆參雞湯」來補元氣，提振精神。

- **材料**

黃耆 15 公克、人參鬚 10 公克、淮山 3 片、紅棗 3 枚、枸杞子 15 粒、雞一隻。

- **做法**

1. 雞去皮洗淨切塊、紅棗去核。
2. 除人參鬚外，所有食材放入鍋中、倒入 3 公升的水，以大火煮 30 分鐘後，轉中火續煮 1 小時後加入人參鬚再煮 15 分鐘，即可食用。

- **功效**

所謂耆者，諸藥之長老，指的就是黃耆，黃耆在中藥界可說是非常重要的藥材，能補脾健胃、增強免疫力、強身補氣，對於精神萎靡不振、神昏無力者能增強體質、對抗邪氣入侵，平常可直接用黃耆加紅棗泡茶，就是一味最補氣的茶飲。

11月2日 不想牙痛老來襲 牙髓牙周要保養

宜	忌
依不同牙痛位置食療緩解	忽略牙痛背後的潛藏疾病

牙齒結構包括琺瑯質、象牙質、牙骨質及牙髓。若感染、蛀牙或牙齒斷裂，便會引發疼痛，等到牙髓腔內的神經全部壞死，劇烈疼痛的感覺反而下降。牙周感染的牙痛，是從周圍組織如骨頭、牙肉的破壞造成感染，這時感覺牙齒浮浮的，相較於牙髓發炎的尖銳疼痛，牙周引起的疼痛比較溫和。在中醫理論，口腔是人體健康的重要樞紐，是任督二脈交會之處，也是五臟六腑所貫通之處，所以可從牙齒看到全身的健康情況。中醫認為每顆牙齒都有固定的經絡，不同的牙痛位置和口腔病變代表不同的臟腑疾病，例如：四顆上門牙是屬心經、下門牙屬腎經；上牙痛多屬胃經的問題，建議可吃些綠豆清熱消胃火；下排牙齒屬大腸經，所以下牙痛可多吃香蕉來清大腸火；若是上下牙齒都酸軟微痛，極可能是腎經出了問題，建議可吃清腎經虛熱的食物，如奇異果、桑葚。

竹葉黃連湯

若是因為胃火上炎、陰虛火旺導致的牙肉腫痛、牙齦發炎引起的牙痛，嚴重者可能會牽連頭部引發頭痛，這時可以服用「竹葉黃連湯」來緩解症狀。

- **材料**

  淡竹葉 15 公克、黃連 3 公克、生甘草 6 公克、水 750c.c.。

- **做法**

  將所有中藥材加水煲煮 45 分鐘即可。

- **功效**

  此方具有清熱、降火、養陰的功效。中醫認為淡竹葉性寒，味甘淡，臨床上常用於清熱解毒；黃連為苦寒之藥材，可瀉心火；生甘草甘平、可消炎，有助緩解上火症狀。三者合用，可改善牙痛。

11月3日 牙痛也是一種病 按壓頰車穴緩解

宜	忌
按壓穴道暫時緩解疼痛	只吃止痛藥，忽略真正病因

「牙痛不是病，痛來要人命！」是一句耳熟能詳的俗話，於是很多人認為牙痛不是什麼病，只要吃些止痛藥就好了，但是症狀消失或減輕並未真正解決問題，只是將急性轉為慢性，置之不理恐會引發更嚴重的健康問題。牙痛雖大多是多種牙齒疾病出現的共同症狀，但也有的牙痛並非是牙齒病引起，有可能是其它病因造成的。例如有些冠心病人發生心絞痛，心臟的症狀不很明顯，卻出現一側或上下多顆牙齒同時疼痛。這種牙痛，按牙病治療無法止痛，含服硝酸甘油反而會很快緩解症狀；高血壓患者在血壓升高時，會引起外周小動脈硬化，若發生痙攣，可致牙齦出血、牙周組織營養不足、出現牙痛；由流感病毒引起的流行感冒，因為呼吸系統遭病毒侵犯，就容易出現牙齒陣發性脹痛。所以千萬別不把牙痛當回事，還是要請醫師鑑別診斷，不可只是服藥止痛。

頰車穴

牙痛幾乎是每個人都曾遇過的經歷，發作起來的症狀不管是隱隱作痛或是猛烈的抽痛，都讓人難以忍受，這時候可以按壓「頰車穴」暫時緩解牙痛症狀。

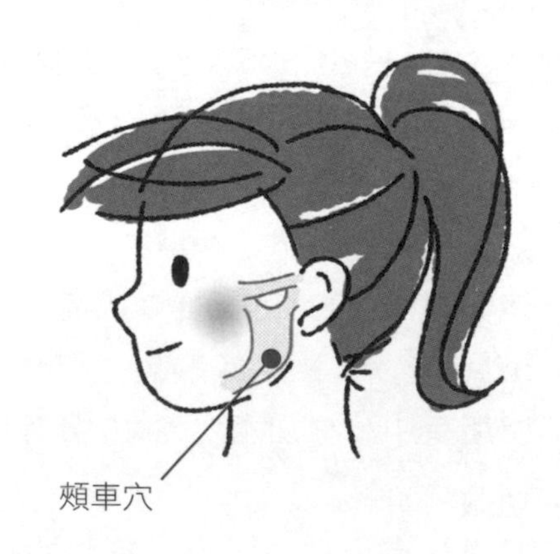

- **穴道位置**

「頰車穴」位於面頰部下顎骨，在耳垂下大約 1 橫指，也就是咀嚼時咬肌隆起最高、張口時有凹陷處。

- **按摩方法**

可以中指或食指指腹揉按 1 ～ 3 分鐘，可左右同時揉按也可單側進行，痠痛時就可以揉按。

- **功效**

頰車穴的功用是運送胃經的五穀精微氣血循經上頭，對於牙痛、顏面神經痲痺等症狀，按一按可有助改善。

11月4日 喉嚨痛不是感冒 液門穴要常按按

宜	忌
按壓液門穴保健喉嚨	熬夜、疲勞、用嗓過度

一般人都習慣認為喉嚨痛就是感冒了，其實扁桃腺炎、喉嚨炎、流感、感冒、胃食道逆流等疾病，都會出現喉嚨痛的病徵。常見的急性扁桃腺炎與感冒這兩種喉嚨痛最明顯的差異在「劇痛」及「吞嚥困難」。不同病症的喉嚨痛現象治療方式也不同，例如，感冒的症狀通常較輕微，有時不用吃藥也會好；若是扁桃腺的問題，就要吃抗生素或類固醇。不管是哪一種疾病引起的喉嚨痛，千萬別只以為是單純的小事而忽略，有時候扁桃腺腫得太大，阻礙鼻子的呼吸暢通，嚴重時可能導致呼吸困難甚至窒息。從中醫觀點，喉嚨痛分為實火、虛火和勞損型喉嚨痛。實火型多半是由外在因素引起的喉嚨發炎；虛火型大多是因為生活習慣導致的，如熬夜、過度疲勞等；勞損型則發生在長期需要使用嗓子的職業。所以發生喉嚨痛時還是需要確定原因，對症下藥。

液門穴

在秋冬季節時，容易引發喉嚨痛問題者，或是常因唱 KTV 太過忘我導致喉嚨痛的人，可經常按壓「液門穴」做為平時保健。

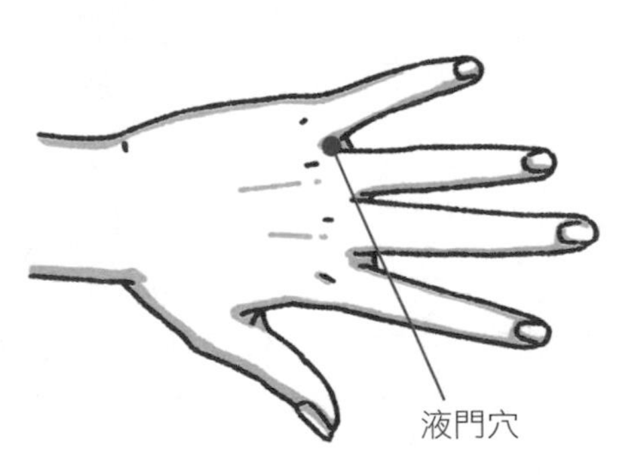

- **穴道位置**
  「液門穴」位於在手背部第 4、5 指指縫間掌指關節前可觸及一凹陷，用力按壓有痠脹感處。

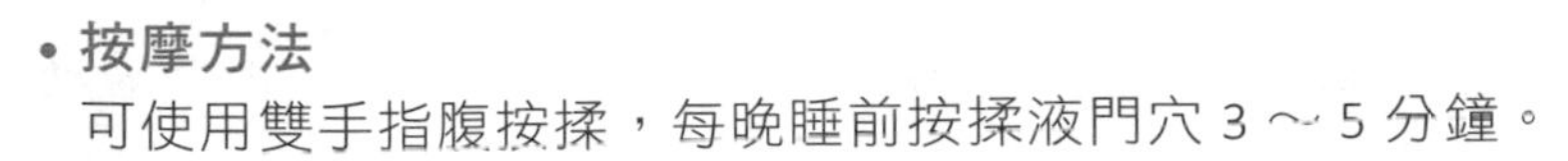

- **按摩方法**
  可使用雙手指腹按揉，每晚睡前按揉液門穴 3 ～ 5 分鐘。

- **功效**
  液門穴屬於十四經穴中的手少陽三焦經，是人體消炎的藥庫，可改善頭痛、咽喉腫痛、眼睛不舒服、耳鳴，耳聾等頭面五官方面的疾病。

11月5日 熱水冷水或喉糖如何舒緩喉嚨痛

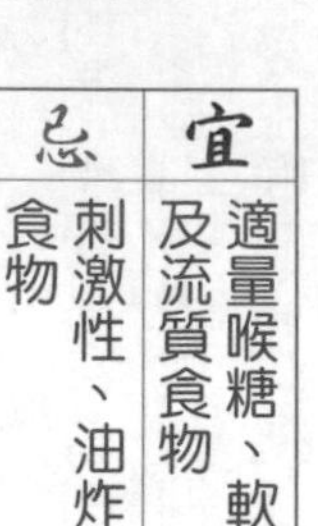

宜	忌
適量喉糖、軟質及流質食物	刺激性、油炸類食物

喉嚨痛應該喝熱水或冷水？要看原因為何。

如果感冒併有大量咳嗽、鼻子和氣管症狀，建議喝熱水；若感冒吞嚥劇痛、潰瘍，建議喝冷水。喉嚨痛會造成吞嚥困難，影響吃東西的意願，可選擇軟質及流質食物，避免刺激性、油炸類等，以免加重病症。不少人聲音沙啞、喉嚨痛時習慣吃顆喉糖，其實如果喉嚨過度使用造成的沙啞或疼痛，是可以使用喉糖，但大部份的喉糖成分都有天然藥用植物，切勿貪食過量。如果因感冒、咽喉炎或其他疾病引起的喉嚨發炎疼痛，這時需用含有製菌劑「藥字號」的喉片，可抑制病菌才能舒緩症狀。傳統中醫的喉糖是以羅漢果的果實入藥，含有羅漢果甜苷、多種胺基酸和維生素等藥用成分，其中黃酮類化合物具有止咳祛痰的作用，可以有效改善喉嚨痛與咳嗽的症狀，泡水喝也很好，對於上火引起的喉嚨痛有一定舒緩療效。

荊芥菊花飲

喉嚨發炎容易表現在疼痛上面，屬於輕度的病症，當出現這類問題時可以飲用「荊芥菊花飲」，來舒緩病症、改善喉嚨痛的現象。

- **材料**

紫蘇葉 3 錢、荊芥 3 錢、菊花 3 錢、甘草 1 錢、1000c.c. 水。

- **做法**

1. 將中藥材用棉布包包住，加入 1000c.c. 水煮滾。
2. 煮滾後，再煮 3 ～ 5 分鐘待涼即可飲用。

- **功效**

茶飲是中醫平日養生保健方，此方中的紫蘇葉與荊芥等藥材均有改善過敏的作用，但要注意稍煮即可飲用，避免有效成分過度揮發。

11月6日

刷牙時發現流血 牙周病初期徵兆

宜	忌
每天確實刷牙、定期檢查	牙齦發炎、刷牙流血

刷牙會流血，可能是牙周問題的前兆。臺灣約有8成以上的人罹患程度不一的牙周病，輕者牙齦發炎，重者有掉牙危機。牙周病是慢性病，一般臨床症狀並不明顯，除非急性發炎腫痛或定期檢查，才能診斷出。牙周病是由牙菌斑引起細菌感染牙周組織，破壞牙齦、牙周韌帶和牙齒骨頭。牙菌斑是在牙齒上形成的無色黏稠薄膜中的細菌，如果沒有每天確實刷牙，牙菌斑就會堆積，可能造成牙齦炎而導致刷牙流血的情況發生。也有人抱怨，已經努力刷牙、做好清潔，為何仍有牙周病的困擾？從中醫觀點，牙周病不僅與口腔局部有關，還包括全身的免疫力、新陳代謝都會影響口腔環境，所以牙齒健康與否與體質有關。中醫認為「腎主骨，齒為骨之餘」，牙齒與骨骼的變化與腎相呼應，當腎氣逐漸虛衰，會讓牙齒容易鬆動。所以除了勤刷牙，還要從體質根本調理。

固齒神方

有牙周病困擾者，可使用清代名醫陳修園在《修園七種合刊．經驗良方》一書中記載的「固齒神方」中藥刷牙粉，達到牙齒保健的效果。

- **材料**

青鹽5錢（可用食鹽替代）、石膏5錢、補骨脂4錢製、花椒1錢5分（去目）、白芷1錢5分、南薄荷1錢5分、旱蓮草2錢5分、防風2錢5分、細辛1錢5分。

- **做法**

將所有材料磨成細粉，代替牙膏沾在牙刷上，早晚刷牙使用；或將藥粉擦在牙齦上、按摩後漱口吐掉，也可用水稀釋後當漱口水使用。

- **功效**

具有消炎消毒、止痛補腎的效果，唯花椒、細辛偏溫熱藥材，口腔發炎或體質偏屬燥熱者，可將這2味藥材去除；若有嘴破情形不建議使用。

11月7日 立冬代表冬天始 早睡晚起養收藏

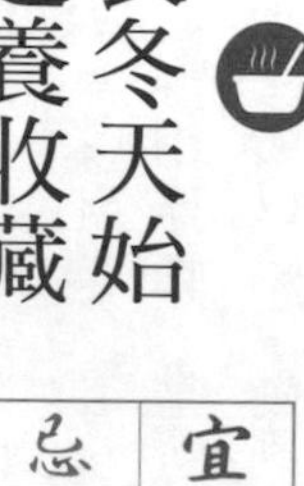

宜	忌
吃溫、熱性食物，增加運動量	熱補、吃太多進補食品

立冬，是一年二十四節氣中的第十九個節氣，代表著冬天的來臨。有句諺語說：「立冬補冬，補嘴空。」羊肉爐、薑母鴨、燒酒雞等補品紛紛上市，但是臺灣不易有氣溫驟降的情況，熱補恐過燥熱，以溫補為宜，最好利用當令新鮮食材來進補最適合。

冬季天氣寒冷，天地萬物進入收藏、避冷的時候，養生也著重「養藏」，養精蓄銳等待春天。中醫認為這時要跟隨著太陽的時間生活，早睡晚起、睡眠充足，有助於陽氣潛藏、陰精蓄積。此時人體的新陳代謝處於相對緩慢的水平，流行感冒盛行，也是容易引發冠心病、高血壓及關節炎的季節，所以養生要注意避寒就溫、保護陽氣，使陰陽相對平衡。飲食上可多吃溫性、熱性食物，特別是溫補腎陽的食物，提高耐寒力。應該適量的增加運動量，以增強身體的抵抗力來抵擋疾病的侵襲。

十全大補湯

冬天容易手腳冰冷、氣血不足的人，可以喝「十全大補湯」，補體暖身。

- **材料**

人參、白朮、茯苓、甘草、當歸、川芎、熟地黃、白芍、黃耆、肉桂、生薑各 5 公克、大棗 2 枚、豬大排 200 公克。

- **做法**

1. 將豬大排放入沸水中汆燙去血水，藥材洗淨，一起放入電鍋加水淹過食材燉煮。
2. 待電鍋跳起再悶煮 3 ～ 5 分鐘即可。

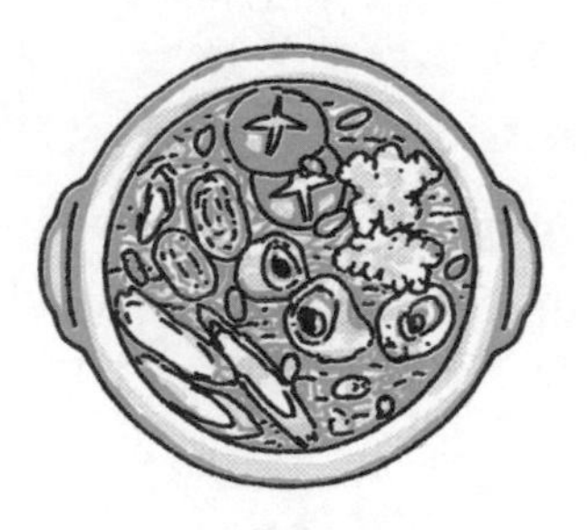

- **功效**

參、苓、朮、草為四君，具益氣補中、健脾養胃之功，是治療脾胃氣虛、運化乏力之方；歸、芎、芍、地為四物，有補血調經之效，加黃耆補氣升陽；肉桂溫補命門，填補真元。此方具有溫補氣血、滋陰升陽、增強免疫力的功效。特別要注意，十全大補湯的藥方，需依個人體質調整藥材，以免越補越虛。

11月8日 牙齒美白白似雪 牙齒偏黃才健康

宜	忌
注意口腔清潔、定期洗牙	飯後不漱口、刷牙不澈底

擁有潔白的牙齒是許多人的夢想，其實隨著年齡增長，牙齒會呈現黃色，加上飲食習慣影響，茶、咖啡、紅酒、咖哩等都可能導致食物色素沉積在牙齒表面，造成牙齒偏黃的現象。另一種牙齒變色主因是蛀牙、根管治療或外傷，造成牙齒的變色。事實上健康的牙齒有點偏黃，因為牙齒最外層的珐瑯質有些透明，可以顯現第二層象牙質偏黃的顏色；若不是後天美白造成，而是先天牙齒過白，代表牙齒表層珐瑯質出現脫鈣的問題，容易讓牙齒斷裂、蛀蝕。想要擁有白牙齒，可以透過美白牙膏、美白牙貼或是超音波洗牙等方式達到，同時要注意日常的口腔清潔，飯後、咖啡或茶後應漱口，每天堅持早晚兩次刷牙、時間約為3分鐘，並使用牙線或牙間刷，澈底清除牙縫內的食物殘渣及菌斑，同時定期洗牙。養成這些好習慣，才能減少色素的附著，保持牙齒美白。

陳希夷牙粉

在宋代文獻《御藥院方》中記載「陳希夷牙粉」，想擁有一口白牙，平時可以自己動手製作中藥美白牙粉保養牙齒。

- **材料**

野菊花、蒲公英、藿香、薄荷葉、杜仲、白礬、青鹽適量。

- **做法**

1. 將所有中草藥一起研磨成粉，混勻後用乾牙刷直接沾牙粉塗擦到牙齒表面，盡量讓牙粉滲透到牙齒縫隙中，讓牙縫略有塞滿感為佳。
2. 等 3 分鐘後漱口，用牙刷輕輕刷掉牙粉即可。

- **功效**

野菊花、蒲公英、藿香、薄荷葉具有清熱解毒、清涼瀉火的效果；白礬具有解毒殺蟲的功用；外加青鹽則可穩固牙齒、改善牙齒鬆動。現代研究發現，中藥牙粉對牙齦出血、牙周炎、口臭、牙齒敏感等一些日常常見的牙齒或口腔的問題，皆有其效果。

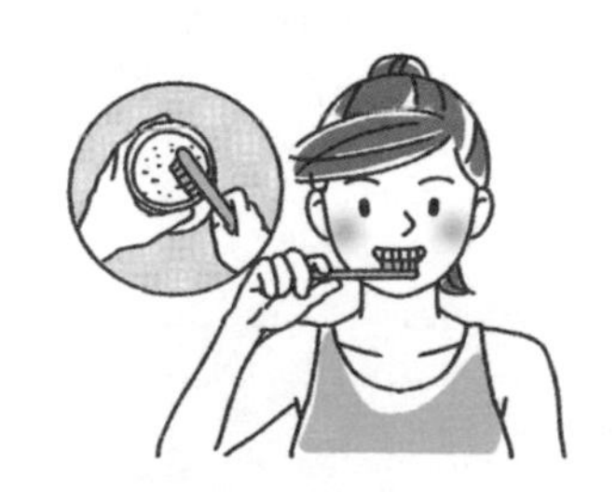

11月9／10日

喉嚨卡卡恐失聲 改掉清痰舊習慣

宜
喝足量溫開水、說話輕柔
忌
使用氣聲說話、清嗓清痰

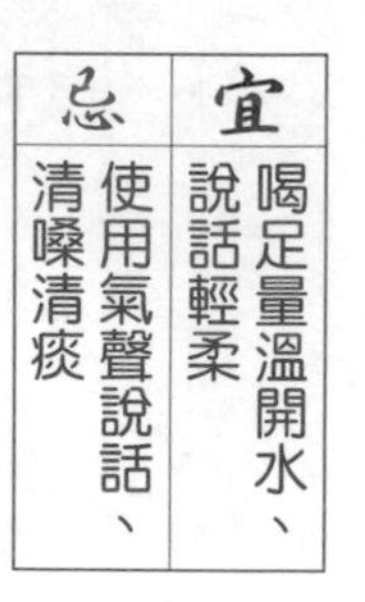

傳統醫學將聲音沙啞、發聲不暢、失去聲音的證候，稱為「失音」，又稱「喉喑」。舌喑指中風或腦病以後舌體強硬、語音蹇澀，甚至失聲不能言語；喉喑則多為局部炎性反應或過度、不當使用所造成。當發現失聲的時候，最好能禁止說話一天，觀察症狀會不會因為休息而有改善，尤其是要避免使用氣聲說話，以免症狀更加嚴重。若持續2週都沒有改善，應該就醫檢查找出病因。

早上剛起床時容易發不出聲音，有的人會習慣用喉嚨輕咳一、二聲清嗓，咳掉喉中的痰或者使自己的聲音更加清晰。事實上，很多人不知清嗓的動作會使聲帶瞬間嚴重拉緊，容易造成聲帶損傷，反而導致聲音沙啞或失聲的問題，所以最好改掉這種習慣。每天至少喝足1500～2000c.c.溫開水保養喉嚨，並且採用輕柔、穩定的方式說話，才不會傷害喉嚨。

開嗓湯

氣溫變化大的時節，喉嚨特別容易感受到不適，輕則咳嗽、重則失聲。不想喉嚨「卡卡」失聲，可以飲用「開嗓湯」保養喉嚨。

- **材料**

  鹹橄欖 4 個、麥冬 4 公克、羅漢果 4 公克。

- **做法**

  將所有藥材加入 500c.c. 滾水中，煮沸 5 分鐘後即可飲用。

- **功效**

  鹹橄欖有清熱解毒、利咽化痰、生津止渴的功效，對於因為慢性咽炎引起的咽喉腫痛、聲音沙啞、失聲問題可有效改善。

11月11日 甲狀腺男女有別 夏草麥冬散結飲

宜	忌
有異常症狀要積極追蹤治療	壓力大、心情鬱悶、元氣不足

如果碘的攝取量長期不足，會造成甲狀腺腫大及甲狀腺機能不足，如果孕婦嚴重缺碘，嬰兒會有發展遲緩的問題。據統計，全球50％超過50歲的婦女都患有「結節性甲狀腺腫」，在臺灣平均每4名成人就有1人患病，一般稱為甲狀腺結節，跟甲狀腺分泌多寡無關，初期毫無症狀，通常不易被發現，多因壓迫到頸部或健康檢查時意外發現，若是壓迫到頸部造成吞嚥、呼吸不順，或是快速長大、有甲狀腺癌家族史、男性等原因，要積極追蹤治療。中醫將此症歸類在「肉癭」，多因情志不暢，導致肝鬱、傷脾，可分為氣鬱、血瘀及氣虛三種體質。氣鬱者情緒低落、壓力大、心情鬱悶，血瘀者氣血循環差，痛經、臉色灰暗、身上容易有腫塊、瘀青，氣虛者元氣不足，無法帶動血脈運行，身體虛弱病就來，海藻玉壺湯、四海舒鬱丸都是針對甲狀腺結節常用的中藥方。

夏枯草麥冬散結飲

甲狀腺結節好發於女性，因為女性對情緒較為敏感，所以內分泌就易受情緒影響，引起內分泌相關疾病，「夏枯草麥冬散結飲」可以幫助消結節、通氣散鬱。

- **材料**

  夏枯草、麥門冬、天花粉、菊花各 5 錢，冰糖少許，水 2000c.c.。

- **做法**

  將所有中藥材以紗布袋包住，倒入 2000c.c. 的水，開火煮滾，加入少許冰糖即可飲用。

- **功效**

  夏枯草歸肝、膽經，能治療肝鬱化火所引起的瘰癧癭瘤（甲狀腺機能亢進），具散鬱結、清肝火的功效，同時對於眼睛腫痛、頭痛也能清肝火、養肝明目。

11月12日 甲亢心悸大脖子 按崑崙穴可調理

宜	忌
維持適量運動、保持心情愉快	海帶等含碘量過高的食物

甲狀腺位在氣管前方，所分泌的甲狀腺素是維持人體生長及新陳代謝的元素，若分泌過度，會形成甲狀腺亢進（俗稱的大脖子），懷孕、緊張、遺傳等都會誘發；若分泌不足或免疫失調，就會造成甲狀腺低下，導致健忘、憂鬱、變胖、心跳變慢。如果新生兒一出生就罹患先天性甲狀腺功能低下，會有身材矮小、智力發展障礙等後遺症。臨床上統計，甲狀腺亢進以女性居多，伴隨心跳快、手抖、甲狀腺腫大、眼睛凸、疲勞焦慮等症狀。

中醫認為甲亢多因內傷七情導致肝氣鬱結，使氣阻於項頸，所以要疏肝氣來行氣化瘀，可用加味逍遙散、平肝消癭湯來治之，因甲亢症狀非常多變，需辨證論治。甲亢患者要避免吃含碘量過高的食物，如：海帶、紫菜、蝦蟹等；避免劇烈運動，以免心臟負荷過大，維持適量運動及保持心情愉快、避免壓力上身，是最重要的事。

崑崙穴

中醫取穴非常的奧妙，傷寒論提到「太陽之為病，脈浮，頭項強痛而惡寒」，太陽病就是因為足太陽膀胱經為表，外邪入侵都由此經脈入侵，所以稱為太陽病，而「崑崙穴」就屬足太陽膀胱經，雖然位在腳底，卻是治療頭痛、脖子痛的要穴，故能調理甲狀腺腫大的症狀。

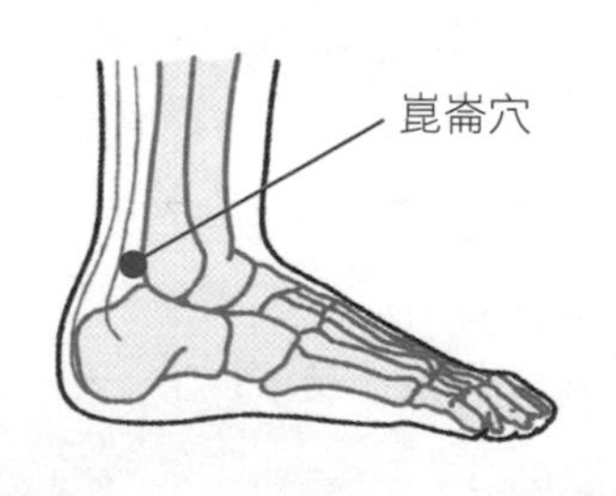

- **穴道位置**

「崑崙穴」位在足部外踝後方，當外踝尖與跟腱之間凹陷處。

- **按摩方法**

以拇指指腹按揉此穴 3 ～ 5 分鐘，至有痠痛感，早晚各一次。

- **功效**

「崑崙穴」能祛風熱、理胞宮、舒腰腿，所以它對腰扭傷、腳踝關節痛、下肢癱瘓特別有效。胞宮指的是女生的子宮，所以此穴也能治療胎位不正、胎盤滯留。

11月13日 乳房出現分泌物 護乳護肝免生病

宜	忌
十字花科蔬菜、柑橘類水果	高油高糖食物、過勞、耗損元氣

明明沒懷孕生子，乳頭卻有分泌物，最常見的是良性乳管內乳突瘤，也就是大家熟知的乳腺增生。乳腺增生是女性常見的乳房疾病，70～80%的女生都有過，會有淡紅色、黃色或水狀的液體流出，但小心紅色分泌物有可能是乳癌的前兆。中醫認為肝氣鬱結導致氣滯血瘀，或放縱飲食、過度勞累、耗損元氣都是造成乳腺增生的原因，宜以疏肝理氣化瘀來治之，柴胡、白芍、茯苓可疏肝理氣，桃仁、紅花、鬱金、延胡索可化瘀散結。西醫推斷乳腺增生的病因跟雌激素過度刺激有關，肝臟可以將多餘的女性荷爾蒙代謝，如果肝出問題，體內的雌激素無法順利代謝，就容易造成婦科疾病的發生，所以除了穩定情緒，多吃十字花科的蔬菜、富含植物性雌激素的食物（如：大豆、亞麻仁籽）、柑橘類水果，少吃高油高糖的食物，既可以保肝又能預防婦科疾病。

膻中穴

人家都說是愛你在心口難開，但女生因為天生對很多事情都比較敏銳、也比較敏感，所以常常是「鬱卒在心內」，情緒不暢就容易產生乳腺疾病，按壓「膻中穴」可幫助抒壓、化瘀解悶。

- **穴道位置**
  「膻中穴」位於胸部正中線平第四肋間隙處，也就是兩乳頭之間。
- **按摩方法**
  每天按揉 50 下。
- **功效**
  「膻中穴」位在胸腔的正中間，有利氣、寬胸、催乳之效，對心痛、胸痛、冠心病、乳腺炎、乳腺增生等症狀能加強血液循環，避免淤滯。

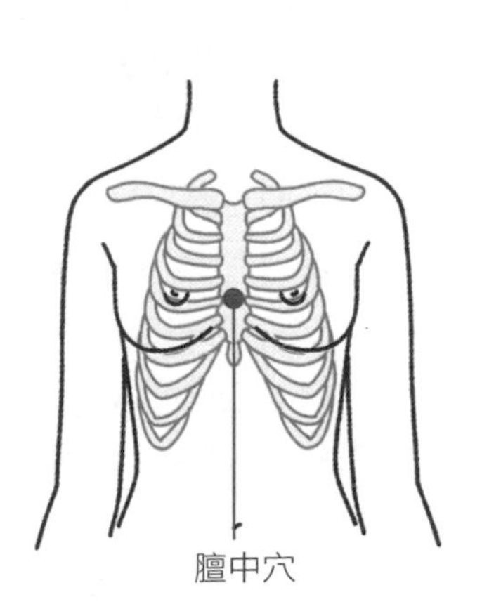

11月14日 隨著月經變變變 胸部囊腫多喝它

宜	忌
定期追蹤、多運動、心情愉快	甜食和生冷食物、精神太緊繃

乳房纖維囊腫這個名詞很常聽到，通常在月經來之前症狀特別明顯，會覺得胸部脹脹的、有悶痛感、摸了會痛還會動，但因為月經結束後症狀也就消失了，所以很多人會掙扎是否該看醫生？

乳房纖維囊腫是因為乳腺囊泡增生，基本上是一種良性的乳房退化，可能跟荷爾蒙失調有關，好發在30歲左右的女性身上。雖然纖維囊腫癌化的機率不高，但根據研究結果，罹患此症的患者比一般人更容易得到乳癌，所以定期追蹤是必要的，如果纖維囊腫突然變大或腫塊變多，就要立即就醫檢查。中醫認為氣血不順就會血瘀，現代人壓力大、精神緊繃，又不愛運動、喜食生冷，故氣血兩虛易鬱結生瘤，所以平常要多運動、少吃甜食和生冷食物、維持心情愉快，洋甘菊、薰衣草等花茶都能放鬆心情，而且還會帶來視覺上的美感。

天合紅棗茶

俗話說「心理影響身體健康」，心情好、疾病自然少，平常多善待自己，來壺「天合紅棗茶」，有助對抗腫瘤，帶來美麗好心情。

- **材料**

天門冬3公克、合歡花3朵、紅棗3枚、蜂蜜少許。

- **做法**

除了蜂蜜之外，所有藥材全部置於保溫杯中，注入沸水、加蓋悶30分鐘後，加入蜂蜜調味，即可飲用。

- **功效**

天門冬在現代醫理中，具有抗腫瘤的功效，而且對於多種細菌也有抑制的效果，因此可預防腫瘤的形成。而《本經》提到合歡花說：「主安五臟，和心志，令人歡樂無憂。」故名合歡，因此除了能夠消癰腫（惡性腫毒）外，還能解鬱、寧心、幫助睡眠，如此才有抵抗力來對抗腫瘤。

11月15/16日 皮膚良性血管瘤 試試消腫養肝茶

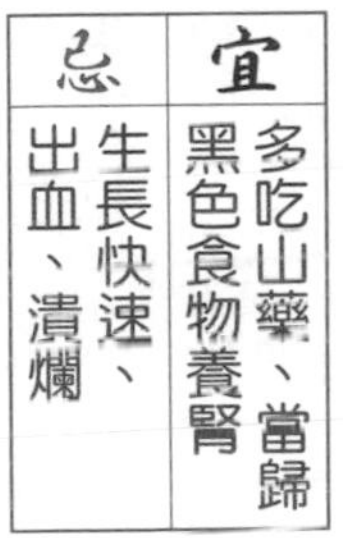

宜	忌
多吃山藥、當歸黑色食物養腎	生長快速、出血、潰爛

有些新生兒一出生，臉上會帶有一塊紅色胎記，這是一種名為血管瘤的良性瘤，主因皮膚血管內壁細胞異常增生所造成，是兒童常見的一種皮膚疾病，外觀呈現鮮紅色的圓形或橢圓形的凸出物，85％的血管瘤會在6歲前自然消退，至於發病原因，目前尚無定論。西醫治療多保持觀察態度，除非壓迫到其他器官，如長在眼睛周圍妨礙眼睛功能，或是生長快速、出血、潰爛等才會考慮治療。有些血管瘤會永遠存在，例如皮膚內微血管瘤，顏色會隨著時間從粉紅色到深紫色，而且多發生在臉部，甚至占據半張臉，非常的醒目，因此多以手術植皮來治療。中醫認為這種出生即帶來的血管瘤屬先天疾病，而腎為先天之本、人體生命之根，所以先天的疾病多跟腎虛有關，可以用山藥、當歸、枸杞子調理，以及黑色食物如黑芝麻、黑豆、黑木耳等都是養腎食材。

消腫養肝茶

肝臟是沉默的器官，肝癌是臺灣死因的前十名，雖然肝血管瘤屬良性腫瘤，但肝臟出現腫瘤通常多為惡性，平常適量喝喝「消腫養肝茶」，可以保養肝臟。

- **材料**

  石斛、七葉膽葉、夏枯草、黨參、枸杞各 10 公克。

- **做法**

  將所有藥材加入 1000c.c. 的水中，加熱煮滾後，即可當茶飲用。

- **功效**

  石斛具有補腎養肝的功效，能增強代謝、減少肝臟負擔；而七葉膽又稱為絞股藍，常用來消炎解毒、滋補強身之用，現代醫理發現，它可以抑制腫瘤細胞生長，而且能降低肝臟內不飽和脂肪酸所產生的脂質過氧化含量，所以能抗衰老、抗自由基，且能有助預防癌症的發生。

11月17日 扁桃腺炎吞嚥痛 食不下嚥按天井

宜	忌
按揉天井穴緩解喉嚨痛	輕忽喉嚨疼痛、吞嚥困難等症狀

我們每天都必須進食以維持身體正常運作，但有時因為感冒或其他因素，導致進食變成一件痛苦的事。從食物吃進口腔，經過牙齒咀嚼進到咽喉及食道，最後到胃部消化，只要其中一個環節出現問題就是吞嚥困難，最常見的原因是扁桃腺炎。扁桃腺位在喉嚨的底端，會因病毒、細菌、環境等因素引起發炎、出現扁桃腺紅腫，會有白色或黃色斑點、喉嚨疼痛、吞嚥困難、頸部淋巴腫大等症狀。中醫將扁桃腺炎稱為「乳蛾」，因肺熱或風熱襲表而致病，以銀翹散加減或黃連解毒湯加減來治之，如果扁桃腺長期反覆發作算是慢性扁桃腺炎，就不適合用銀翹散，而是改以麥門冬加減治之。不過有些癌症也會伴隨吞嚥困難的症狀，如食道癌、口腔癌、喉癌、甲狀腺癌等等，所以不要輕忽食不下嚥這件事，就算不是疾病引起，長久下來也會造成營養不良，應謹慎看待。

天井穴

吞嚥困難、喉嚨痛時，會讓人不想説話、不想吃飯。按揉「天井穴」可以幫助緩解症狀，對於其他原因引起的喉嚨痛也有效喔！

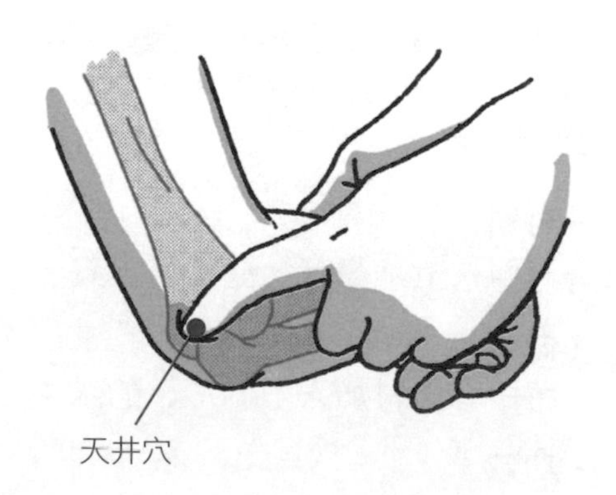

- **穴道位置**

  「天井穴」位於上臂伸側面，屈肘時肘尖直上 1 寸凹陷處。

- **按摩方法**

  以食指指尖垂直按壓「天井穴」1 ～ 3 分鐘，直至產生痠麻痛感為止。

- **功效**

  「天井穴」能調理喉嚨痛、咳嗽、蕁麻疹、淋巴結核、偏頭痛、脖子痛、扁桃腺炎等症，可清熱、消結、安神，故能緩解扁桃腺炎所引起的喉嚨痛、吞嚥困難等症狀。

11月18日 喉嚨會老會嗆到 長輩小心釀肺炎

宜	忌
半固體食物、抬舉下巴強化吞嚥	湯水過多的食物、食不下嚥

家中長輩有時吃飯會嗆到、喝水也嗆到，這時要小心可能是因器官退化造成吞嚥困難。喉嚨會隨著年紀逐漸老化，判斷方式就是看喉結位置，若喉結位置下降了，表示喉頭的肌肉衰退，容易出現吞嚥上的困難，最擔心的是嗆到後反將食物或水吸進肺部，引發吸入性肺炎，甚至因肺部感染而死亡。

中醫將吞嚥困難歸在噎膈範疇，「噎」指吞咽食物時梗噎不順，「膈」是膈阻不通、飲食不下。老人食不下嚥、久病多屬氣虛型，形寒氣短、脘腹脹滿、脈象細弱，飲食難下形成噎膈，需補氣健脾。《傷寒雜病論》中提到半夏厚朴湯可化痰降逆、宣通鬱氣、健脾滲濕，能促進老年人的吞嚥功能，使其正常進食，針灸廉泉穴、百會穴也可增強喉嚨功能。平常可以試著食用半固體食物，如蒸蛋、豆腐、濃湯等，湯水過多的食物反而易嗆到。

抬舉下巴運動

雖然年輕人也會發生吃東西嗆到的事情，但實際上我們的喉嚨從 40 歲就開始退化了。為了預防年紀大吞嚥發生問題，有空多練習「抬舉下巴」可強化吞嚥能力，避免誤嗆引起更嚴重的疾病。

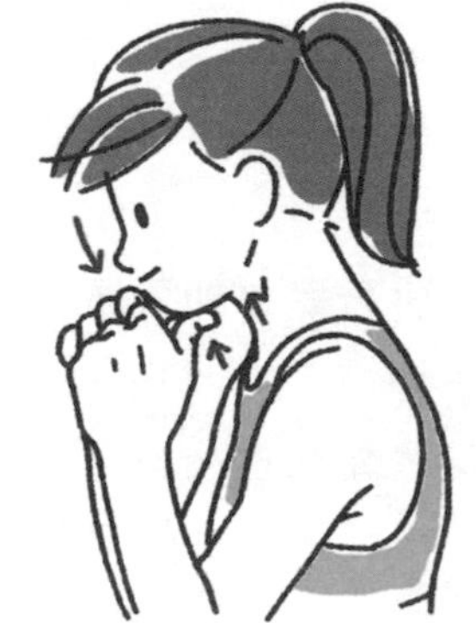

- **方法**

  將雙手拇指放在下巴，臉朝下使力，記得要收下巴，之後再用拇指將下巴朝上推回去，形成相互推擠的狀態時停 5 秒。

- **次數**

  每次重複做 5 ～ 10 次，有空就做。

- **功效**

  這個動作的主要目的是在運動喉嚨的肌肉，在運動的時候，可以明顯的感覺到喉結附近的肌肉正在用力，就是有鍛鍊到了。這樣做的目的可以延緩喉嚨肌肉老化，減少吞嚥困難發生的機率。

11月19日 每天六名乳癌亡 防範請先這麼做

宜
定期自我檢查、定期追蹤
忌
長期使用避孕藥、嗜吃高油膩

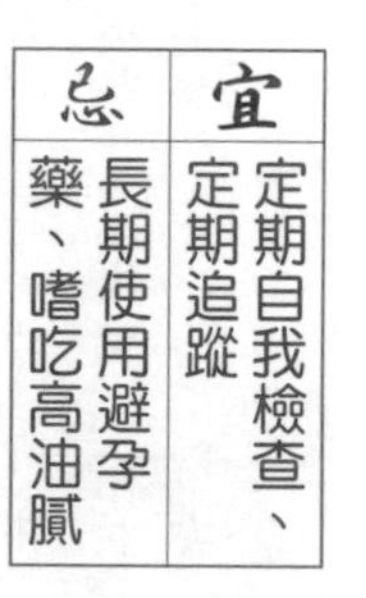

乳癌是臺灣婦女發生率最高的癌症，平均每天有6位婦女因癌症而死亡、有31個人被診斷出罹患乳癌。那乳癌的徵兆有哪些？大家可以定期做乳房自我檢查，看看乳房是否有腫塊（初期不會痛）、局部或全面凹陷、乳頭有不明分泌物（黃色或紅色）或糜爛、腋下淋巴是否有紅腫等現象，如果有以上變化，就要高度懷疑。

治療乳癌有很多種方式，但以西醫開刀為主，中醫調理為輔。逍遙散可改善肝鬱氣滯型的問題，參苓白朮散可健胃整腸、促進消化，若是氣血兩虛、疲倦無力、失眠，改以八珍湯來治療，辨證論治對症下藥，才是根本之道。如果有乳癌家族史、曾經一側得過乳癌或子宮頸癌、12歲前來月經或55歲之後才停經、30歲之後生頭胎或未生子、未曾哺乳、長期使用口服避孕藥、喜歡吃高油膩等都屬高危險群，更要定期追蹤。

疏通解鬱茶

薑黃在 2020 年的新冠肺炎期間非常火紅，但薑黃除了煮咖哩之外，也可用於茶飲，來試試「疏通解鬱茶」幫乳房疏通一下。

- **材料**

益母草、薑黃、鬱金各 5 公克。

- **做法**

將所有藥材加入鍋中，注入 500c.c. 的水，煮滾後悶泡 5 分鐘，即可飲用。

- **功效**

薑黃能活血行氣，有助將淤滯的氣血疏通，所以也能通經止痛，而薑黃還具有抗氧化、抗發炎、抗癌、抗腫瘤、降低膽固醇等功效。雖然吃薑黃好處多多，但也要注意吃多了會拉肚子、噁心、嘔吐，而膽結石、膽道功能異常、缺鐵的貧血患者都不適合吃薑黃。益母草可以疏肝解鬱，鬱金可以活血化瘀，三者合用可以幫忙寬心解鬱。

11月20日 子宮肌瘤四體質 消除肌瘤益母草

宜	忌
放鬆抒壓、適量運動、溫熱食物	冷飲生食、油膩炸物、久坐不動

子宮肌瘤因為會引發經痛、月經量多等，是臨床上女生最常見的困擾，雖然因為停經會讓肌瘤變小，但有時子宮肌瘤因為生長的位置，會導致不孕或是變大壓迫到膀胱或直腸，這時就得靠手術治療。

中醫治療子宮肌瘤，通常根據病因分為四型，第一是長期情緒緊張、壓力大、免疫力失調造成的氣滯血瘀型，抒壓才能解決；第二種是手腳冰冷的虛寒型，百病起於寒，身體虛寒，子宮也跟著虛寒，要戒喝冷飲及生食、多吃溫熱的食物來補血養身；第三型是愛吃甜食，過多的甜食或是油膩、炸物、喝酒，都會造成體內濕氣重，所以首重祛濕，冬瓜、薏仁、綠豆都是利水清熱去濕的食材；最後一種就是久坐不動的女生，久坐氣血循環不良，氣滯血瘀也會造成子宮肌瘤，所以適量的運動可幫助舒緩症狀。

益母草茶

益母草，看到益母這兩個字就知道是對女生非常好的藥材，《本草綱目》就特別提到益母草可「明目益精，調女人經脈」，可活血破血、調經解毒。當月經結束後喝 2 次「消積益母草茶」，可幫助子宮氣血運行，減少肌瘤產生，也能改善婦科病。

- **材料**

  桂枝 2 錢、益母草 3 錢、茯苓 3 錢、肉桂 2 錢。

- **做法**

  將所有藥材放入鍋中，注入 2000c.c. 的水，大火煮沸後轉小火煮 5 分鐘，關火後續悶 10 分鐘，放涼後即可飲用。

- **功效**

  桂枝歸膀胱經，能溫通經脈、散寒止痛，而益母草主治痛經、血滯經閉、產後瘀滯或惡露不盡等，是婦科常用藥，故稱為益母，能夠促進血液循環、活血調經。

11月21日 子宮肌瘤或異位 按摩關元促排卵

宜	忌
按揉關元穴舒緩經期不適	經期前喝冷飲、抬腳或倒立

子宮肌瘤跟子宮內膜異位症都是女生常見的婦科疾病，除了可能不孕，劇烈的經痛、腰痠背痛及經血量多，都會造成生活上的困擾，如果媽媽或姊妹們有人罹患過子宮內膜異位症，那麼自己患病的機率將高於其他人7成。

子宮內膜在沒懷孕時會脫落，形成每個月的月經，而子宮內膜異位症就是子宮內膜到處亂跑，跑到卵巢就是巧克力囊腫，也可能會跟著經血跑出子宮外，沾黏其他器官，如果侵犯到肺臟就會週期性的咳血，重度的子宮內膜異位將導致不孕。中醫治療首重活血化瘀、改善血液的流暢，子宮內膜異位的疼痛是因為不通，通則不痛，所以化瘀血通久積，用丹參、紅花、牡丹皮等中藥材，或桂枝茯苓丸、大黃蟅蟲丸等中藥方來化瘀消腫瘤。經期前應盡量別喝冷飲、抬腳或倒立，以避免經血逆流。

關元穴

月經來了，代表女生長大了；月經不來了，代表女生年紀大了。但每次月經來的時候，腰痠、痛經、拉肚子……狀況一大堆，多數女生對月經應該都是又愛又恨。「關元穴」可以幫助改善婦科疾病的困擾，應該會讓女生們愛月經多於恨月經。

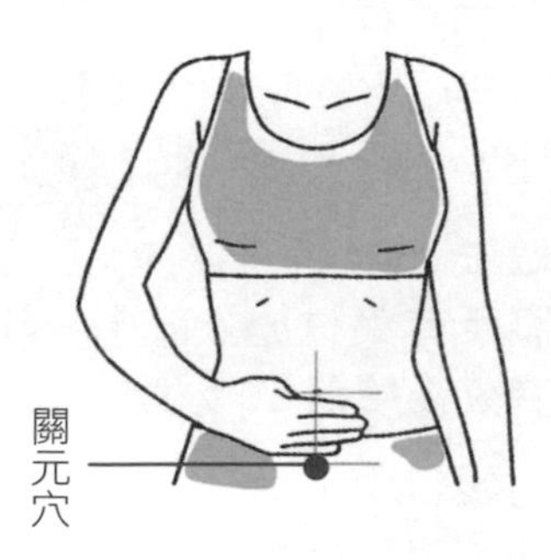

- **穴道位置**

  「關元穴」位於下腹部正中線臍中下 3 寸處，當中極上 1 寸。

- **按摩方法**

  以稍重的力道按揉「關元穴」30 秒，一天 5 ～ 10 次。

- **功效**

  此穴位近男子藏精、女子蓄血之處，為人生之關要、真元之所存，故稱「關元穴」，所以按揉此穴能治子宮出血、子宮脫垂等婦科疾病，而且「關元穴」還有促排卵的功效，所以也能治療不孕症。

11月22日 入冬第二節氣到 小雪宜養腎暖心

宜	忌
保持樂觀、晒太陽、吃溫補食物	心情悲觀、情緒煩躁、失眠

小雪是入冬的第二個節氣，氣溫開始下降，但下雪量不大，所以稱為小雪，在臺灣止是東北季風明顯增強時，所以頭頸部的保暖相當重要。寒冷的冬季如能掌握養生技巧，幫身體注入能量，就能秉持「春夏養陽，秋冬養陰」的原則，讓虛弱的身體強壯滋養起來。傳統中醫認為冬季要早睡晚起，有利於陽氣的潛藏和陰精的積蓄。此時季節進入冬季，天氣變得陰冷晦暗，心情容易受影響，出現悲觀、煩躁、失眠等問題，要注意保持樂觀、調節心情，多參與戶外活動、晒晒太陽、與朋友聚會、抒發情緒，特別是在冬季多晒太陽，有壯陽氣、溫通經脈的作用。因為天氣陰冷，可吃溫補的食物如羊肉、牛肉、紅棗等，但若是陰虛火旺者就不宜多吃；也可多吃補養腎氣的食物，抵抗嚴寒且潤肺生津，如：黑豆、黑芝麻、山藥、牡蠣等，可達保健身體健康的效果。

期門穴

小雪在氣象學中代表嚴冬開啟前的序幕，這時候身體進入了寒冷閉塞的狀態，若是氣血不足的人容易引發多種疾病，建議平時可多按揉「期門穴」，有利於保健身體健康。

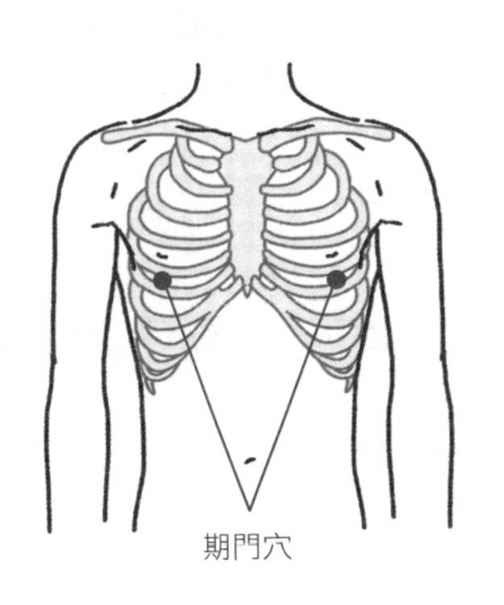
期門穴

- **穴道位置**
  「期門穴」在胸部、乳頭下方，第 6 至 7 根肋骨之間。
- **按摩方法**
  用大拇指指腹按壓，力道不宜過重，左右各 3 ～ 5 分鐘，一天 2 ～ 3 次。
- **功效**
  期門穴又稱肝募穴，是臟腑之氣匯聚於胸腹部的特定穴位，有助於疏肝理氣，排解疲勞，對於長期疲勞、熬夜的人，感受會更加明顯。

11月23日 每到冬季癢不停 血虛風燥會更癢

宜	忌
注意皮膚保濕、補充礦物質鎂	洗太熱的水、過度清潔

冬季癢，是因為皮膚角質層脆弱、皮脂層老化，導致皮膚保水度下降，常見於老人、小孩、乾性、異位性皮膚炎等患者；平常多注意皮膚保濕、不要洗太熱的水、避免過度清潔，若症狀很嚴重建議使用類固醇藥膏。中醫將冬季癢分為血虛風燥、血熱風燥、風寒外襲、風濕相搏等四種證型，其中以血虛風燥型最為常見，老年人及皮膚病患者多屬此型，每到季節交替之際皮膚就乾癢脫屑，氣血不足皮膚易乾燥，同時伴隨失眠、臉色蠟黃，宜養血滋陰潤燥，以四物湯治之；有過敏體質者多屬風寒外襲型，宜用桂枝湯止癢，黑木耳、黑芝麻、紅鳳菜、桑葚、覆盆子、菠菜、桂圓等食材，或熟地、阿膠等中藥材，都能滋陰養血，幫助皮膚保水。如果缺少礦物質鎂，也容易造成皮膚癢，可多攝取深綠色蔬菜、海帶、黑巧克力、大豆、鮭魚、燕麥等食物，也能幫助改善。

增液雞湯

吃這個也癢、吃那個也癢，雖然冬季癢跟食物無關，但喝點中藥方「增液雞湯」可促進血液循環，幫助止癢也不錯。

- **材料**

生地、花旗參、麥門冬、石斛、烏骨雞腿一隻。

- **做法**

將所有藥材與雞腿一起加水燉煮，煮至雞腿熟透即可食用。

- **功效**

《本草經疏》提到：「烏骨雞補血益陰，則虛勞羸弱可除，陰回熱去，則津液自生，渴自止矣。」烏骨雞能益氣養血，同時對於氣虛者也能增強免疫力；而生地具有養陰潤燥生津的功效，而且有抑菌之效，可預防皮膚抓癢帶來的破皮感染。花旗參可補氣，麥門冬、石斛可滋陰，這道「增液雞湯」可促進血液循環。

11月24日 體質易長脂肪瘤 消瘤先學抗高壓

宜	忌
適時紓解情緒及壓力、調理體質	肥膩之物、喝酒、壓力大

脂肪瘤跟脂肪肉瘤僅有一字之差，結果卻是天壤之別。脂肪肉瘤是脂肪瘤的惡性腫瘤，大多長在大腿及後腹腔內，若是長在大腿還容易發現，但生長在腹腔內，通常會大到某種程度，壓迫到其他器官、產生疼痛感時，才會被發現，所以我們能做的就是降低脂肪瘤發生的機率。

中醫認為，痰濕體質的人容易長脂肪瘤，因為喜食肥膩之物、喝酒，造成腸胃濕熱、痰濕內生，無法順利運化，進而脂肪增生異常，這時可以利用陳皮、山楂、薏仁等中藥來清熱祛濕；有些人因為遺傳而長脂肪瘤，中醫會建議調理腎氣以降低長瘤的機會。同時，情緒及壓力容易讓體內內分泌失調，氣血不暢容易產生血瘀，利用活血化瘀來疏通血路，可以有效改善易長脂肪瘤的體質。

二陳湯

雖然脂肪瘤好發對象不分胖瘦，但臨床上肥胖的人還是較容易長脂肪瘤，所以我們應該改變痰濕體質，遠離脂肪瘤。「二陳湯」就是一道不錯的茶飲，如果感冒喉嚨有痰，也有去痰的功效喔！

- **材料**

陳皮 6 公克、烏梅 6 公克、桔梗 6 公克、甘草 6 公克。

- **做法**

將所有中藥材放入保溫杯中，倒入沸水，上蓋悶約 30 分鐘後，即可飲用。

- **功效**

痰濕體質的人起因多為喜歡吃油膩、辛辣等物，所以腸胃道常出現不適，陳皮有調理脘腹脹悶、濕痰壅滯、燥濕化痰的功效，所以能緩解胃腸問題，也能從體質改善，減少脂肪瘤的產生。

11月25日 脂肪瘤切不切？支正穴治贅疣

宜	忌
維持健康體重、定期追蹤檢查	體重過重

長在皮膚上的脂肪瘤，是因為細胞異常增生所形成的良性腫瘤，多長在人體脂肪較厚的地方，如四肢、臀部、手臂等，所以脂肪瘤跟「胖」沒太大關係，主要跟遺傳或家族史有關，發生原因至今不明，好發在30～50歲之間。根據統計，有糖尿病史、體重過重者，得到脂肪瘤的機率比一般人高，所以維持健康體重很重要。

至於脂肪瘤到底該不該切除？一般來說，這顆腫瘤長到某種程度後就會停止生長，除非過於大顆、壓迫到神經或其他器官，才建議手術切除，不過脂肪瘤切除後復發的機率也高，所以老一輩才會說割完越長越多，其實不然。現代醫界針對這種大顆的腫瘤，也會考慮抽脂來除瘤，可能可以減少復發的問題。脂肪瘤雖然是良性瘤，還是有轉變成惡性脂肪肉瘤的可能，所以還是要定期檢查為宜。

支正穴

身上有長瘤，雖然是良性腫瘤無傷身體，但總是不甚美觀。中醫有一個專門用來消除肉芽、腫瘤等贅疣的穴位「支正穴」，它具有活絡經血的功效，能消瘤美肌。

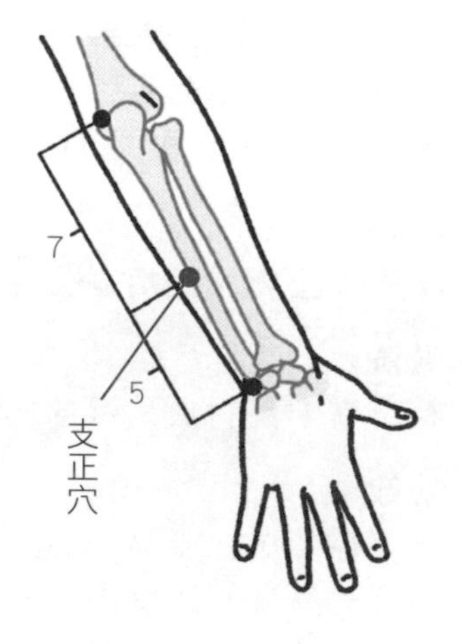

- **穴道位置**

  前臂背面尺側，腕背橫紋上5寸處。

- **按摩方法**

  每天兩手互按，各按摩5分鐘。

- **功效**

  「支正穴」的主要功效是清神志、解表熱，主治肘臂不舉、神經衰弱、頭痛，而在《針灸資生經・第七》中特別提到「支正，治生疣目」，所以「支正穴」自古就是消除皮膚上良性贅疣的特效穴，平常多按摩此穴，也有促進血液循環的效果。

11月26日 脂肪瘤？粉瘤？傻傻分不清楚

宜	忌
避免熬夜、少吃高熱量食物	皮脂腺分泌過多

有時皮膚上長出一顆顆的突起物，很難分清楚到底是什麼？脂肪瘤跟粉瘤都屬於良性腫瘤，粉瘤的學名叫「表皮囊腫」，是皮脂腺阻塞或外傷產生了傷口後，老舊角質代謝物堆積，在皮膚下面形成囊袋，尤其粉瘤的中心點會看到小黑孔，看起來很像大顆的青春痘或粉刺，有人會用手擠掉，擠出一坨的膏狀物，這就是老舊角質跟皮脂。不過建議大家，擠出來不但疼痛、流膿血、容易感染，而且囊袋還在，有機會在同一個地方繼續再長。脂肪瘤則是擠不出東西，也沒黑點，就是一顆圓滑的球狀體。皮膚上還會長出俗稱的「釘子」，就是疔瘡，又叫毛囊炎，通常是因皮膚上的細菌感染所引起，一般只要找皮膚科處理，吃一個禮拜的抗生素就能解決。毛囊炎跟粉瘤都好發在皮脂腺分泌過多的人身上，如果常熬夜、又喜歡高熱量的食物，就容易長「釘子」跟青春痘。

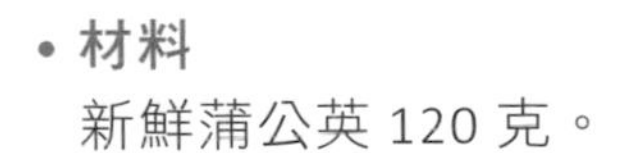

蒲公英是我們大家都不陌生的植物，在中藥界它是治療疔瘡腫毒的良藥，也有人稱其為天然抗生素，「蒲公英湯」可對抗腫瘤、殺菌消毒。

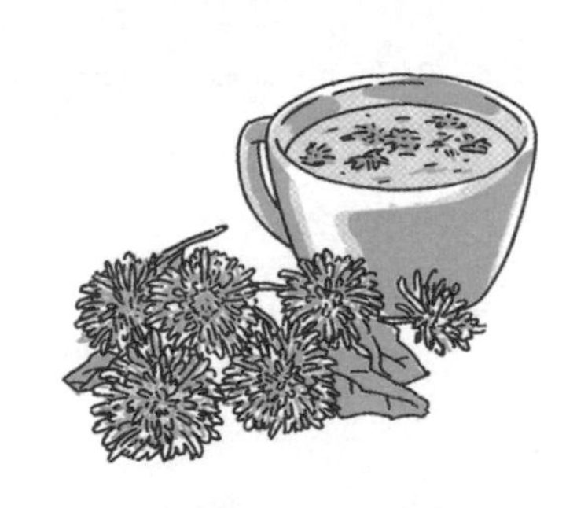

- **材料**

新鮮蒲公英 120 克。

- **做法**

1. 蒲公英洗淨，泡在 1000 c.c. 冷水中半小時，接著煮滾，熬到至 600c.c.。
2. 取其中 300c.c. 溫服，300c.c. 敷在患處。

- **功效**

《本草備要》中記載蒲公英「專治癰腫、療毒，亦為通淋妙品」，而《本草衍義補遺》也提到其能「消惡瘡結核疔腫」，內服或外敷都有清熱解毒、消癰散結的功效。現代研究也發現蒲公英對於金黃葡萄球菌、傷寒桿菌等都有抑菌的效果，不過用量過大會導致腹瀉，所以仍要慎重使用。

11月27日

粉瘤復發超無力 黃耆紅棗茶補氣

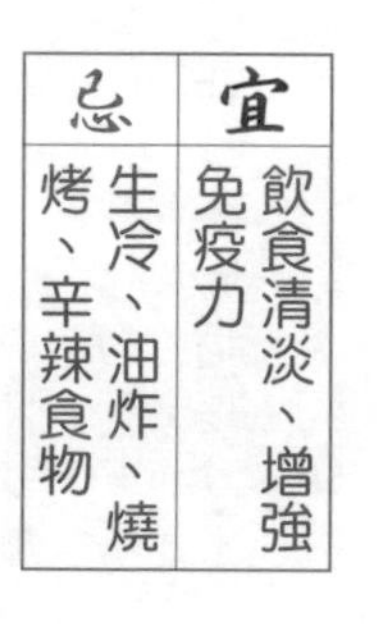

粉瘤是一種不斷增生的囊腫，最大可以長到8～10公分，而且不會自己消，好發在臉部、頸部、背部及四肢等處，如果長在明顯的地方影響到外觀，患者多會要求要消除，中醫可以用針灸及熱敷的方式來讓粉瘤變小。但就本質上來說，容易長粉瘤的人多屬痰濕體質，通常是因為經絡瘀滯、凝結於表皮，所以要活血化瘀、疏通經絡。中醫常用真人活命飲（中醫稱為瘡瘍之聖藥）來清毒解熱、活血消腫，若是粉瘤已經成膿，則改用透膿散來抑菌排膿、補益氣血、增強免疫力，也可以搭配外治藥方來消腫化瘀。平常飲食應少吃生冷、油炸、燒烤、辛辣等食物，以避免痰濕生成。西醫也發現粉瘤多好發在皮脂腺分泌過多的人身上，而辛辣等食物易使皮膚出油，油性肌膚更容易誘發粉瘤生長，所以如果你是個很容易長粉瘤的人，記得要先戒戒口、改吃清淡食物。

黃耆紅棗茶

我們每天都要喝大量的水，如果喝水可以幫助身體對抗自由基，何樂而不為？「黃耆紅棗茶」可補氣抗老，增強抵抗力的同時，也能降低粉瘤的生長機率。

- **材料**

黃耆10公克、紅棗10公克、水500c.c.。

- **做法**

將黃耆洗淨、紅棗去核，放入500c.c.的水中煮滾後，轉小火續煮30分鐘，關火，放涼後即可飲用。

- **功效**

我們都知道過量的自由基會破壞人體的正常細胞，帶來老化及各種慢性病，而吃進富含抗氧化的食物，則可以避免人體產生過多的自由基。紅棗含有多種抗氧化劑，可以對抗自由基的產生，同時也有抗發炎及抗菌、補氣養血的功效，所以有助於幫助我們讓體內的粉瘤不再繼續生長或減少復發。

11月28日 免疫力低百病生 平衡免疫力失調

宜	忌
早餐吃溫熱食物 十二點前熟睡	晚上下班後大吃 大喝、睡眠不足

「正氣存內，邪不可干」，正氣指的是生命力，就是人體的免疫系統，中醫認為正氣虛或邪氣入侵就會讓免疫力失調進而致病，所以正氣不足就要扶正，邪氣旺盛就要祛邪，老化、遺傳、環境、壓力、藥物等因素都會讓免疫力下降，故要「扶正祛邪」。

中醫增強免疫力有兩大法寶，一是「早餐吃得飽，午餐吃得好，晚餐吃得少，延年益壽活到老」。現代人幾乎不吃早餐，中醫認為早餐吃溫熱的食物可保護胃氣、增強腸胃功能；多數人喜歡選在晚上下班後大吃大喝，對腸胃道是極大的負擔。第二法寶是讓自己在12點前進入熟睡狀態，加強肝經排毒功能，現代人多熬夜或睡眠不足、失眠，身體毒素多，又無法順利排除，免疫力自然下降，各種疾病就順勢而生。

調脾理氣茶

免疫力不好的人，來壺「調脾理氣茶」，不僅可提高免疫力，還能調理腸胃功能，改善失眠問題。

- **材料**

黃耆 2 錢、丹參 3 錢、白朮 2 錢、茯苓 2 錢、白扁豆 2 錢、白芍 2 錢、甘草 2 錢、紅棗 2 枚、麥門冬 3 錢、北茵陳 3 錢、香附 3 錢、生薑 2 片、水 2000c.c.。

- **做法**

所有藥材洗淨裝入紗布袋中，加入 2000c.c. 的水，煮滾後放涼即可飲用。

- **功效**

黃耆對於氣虛者能夠健脾益氣，搭配丹參使用可補元氣；白朮可抗氧化、抑菌，能增強免疫力，自古就是抗老強身的中藥材；茯苓有鎮定安眠的功效，能健脾養胃、提高免疫力，是一款扶正去邪非常好用的茶飲。但有自體免疫力失調的人，要先問過醫生再服用。

11月29／30日 痣有黑紅看健康 黑痣或黑色素瘤

宜	忌
多吃富含Omega-3的食物	風邪入侵、氣血虛弱

身上的痣80%是後天來的，中醫典籍《諸病源候論》曰：「黑痣者風邪博於血氣……若氣血虛損則黑痣變生。」因風邪入侵、氣血虛弱而生痣，所以人體長痣代表的是經絡不通。黑痣雖然對身體沒什麼影響，但有極少數可能是黑色素瘤，也就是皮膚癌，可能跟晒太陽或基因變異相關，好發在腳底、指甲下及手掌，致死率高。

中醫將惡性黑色素瘤歸在「陰疽」，跟肝腎陰虛、熱毒內蘊、脾胃虛寒有關，所以要補肝腎、清熱毒、健脾補氣養血，陽和湯（熟地黃、鹿角膠、白芥子、薑炭、生麻黃、肉桂、生甘草）是治療陰疽的中藥方，可溫陽補血、消毒殺菌。研究也證實，多吃富含Omega－3的食物（如：深海魚、橄欖油、堅果、深綠色蔬菜等）可抗發炎、減輕紫外線對皮膚的傷害，是預防皮膚癌最佳的方式。

足三里

「足三里」是中醫常用來治療腸胃道疾病的穴位，按摩此穴也能舒緩癌症化療後所帶來的不適。

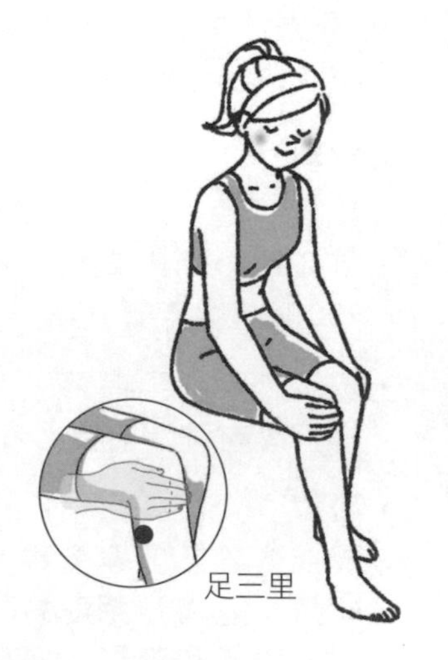

- **穴道位置**

  「足三里」位於小腿前外側，外膝眼下 3 寸，脛骨前緣外一橫指處。

- **按摩方法**

  以大拇指指腹按壓「足三里」3 ～ 5 分鐘，一天 3 次。

- **功效**

  按摩「足三里」可緩解手術治療後所帶來的噁心、嘔吐等不適，同時「足三里」也是中醫的養生穴，常按此穴可加強抵抗力，就能抵禦疾病的威脅。記得按摩完要喝 500c.c. 的溫水，可促進身體新陳代謝，增加氣血循環，將毒素排出體外，平常沒事多按揉，也能當作是預防癌症侵襲。

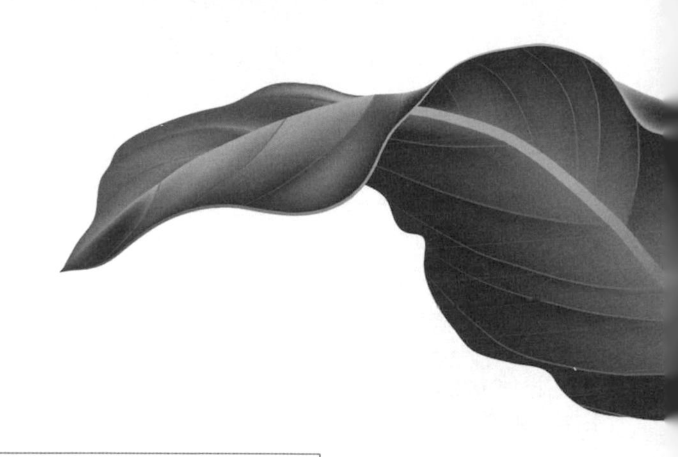

十二月
December

一年當中最冷的十二月，
是歲末年終的代表，
也是身體能量最低的月分，
各種心血管疾病在此時容易發作，
高熱量的食物也會讓體重直線上升。

「冬至一陽生」，
此時是人體陰氣最盛、陽氣初生之時，
如何呵護初生的陽氣，
為來年一整年的健康打基礎呢？
請跟著書中的建議，
一步一步確實的執行吧！

12月1日 被汗名化的乾癬 終其一生難擺脫

宜：注意皮膚保濕、平常多晒太陽

忌：隨便進補、用太熱的水洗澡

乾癬是一種自體免疫的皮膚疾病，包括壓力、遺傳、皮膚外傷、感染、藥物、荷爾蒙等都有可能誘發乾癬，除了皮膚會出現界限清楚的紅斑，上面附著銀白色鱗屑（又稱銀屑病或牛皮癬）、乾癢、膿皰等症狀外，還會引發其他疾病，如心臟病、中風、關節炎、憂鬱症等。

女生的乾癬好發在青春期及更年期，西醫會以外用藥物，或使用紫外線光療、注射免疫抗體等方式，中醫則會用板藍根、紫草等中藥材治療急性發炎期的乾癬症。慢性期的乾癬顏色暗紅、鱗屑大小不一，可用赤芍、桃仁、紅花來活血化瘀。藥補很容易誘發乾癬發作，不宜輕易進補，也要忌吃羊肉、鴨肉等發物。冬天是乾癬容易惡化的季節，除了要注意皮膚的保濕，避免用太熱的水洗澡，平常多晒太陽也可以幫助改善症狀，但要避開太陽最強的時段以免晒傷。

麻油苦瓜

乾癬雖然有癬字，但並非傳染病，也跟癬無關，可說是無端招來異樣的眼光。乾癬患者不宜藥補，冬天進補的麻油雞、薑母鴨等等都不適合，那就改吃「麻油苦瓜」來解解饞吧！

- **材料**

  苦瓜 200 公克、麻油少許。

- **做法**

  1. 苦瓜去籽切片，用熱水汆燙後放入冰水中降溫。
  2. 將苦瓜取出瀝乾水分，加入麻油拌勻即可食用。

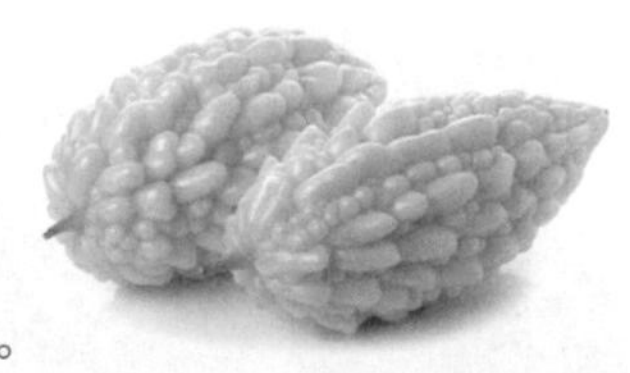

苦瓜

- **功效**

  苦瓜所含的胰蛋白酶能降低癌細胞形成，它的抗氧化作用也能抑制癌細胞生長、降血壓、降血糖、降三酸甘油酯跟膽固醇，還能止痛解熱、安眠；麻油能解毒生肌、抗氧化、潤腸通便，預防便祕的產生。對於乾癬患者可能會誘發多種疾病的情況下，麻油苦瓜可作為解熱及降低疾病發生機率的食療選擇。

12月2日 腎結石怎麼辦？水分攝取要充足

宜	忌
多喝水、來碗楂麥金棗湯	水分攝取不足、飲食不節

小於2.5公分以下的腎結石，可用體外震波碎石方式治療，大於2.5公分或結石位置不佳則須改以手術治之。中醫將腎結石歸類在石淋的範圍，《諸病源候論．諸淋病候》提到：「石淋者，淋而出石也，腎主水，水結則化為石，故腎客砂石。」中醫將其分為濕熱久蘊、脾腎虧虛、肝氣鬱結三種證型，多因外感濕熱或飲食不節所致，宜採八正散（川木通、瞿麥、車前子、萹蓄、滑石、炙甘草、大黃、梔子、燈心草）來清熱瀉火、利水通淋，能將小顆結石排出體外，並有止痛的效果；若伴隨血尿，可用大薊、小薊加減來涼血止血，乳香、牛膝、莪朮行氣化瘀，緩解絞痛。提醒大家，腎結石即便取出，如果水分攝取不足，尿液裡的尿酸、草酸、鈣離子、磷酸等濃度過高，還是有機會形成結晶，再變成結石，成為一個惡性循環，所以一定要多喝水。

楂麥金棗湯

腎結石到底該怎麼吃？對很多結石病人都是很大的疑問，吃了怕成石，不吃怕營養不足。中醫的食療茶飲「楂麥金棗湯」可幫助排石，不過提醒大家，這是針對小顆結石才有效。

- **材料**

雞內金 3 錢、山楂 1 錢、麥芽 3 錢、紅棗 5 枚。

- **做法**

將所有藥材洗淨後，注入 600c.c. 的水，煮成 200c.c. 後即可飲用。

- **功效**

雞內金是雞的砂囊內壁，隱藏在我們常吃的雞胗裡面，洗淨後晒乾作為中藥之用，有非常好的消食化積、健胃效果，能幫助胃加快排空速度，同時也能通淋化石，對於膽結石、腎結石都有幫助。

12月3日 草酸加鈣得結石 結石飲食要注意

宜	忌
補充足量水分、鈣質、維生素B_6	茶、咖啡不離手水分攝取不夠

高草酸的食物會增加腎結石的風險，如有家族病史應減量，平常適量飲食是可以的，但很多人用茶、咖啡來取代白開水，茶屬高草酸，咖啡的草酸含量算中等，每天茶、咖啡不離手，再加上生啤酒、巧克力等食物入肚，水分攝取又不夠，就容易形成結石，所以適量飲食很重要。

再來談談日常生活中常吃的豆腐。豆腐含鈣質，如果鈣攝取不足，就無法在腸胃道中跟草酸結合進而排出體外，反而會將草酸留在體內，導致草酸濃度過高，增加結石的可能性，所以豆腐跟菠菜一起吃並不會形成結石，大家不需要擔心，倒是如果維生素C攝取過多，也會增加結石風險。腎結石有分草酸鈣結石（最常見）、尿酸性結石、磷酸性結石（細菌感染），所以低普林、低草酸、低鈉飲食，並補充足量水分、鈣質、維生素B_6就有機會遠離腎結石。

腎俞穴

腎結石平常不痛，卡到輸尿管就會非常痛，平常藉由按揉「腎俞穴」可促進腎臟的血液循環，協助腎臟新陳代謝。

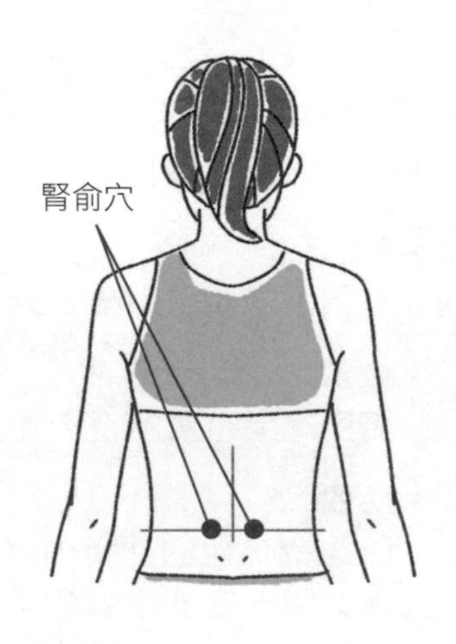

- **穴道位置**

「腎俞穴」位在腰背部，第二腰椎下旁開1.5寸，也就是當我們正坐吸氣時，沿著肋骨下緣向腰背畫一水平線，交叉處往旁開1.5寸的肌肉上。

- **按摩方法**

採站姿，雙手握空拳，分別輕輕敲打兩側的「腎俞穴」30～50次。

- **功效**

「腎俞穴」可外散腎臟之熱，將寒濕之氣導向膀胱經，故可幫助腎臟的氣血循環，強化腎臟功能，對於遺尿、月經不調、高血壓、耳鳴、記憶力衰退都有療效，還能補腎氣、利水、預防結石形成。

12月4日 飲食沒節制 小心膽結石

宜	忌
清淡及適量的飲食、少高脂食物	過度肥胖、快速減肥、飲食不節

膽囊的功用是儲存肝臟分泌的膽汁，幫助消化食物，尤其是高脂食物。有膽結石的人，吃進油膩食物後，往往右上腹部（膽囊處）會產生絞痛、噁心想吐或胃寒等現象。過度肥胖是膽結石的好發族群，快速減肥也會增加機率，孕婦、年長者、有家族史、糖尿病患者、三酸甘油酯過高等都容易罹患膽結石。中醫認為此證多因情志抑鬱致肝氣鬱結，或飲食不節、膏粱厚味太過導致腸胃運化失常、肝膽疏泄不利，根據症狀分為肝氣鬱結、肝膽濕熱、肝陰不足及肝鬱脾虛等四種證型，多以疏肝利膽、排石止疼為方，小柴胡湯是常用來疏肝解鬱的中藥方劑，金錢草、海金砂、牡丹皮都常用於排石利膽，山楂、玉米鬚、蒲公英、蓮藕、黃瓜、烏梅等都是利膽食材，可減少膽結石產生。因為飲食習慣改變，膽結石有年輕化的趨勢，清淡及適量的飲食準則，是健康不二法門。

膽囊穴

膽囊出問題，要按什麼穴呢？「膽囊穴」因專門治療膽囊問題而得名，按揉此穴可以舒緩膽結石發作時的痛。

- **穴道位置**

  「膽囊穴」位於小腿外側上部，當腓骨小頭前下方凹陷處（陽陵泉）直下 2 寸。

- **按摩方法**

  將食指及中指合併後，以指腹按揉「膽囊穴」3 ～ 5 分鐘。

- **功效**

  按揉「膽囊穴」可促進膽囊分泌膽汁、抑止膽結石形成；若膽結石阻塞時，也能按摩此穴來解痛，各種膽囊疾病都可按壓此穴來調理。

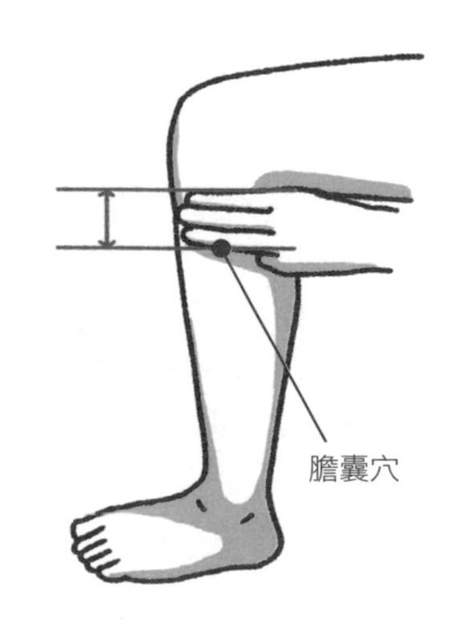

12月5日

分辨急性膽囊炎 金錢草粥退黃疸

宜	忌
維持清淡飲食、來碗金錢草粥	飯後上腹部曾劇烈疼痛數小時

初期的膽結石跟腎結石一樣，無害也無感，但如果結石堵塞膽管，造成膽囊發炎，就會變成急性膽囊炎，如果反覆發生，就會成為慢性膽囊炎。急性膽囊炎的痛感跟胃痛不太一樣，除了右上腹或上腹有痛感外，如果壓右上腹同時吸氣，卻發現不痛了，這就是典型的急性膽囊炎，同時還會伴隨右肩或背部痛、噁心、發燒等情況。中醫認為膽與肝互為表裡，膽囊炎是因肝膽氣鬱、濕熱蘊結導致氣血阻滯，需疏肝理氣、清熱利濕，故以大柴胡湯加減，若伴隨發燒症狀，則加赤芍清熱解毒。根據統計，有症狀的膽結石患者（曾經結石卡在膽管造成膽絞痛）6～11％會罹患急性膽囊炎，如果曾經在飯後有過上腹部劇烈疼痛達數小時之久，卻突然間不痛，要懷疑是否為膽結石，可以前往醫院照腹部超音波，並維持清淡飲食，以免刺激膽囊收縮，引起疼痛。

金錢草粥

急性膽囊炎是因膽結石所造成，所以預防之道就是避免膽結石的形成，「金錢草粥」能調整膽結石體質，還能退黃疸。

- **材料**

金錢草 60 公克、白米 100 公克、冰糖適量。

- **做法**

1. 將白米洗淨、金錢草洗淨切段備用。
2. 金錢草先以水煎熬煮後，去渣留汁，倒入白米共煮至白米熟透，加入冰糖拌勻，即可關火食用。

- **功效**

《四川中藥志》說金錢草「清血熱，清肺止咳，消水腫。治腎結石，膽結石，跌打損傷及瘧疾」，現代醫理發現金錢草還可以促進膽汁從膽管中排出，所以具有排石的效果，同時還有清肝膽之火、抑菌之效。

12月6日 晚婚晚孕壓力大 不孕男女都有責

宜	忌
前3後5原則、每週運動3天	辛辣及冰冷食物、作息不正常

根據統計，臺灣每7對夫婦就有1對有不孕症，加上晚婚晚育、工作壓力、生活習慣改變，導致不孕症盛行率逐年增加。造成不孕的問題可能來自男女或雙方，需一同檢查。女性最常見的是骨盆腔、內分泌失調等問題，男性最常見則是精蟲的製造、排出等問題。中醫可調養改變身體的體質，建議可用「前3後5」原則，就是在月經來的前3天避免吃辛辣及冰冷食物，並注意腹部保暖；在月經過後5天加強調血、補血。其次，男女都建議作息正常，最好晚上11點前入睡，確保內分泌及女性經期正常；一週至少運動3天，一次至少30分鐘達到流汗強度的運動，可幫助氣血循環。平日三餐均衡的飲食更重要，若容易腹瀉、偏寒性體質，寒涼屬性的食物就少碰。不孕患者體質多偏「陰虛」，陰虛易生虛火，一吃補就上火，這時應該要著重滋陰降火才對。

仙靈菍蓉羊肉粥

因子宮虛寒不孕者，可以食用「仙靈蓯蓉羊肉粥」溫養子宮。

- **材料**

仙靈脾三錢、肉蓯蓉三錢、羊肉片60公克、蛋一個、米一杯、紹興酒1/2匙、薑、蔥、芹菜各5公克。

- **做法**

1. 將仙靈脾、肉蓯蓉先用冷水浸過藥面2～3公釐，浸泡20～30分鐘，熬煮成藥湯備用。
2. 把米洗淨，以8：1的水量，小火熬煮50分鐘備用。蔥、薑、芹菜切碎，加入羊肉片、酌量胡椒粉，再加紹興酒及蛋汁混合備用。
3. 取250公克米粥，再加上100公克中藥湯汁及薑汁煮滾後，放入羊肉片，待其變色後，下調味料及蔥末、芹菜末，即可起鍋。

- **功效**

此方藥材為辛溫之品，歸肝、腎經，可健脾益氣，具溫補功效，羊肉甘溫可補益精氣、溫陽散寒、健脾益氣，且以下焦虛寒者尤適宜。

12月7日 大雪強健心血管 養生重驅寒保暖

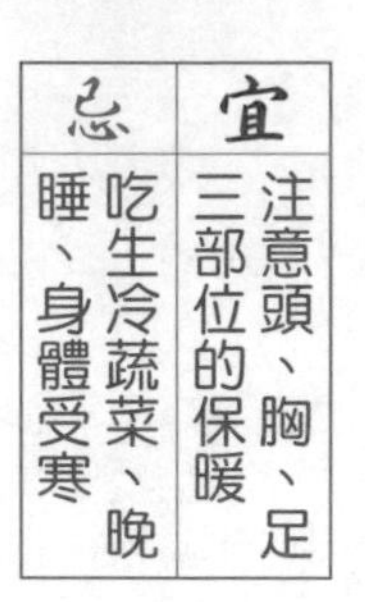

宜	忌
注意頭、胸、足三部位的保暖	吃生冷蔬菜、晚睡、身體受寒

大雪是一年二十四節氣中的第二十一個節氣，是陰氣旺盛的時期，但盛極則衰，所以也是陽氣開始萌動之時。大雪節氣後，天氣越來越涼，偏北方的區域開始雪花飄飄，臺灣則是冷氣團發威的季節，有些疾病的發生與不注意保暖有關，咳嗽、感冒的人增多，心血管疾病的發生機率上升，此時養生首重保暖。中醫認為，人體的頭、胸、腳三部位最容易受寒邪侵襲，頭部受涼，會出現頭痛頭暈的症狀；腳則是離心臟最遠，保暖性較差，一旦受寒，會反射性地引起呼吸道黏膜毛細血管收縮，讓抗病能力下降，容易出現上呼吸道感染。所以大雪養生第一要注意頭、胸、足三個部位的保暖；第二要注意早睡晚起，晚上10點就寢，早上等身體暖了再出門；第三可以透過飲食保護心血管，例如當季的菠菜、洋蔥等都是很好的選擇，避免早晚吃生冷蔬菜，以免傷陽氣。

湧泉穴

大雪時節，除了需要根據氣候的變化適當增減衣服，還可以按壓「湧泉穴」保養，藉由形成「頭寒足熱」的身體，提升腎的機能，改善血液循環機能。

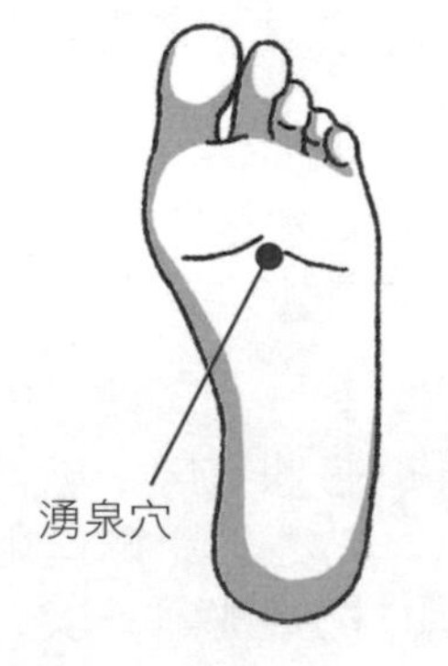

- **穴道位置**

  「湧泉穴」位於腳底板人字狀紋路的交叉點，可以把腳趾向下捲起，腳底板的前 1/3 中央出現一個凹陷處。

- **按摩方法**

  手指抓住腳背，用雙手大拇指以稍大的力道按壓湧泉穴 10 ～ 20 回、同時畫圈按摩，或是藉由踩有顆粒的球狀物按摩腳底。

- **功效**

  湧泉穴屬於足少陰腎經，與人體的精力有關，常按此穴位可以消除疲勞、水腫，改善運動後鐵腿、肌肉痠痛的情形外，還有提升腎機能、回復精氣神的效果。

12月8／9日

糞便阻塞釀疾病 大腸憩室會發炎

宜	忌
良好排便習慣、攝取高纖飲食	攝取過少纖維質、重口味飲食

大腸憩室在多數人身上並無症狀，除非發炎才會覺得疼痛，東方國家多發生在右側大腸，西方國家則多發生在左側大腸。中醫將腸胃道的憩室症統稱為消化道憩室病，歸類在「胃脘痛」「噎膈」等範疇，多因陰虛腸躁、氣滯血瘀致病，所以要潤腸活血止痛，可用白花蛇舌草來抗菌消炎，並增加保肝利膽的作用，常與半枝蓮、車前草等中藥合用以清熱利濕，若有出血現象，則以海螵蛸、白芨來收斂止血，或是白荳蔻來止嘔。已知大腸憩室炎的患者都在40歲以上，80％的人是無症狀患者，即使有症狀，多數人也是單純的憩室炎，並無其他併發症，只要服用抗生素、清淡飲食即可，但發生過一次憩室炎，再次復發的機率也較高。攝取過少纖維質是大家較認同的起因，憩室炎又是因糞便阻塞所造成，所以維持好的排便習慣、多攝取高纖飲食，都能預防憩室炎的發生。

小米潤腸粥

便祕可說是現代人的文明病，坊間也有許多通便的藥品或保健食品，「小米潤腸粥」是一款簡單又營養的通便藥膳，若能保持腸道健康，才能避免疾病上身。

- **材料**

  燕麥 50 公克、芝麻 20 公克、小米 100 公克、水 700c.c.。

- **做法**

  小米洗淨備用，將水燒開後，倒入所有食材，轉中火續煮 30 分鐘，即可食用。

- **功效**

  燕麥所含的膳食纖維可幫助腸胃蠕動、促進排便，而小米所含的色胺酸，能夠調整情緒、幫助好眠，是可以帶來快樂的食物。此款粥品對於常利用大吃大喝來發洩壓力的現代人，有助減輕腸胃壓力又能靠吃來填補好心情。

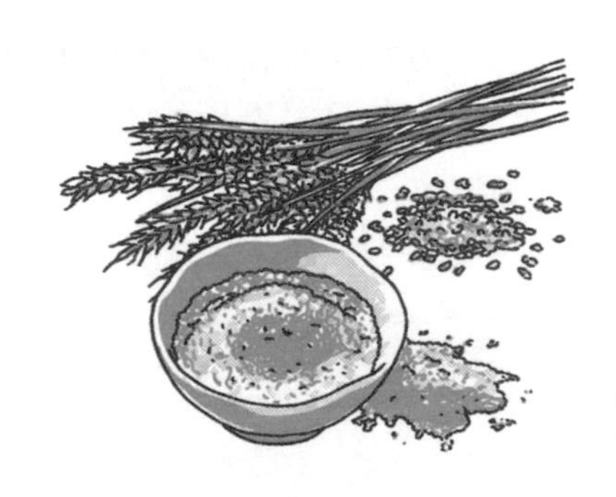

12月10日 腳底長繭長雞眼 腎虛體質易好發

宜	不熬夜、少吃高熱量飲食
忌	作息不正常、高油脂、不合腳鞋

很多女生會穿高跟鞋或尖頭鞋，久而久之在大小腳趾外或腳底就會長出厚厚的繭（角質），如果繼續摩擦患部，繭會持續增厚，在中央形成看似小圓點的硬皮，稱為雞眼，腳底的繭則稱為胼胝，都是因為穿了過緊的鞋子、高跟鞋，或天生骨骼因素，導致壓力不平均所造成的症狀，可以用雞眼貼布或是把厚皮磨薄來處理，但須小心處理，稍有不慎會造成發炎。

好發雞眼者在中醫看來，多為腎虛或脾濕體質，腎虛者抵抗力差，容易誘發雞眼，常見於熬夜、年長及勞累過度者身上，宜補腎益氣；脾濕者，雞眼常伴隨組織液，常吃高熱量飲食為此種類型好發者，需健脾去濕。中醫還會在患部上艾炙治療，但如果作息不正常、照吃高油脂食物、續穿不合腳鞋，雞眼還是會再復發的。

烏梅敷

我們平常會吃烏梅來生津止渴，而烏梅製成的酸梅湯更是吃麻辣火鍋必備的飲品，但很少人知道烏梅的功效除了開胃之外，「烏梅敷」對雞眼也有效。

- **材料**

烏梅 30 公克、鹽 9 公克、醋少許。

- **使用方式**

1. 將烏梅泡在鹽水中 24 小時。
2. 烏梅取出去核，加醋搗爛，敷在雞眼處，以貼布貼好避免滑落。

- **功效**

烏梅內服可作為斂肺止咳、生津止渴止瀉之用，又因為烏梅的酸性，可用於蛔蟲所引起的腹痛、嘔吐，如果作為外敷之用，能消瘡毒、去死肌、蝕惡肉，所以能去除因角質所形成的雞眼。

12月11日 雞眼還是足底疣 疣跟菜花同一家

宜：增強自身的抵抗力
忌：公共場合光腳或共用毛巾、鞋子

腳底常見的困擾，除了雞眼，還有足底疣，兩者的差別在於，足底疣中間有個小黑點，而雞眼則是中間像雞的眼睛一樣呈透明狀；病因也不同，雞眼是因為腳底壓力不平均所造成，足底疣則是人類乳突病毒感染造成。疣是一種皮膚傳染疾病，可能因為公共場合光腳或共用毛巾、鞋子等因素染病，再傳染到身體其他部位，如果長在臉上就是扁平疣，長在手指或手掌等處就是尋常疣，若長在性器官就是俗稱的菜花（生殖疣）。如果不治療，恐會越長越多，甚至傳給家人。一般來說，如果染病後免疫力好，病毒疣有可能自癒，但免疫力一下降，就可能會再次感染，多以液態氮、雷射等方式處理。中醫認為長疣是因為陰血不足、肝失榮養或是風毒入侵，導致經絡不通而外顯於肌膚，可用治疣湯來清熱解毒、養血活血，主要還是要增強自身的抵抗力，避免病毒上門。

赤芍瘦肉湯

不管是赤腳走路的直接感染或是共用毛巾等間接感染，身上會出現病毒疣是因為遭到病毒傳染，每天一碗「赤芍瘦肉湯」可活血散瘀，清熱解毒。

- **材料**

赤芍 10 公克、瘦肉 200 公克、生薑 2 片、鹽少許。

- **做法**

1. 將材料洗淨，除鹽外，全部放入鍋中加水煮滾後，轉小火續煮 2 小時。
2. 2 小時後加入鹽巴調味，即可關火食用。

- **功效**

赤芍歸肝經，具有散瘀止痛的功效，對於皮膚上出現的斑疹或麻疹也有涼血、止血、散瘀消斑之效，有抗炎、鎮痛、解熱的作用。

12月12／13日 口乾舌燥有原因 滋陰補水調五臟

宜	避免辛辣等燥熱的食物
忌	熬夜、太勞累、喝太多冷飲

等到口渴才喝水，除了嘴唇乾裂，還會讓皮膚粗糙、腸道便祕，甚至引發腎結石。口乾也可能是其他疾病的警訊，如糖尿病（多喝、多吃、多尿）、自律神經失調、更年期症候群、腎臟疾病、藥物副作用等。中醫認為口乾是因臟腑運化失常，常發生於年紀大、熬夜、勞累者，因腎陰不足造成的口乾，可以沙參、生地來滋養肝腎，補充體內津液；感冒等外感寒邪入侵造成的口乾，屬肺火太旺，會有乾咳、打噴嚏的現象，此時要用麥門冬湯來潤肺滋陰；若是脾臟失調，口乾之餘還會覺得嘴巴有黏稠感。

現代人習慣人手一杯冷飲解口渴，造成體內有火，火氣大會使津液耗損，身體覺得沉重，這時可用四神湯來祛濕健脾。不管是何種證型的口乾，都要避免辛辣等燥熱的食物如：蔥、薑、蒜、油炸物等。如果喝水都無法解決口渴，更是要找出病因才能對症下藥。

廉泉穴

若空氣太乾沒有適時補水，會覺得口乾舌燥，或者是冬天到了，不小心吃了太辣的食物導致咽喉痛，也可按揉「廉泉穴」來生津潤喉。

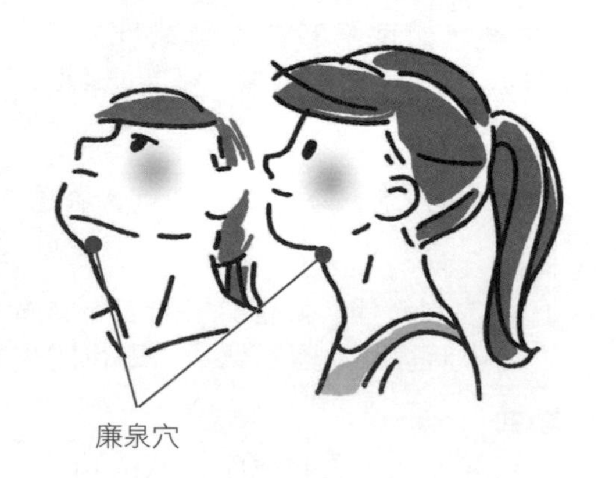
廉泉穴

- **穴道位置**

  「廉泉穴」位於頸前正中線喉結正上方，舌骨上緣凹陷處。

- **按摩方法**

  大拇指以稍重的力道按壓「廉泉穴」，每次 10 分鐘。

- **功效**

  「廉泉穴」有生津利咽喉的功效，按壓此穴可以刺激唾液分泌、緩解口乾的症狀，急性咽炎、失語、講話不清楚，或是腦血管引起的語言障礙，都可按揉此穴來改善。

12月14日 急性胰臟炎腹痛 遠離酒精按穴位

宜	忌
改善生活習慣、戒酒	酗酒、暴飲暴食

胰臟是分泌胰島素、控制血糖的器官，也分泌消化酵素幫助小腸吸收養分，卻會因為酒精過多而引起發炎。急性胰臟炎的腹痛，必須屈膝彎腰才能緩解，同時有腹瀉、噁心、發燒等症狀，膽結石、三酸甘油酯過高、暴飲暴食、藥物等都可能引起急性胰臟炎。中醫將胰臟炎歸類在「結胸症」、「脘痛」範疇，主因肝脾不合、氣滯血瘀所致，治療上分為急性期及慢性期。急性期著重清熱解毒止嘔，可用蒲公英、半夏、大黃、木香等藥材，因膽結石所引起的胰臟炎，可加入山楂、丹參來活血消脂；若是酗酒引起，可用白茅根、車前子清熱利尿解酒；慢性胰臟炎則用柴胡、莪朮、香附來疏肝理氣止痛。胰臟炎是因胰臟分泌的消化酵素無法排至小腸所造成，須根據病因來治療，若是膽結石引起可考慮切除膽囊、酒精引起就戒酒，唯有改變習慣才能讓胰臟慢慢恢復健康。

章門穴

胰臟一旦出問題，只能靠胰臟自己慢慢修復才能恢復正常，「章門穴」可以刺激胰臟，幫助胰臟盡快恢復正常。

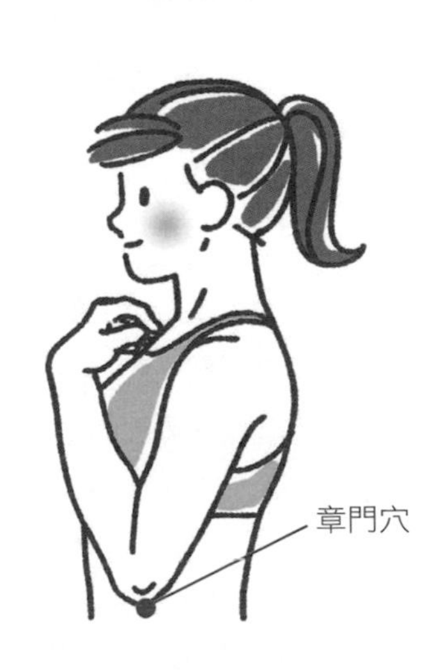

- **穴道位置**

  「章門穴」位於側腹部第十一肋游離端下方，也就是當我們手肘彎曲貼緊腋下，中指端置耳垂時肘尖所指處。

- **按摩方法**

  以大拇指指腹按揉左側章門穴（胰臟所在之處）1～3 分鐘。

- **功效**

  「章門穴」屬足厥陰肝經，所以按揉此穴可疏泄肝膽、健脾消滯，故可促進胰臟的血液循環及調理肝臟疾病（肝脾腫大、肝炎等），也能幫助消化、避免食物堆積在體內，造成肥胖、引起三高等疾病，減輕胰臟負擔。

12月15日 遠離胰臟癌 二多一少加減重

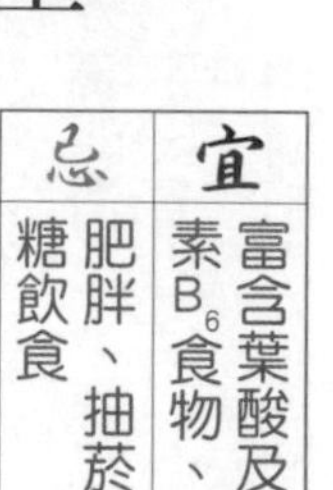

宜	忌
富含葉酸及維生素B_6食物、少糖	肥胖、抽菸、高糖飲食

無聲殺手胰臟癌致死率極高，60%的患者發現時往往已經第四期，甚至已擴散，無法手術，所以當出現黃疸、體重減輕、食慾不振、倦怠、腹痛等症狀時，就要考慮就醫。胰臟癌是胰臟細胞產生的惡性腫瘤，與家族史、慢性胰臟炎、糖尿病患者、肥胖或抽菸者相關。胰臟癌又分為胰島癌（5%）及胰腺癌（95%），中研院研究團隊發現，高糖飲食會損傷胰臟，少糖飲食可降低胰腺癌的罹癌風險，而美國研究也發現多攝取葉酸（雞蛋、毛豆、香菇等）及維生素B_6（豆類、全穀類、乳製品等）能降低罹癌風險。中醫認為胰臟癌是因情志不暢、飲食不節致肝脾不合、臟腑虛弱、氣滯血瘀，初期可用茵陳蒿湯來消退黃疸，搭配柴胡、防風、半枝蓮、丹參等藥材來疏肝行氣，晚期則以茯苓、延胡索、紅花、女貞子等中藥方益氣補血。建議年過40的高危險群者，定期安排健檢。

山楂荷葉茶

吃美食是大家辛苦工作之餘的小確幸，享受這個小確幸的時候，如果沒有加以節制，會對身體造成負擔，成為健康的大不幸。在享受美食之餘，除了控制口腹之欲外，也能透過中藥的食療「山楂荷葉茶」來幫助消化。

- **材料**

荷葉 12 公克、山楂 30 公克。

- **做法**

將所有藥材倒入 400c.c. 的水中，煮至剩下 200c.c. 後，即可飲用。

- **功效**

荷葉歸心、肝、脾經，具有消暑利濕、健脾昇陽的功效，可止瀉，治頭痛、腹脹、吐血，同時，荷葉所含的纖維可促進大腸蠕動，有助排便，還可消脂、預防脂肪堆積，所以多作為減重之用。肥胖也是胰臟癌的好發族群之一，減重有助降低罹癌風險。

12月16日 百病之首糖尿病 口渴按按承漿穴

宜	忌
飲食控制、運動減重、戒菸酒	抽菸、喝酒、壓力過大

根據國健署的統計，全臺灣有兩百多萬的糖尿病患者，平均每10個人就有1人罹病，有九成以上的病因跟肥胖或遺傳有關（屬第2型糖尿病），抽菸、喝酒、壓力過大也都是誘因。如果希望降血糖，就要從改變生活習慣做起，包括飲食控制、運動、減重、抒壓、戒菸酒等。糖尿病最可怕之處在於後遺症，從腦中風、心肌梗塞、眼睛病變（嚴重會失明）、腎病變（如尿毒症）、神經病變（如腸胃蠕動異常）、足病變等，還有感覺異常、傷口不易癒合，如果傷口感染甚至可能有截肢的風險。

如果有吃多、喝多、尿多的三多情況、沒減肥但體重卻莫名減輕、疲勞、視力模糊、陰部搔癢或傷口不易癒合等症狀，可能就是糖尿病前期症狀，建議要好好控制血糖，以免演變成糖尿病，那將會是一場跟血糖的長期抗戰。

元氣滿滿茶

糖尿病患者因為血糖的起伏不定，常常會感覺疲勞無力，再加上併發症，很容易就讓人失去元氣。「元氣滿滿茶」可幫助補氣，也能讓禁甜的糖尿病患者來點甜味、保持愉悅心情。

- **材料**
  黨參 15 公克、參鬚 3 公克、川芎 5 公克、紅棗 5 枚、枸杞 6 公克、沸水 500c.c.。

- **做法**
  將所有藥材洗淨後，置於保溫杯中，注入 500c.c. 熱水上蓋，悶泡 30 分鐘即可飲用，紅棗可取出食用。

- **功效**
  黨參、人參都是補氣最佳藥材，人參針對大病過後的人可補虛，黨參則多了補血的功效，對四肢無力、疲倦無力的患者能補氣提神，增強抵抗力。川芎能擴張血管，具有止痛療效，所以補氣的同時，也能起到鎮靜的效果。

12月17日 黃帝內經早認證病從口入消渴症

宜	忌
改變吃飯順序、八分飽就停筷	肥胖、不運動、吃太多澱粉

糖尿病以前是老年人的疾病，現在卻有年輕化的趨勢，多數糖尿病跟飲食習慣改變有關，加上不運動、肥胖等逐漸造成問題。《黃帝內經》提到：「此人必數食甘美而多肥者，肥者令人內熱，甘者令人中滿，故其氣上溢，轉為消渴。」消渴指的就是糖尿病，此人吃了太多美食導致身形肥胖，演變成糖尿病，所以中醫要治療，多採滋陰清熱的方向，以葛根、黃連、地黃等中藥來降血糖，濟生腎氣丸是常用的中藥方，也可多吃冬瓜、山藥、薏仁、燕麥、黑木耳、玉米、南瓜等食物來清熱生津。

如果本身是高危險族群如肥胖、不運動、高血壓或高血脂患者，建議多攝取山楂、佛手、菊花、玫瑰花、芹菜、白蘿蔔等食材健脾消脂，同時建議改變吃飯的順序，飯前先喝水，接著喝湯、吃肉、吃菜，最後再吃飯，八分飽就停筷，避免吃進太多澱粉，也能增加飽足感。

承漿穴

糖尿病其中一個症狀就是覺得口很渴，所以會一直找水喝，「承漿穴」可以幫忙舒緩想喝水的症狀。

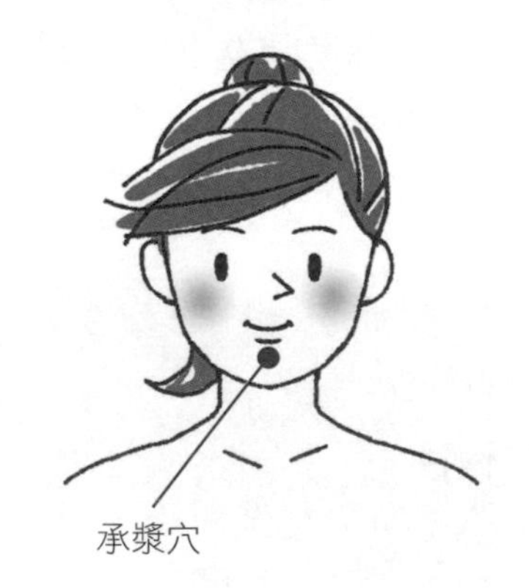

- **穴道位置**
  「承漿穴」位於面部下唇中，頦唇溝正中凹陷處。
- **按摩方法**
  以食指指尖垂直按壓「承漿穴」1～3分鐘。
- **功效**
  「承漿穴」意指承水漿的入口，具有生津斂液的功效，故可消渴，能舒緩糖尿病的症狀，對於口腔潰瘍或流涎也有效。

12月18日 過動活潑一線隔 中醫通天能幫忙

宜	忌
請專業醫生診斷、盡早治療	以為長大就會好、延誤就醫

過動症可能是因為先天遺傳或是後天的腦傷、家庭暴力、沒有自信等原因造成的神經生理疾病，過動症會有注意力不集中（粗心大意、掉東掉西、常被外界吸引而分心等）、活動量大（坐不住、話太多、靜不下來等）、行為衝動（無法耐心等人把話講完就插嘴或打斷別人的話、突然動手碰人、主動拿別人的東西等）等症狀，通常7歲以前就會出現，若沒有治療，可能還會演變為學習障礙、行為規範障礙、妥瑞氏症、憂鬱症、焦慮症、反社會人格異常等疾病。大約60～80%的過動兒進入青春期後還會繼續出現過動症，甚至延續到成年，因為沒辦法適應學業跟職場，可能會成為社會問題或家中的一顆定時炸彈。如果家長發現小孩有以上的症狀，應先請專業醫生判斷，藉由中西藥物治療，讓小孩能專心唸書並配合各種輔導與教育訓練，以解決生活與學業上的困擾。

通天穴

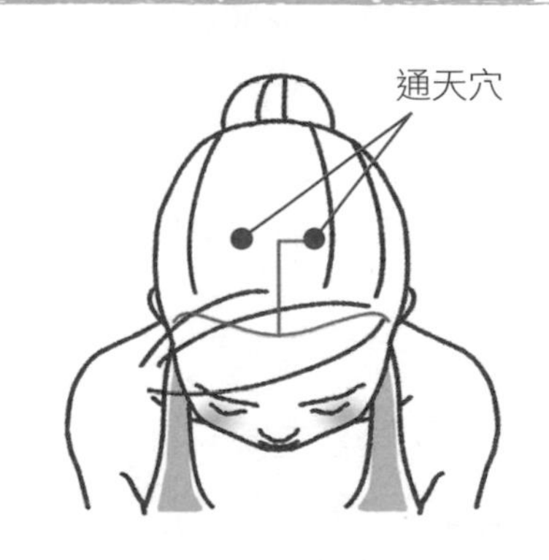

英國首相邱吉爾及微軟創辦者比爾蓋茲，小時候都被診斷出罹患過動症，過動兒的未來需要家長一路耐心陪伴，早點治療能為小孩創造出一條最適合他自己的路。平常可經由按摩「通天穴」來幫助小孩寧神開竅，可將這段時間作為親子間的甜蜜相處時刻，讓小孩感受來自父母的溫暖愛意。

- **穴道位置**

  「通天穴」位於頭部前髮際正中直上 4 寸、旁開 1.5 寸處。

- **按摩方法**

  以順時針的方式，輕輕按揉「通天穴」30 秒～ 1 分鐘，連續 2 次。

- **功效**

  「通天穴」具有祛風通竅的效果，對於感冒、頭痛、喉嚨痛、耳鳴等症也有效，平常按摩此穴，也可作為日常養生及預防感冒之用。

12月19日 活潑過動不是病 五味黨參有幫助

宜	均衡飲食、來碗五味黨參湯
忌	油炸、油膩、太甜及加工食品

中醫認為，兒童之所以會有過動症，是因為腸胃運化不良、五臟失養傷其情志，根據其症狀分為以下三種證型，腎陰不足型話多坐不住、衝動易煩躁、動作不甚靈活，宜寧神補腎；心脾氣虛型常常會因為飲食不節制而傷身，外顯的症狀有健忘失眠、注意力不集中、食慾差、多動不安，宜養心健脾；脾胃濕熱者常是因多食肥甘厚味而脾胃濕熱，個性衝動難約束、煩躁多動多怒多語，宜清熱安神為主。

中醫是根據幼兒之症狀辨證論治以中藥調理，也可用針灸及推拿穩定情緒、安定心神，刺激腦內發育。飲食對兒童發展影響極大，應該避免高油炸、油膩、甜度高及加工食品。過動兒的智商並不比較差，只是行為模式不同，希望藉由大人愛心及耐心的陪伴，能夠陪他們一起改變社會的異樣眼光。

五味黨參湯

「五味黨參湯」是一味針對心脾氣虛的過動兒所設計的藥膳，多數小孩都不愛中藥的苦，所以這道藥膳有紅棗、淮山、蓮子、雞肉的甜味，讓小孩比較願意入口，可有效改善坐不住、失眠、健忘、食慾差的問題。

- **材料**

茯神 5 錢、遠志 5 錢、五味子 3 錢、白扁豆 1 兩、黨參 2 兩、淮山 1 兩、蓮子 1 兩、黑豆 1 兩、紅棗 4 枚、雞肉 4 兩。

- **做法**

將所有藥材洗淨後加水熬煮 2 小時，即可飲用。

- **功效**

中醫常使用茯神來治療神不守舍、勞怯健忘、魂魄恍惚，同時茯神也有鎮靜、補虛，治失眠多夢、食慾不振之效，能養血安神、益脾補氣，而遠志、五味子同樣也具有寧神的功效，可讓孩子順利入夢，精神好，身心狀況都會變好。

12月20日 感冒症狀不能拖 當心慢性鼻竇炎

宜	忌
每晚睡前及早上起床前按摩鼻腔	感冒症狀不就醫導致後續感染

鼻竇炎是指鼻竇的內膜發炎，常見於感冒的合併症，症狀和感冒非常相似。鼻竇炎可分為急性和慢性，急性鼻竇炎是感冒的續發性細菌感染，少數是因游泳、牙根發炎引起，主要症狀為鼻水倒流、鼻塞、流膿鼻涕等症狀，一般持續時間小於3週。若症狀持續12週以上，就轉為慢性鼻竇炎，有可能是因為感染、鼻息肉增生或鼻中膈彎曲引起。中醫認為鼻竇炎主要是因臟腑功能失調，肺、脾、腎二臟虛損，加上外邪侵襲鼻竅所致，會依照發作期及緩解期的不同進行治療。除了依體質對症下藥，還可用中藥洗鼻方式，或是穴位針灸、按摩刺激等方式，改善症狀及保健鼻腔。建議有鼻竇炎困擾者，可以在每晚睡前及早晨起床前，按壓合谷、風池、白會、迎香等穴位，透過鼻部按摩疏通面部經絡、促進氣血暢通，以達到宣泄邪氣、通利鼻竅的作用。

中藥薰鼻液

平常可以利用「中藥薰鼻液」，藉由鼻腔吸入含藥蒸氣滋潤呼吸道，緩解鼻塞情況。

- **材料**

鵝不食草、辛夷、蒼耳子、魚腥草各 9 公克、生薑 15 公克、薄荷腦 6 公克、冰片 6 公克。

- **做法**

1. 先將鵝不食草、辛夷、蒼耳子、魚腥草、生薑入鍋中加水 1000c.c.，大火煮沸後關火，濾藥渣取汁，再加入薄荷腦、冰片。
2. 鼻子緩緩靠近溫熱的藥汁上方規律的深呼吸，不要急促大口吸入蒸氣，以免嗆到；呼吸藥汁蒸氣時間至少 5 分鐘，待不再有熱氣為止。冬天時可每天早晚蒸熏。

- **功效**

此方可緩解鼻塞、過敏性鼻炎、慢性鼻炎和鼻竇炎症狀，對鼻炎、肺炎及支氣管炎也有幫助。搭配生薑祛寒、薄荷腦可提神，冰片能促進血液循環。

12月21日 冬至寒暑交替 養生得宜助健康

宜	忌
吃堅果類、黑色食物養腎	燥熱辛辣食物

冬至是一年二十四節氣中的第二十二個節氣，太陽在這天直射南迴歸線，所以北半球白天最短，黑夜最長。中醫認為「冬至一陽生」，冬至過後夜晚將越來越短、白天會越來越長，在古時曾以冬至定為子月，表示一年的開始。在一天十二時辰中，子時也是人體一陽初生的時間，是氣候寒暑交替、養生陰陽氣血的轉變點，傳統習俗會趁冬至吃湯圓，為新的一年儲備所需的活力與健康。中醫四季養生建議，春天養肝、夏天養心、秋天養肺、冬天養腎，人體的陽氣本就發於腎，保護陽氣的關鍵在於補腎，例如黑芝麻、黑木耳、黑豆等黑色食物是養腎的首選食物，核桃、桂圓、栗子等堅果類食品也是冬季益腎佳品。冬至天氣寒冷，部分溫性食物，如羊肉、牛肉、雞肉、豬腰等可溫養陽氣，提高人體耐寒能力，但一些燥熱辛辣的食物不要多吃，以免擾動初生的陽氣。

酒釀芝麻湯圓

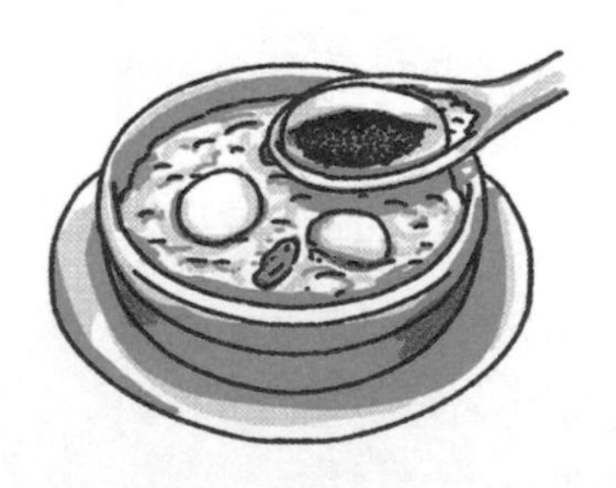

在寒冷的冬天可以來一碗熱呼呼的「酒釀芝麻湯圓」，不但可以暖胃、還能暖心。

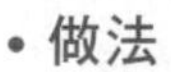

- **材料**

水 1000c.c.、黑糖 150 公克、酒釀 4 大匙、米酒 1 大匙、芝麻湯圓 10 顆

- **做法**

1. 先將水煮滾後，加入黑糖至完全溶解，並保持水滾狀態。
2. 改用中火，加入湯圓，並以鍋剷輕輕將湯圓推開，以避免黏鍋底。
3. 湯圓膨脹浮起時，加入酒釀和米酒再小火煮 2 ～ 3 分鐘，即可食用。

- **功效**

酒釀味甘辛，性溫，對於畏寒、四肢冰冷、神經衰弱、精神恍惚，有不錯的保健功效；黑芝麻性溫，可加強禦寒保暖功能，適合冬日四肢易冰冷者食用，但需注意湯圓是糯米製成，較不易消化，腸胃功能不佳者還是不宜食用過多。

12月22日 自律神經失調症 全身上下都是病

宜	忌
運動；含色胺酸鎂、鋅的食物	呼吸急促、暴飲暴食、肥胖

有時候患者一進診間，問他哪裡不舒服？從頭痛說到腳底多汗，全身都是病，聽起來又不像大症狀，有時候病人還會懷疑自己想太多，其實根本沒病。小心，這可能是自律神經失調了。其實自律神經就是交感神經跟副交感神經，壓力來的時候，我們會感覺到呼吸急促、血壓升高等，這是交感神經正在作用，而副交感神經就是負責讓我們鬆弛放鬆。交感跟副交感神經遍布全身，所以一旦自律神經失調，就會影響到全身。自律神經失調的患者，常常伴隨著多項症狀，像腸躁症、睡眠障礙、耳鳴、口乾、暴飲暴食、肥胖等。自律神經失調常被說是抗壓性不夠，如果你察覺到自己正處於亢奮、緊張、悲傷等情緒起伏較大的時候，緩慢的呼吸可以刺激副交感神經運作，讓情緒平穩也能穩定自律神經，運動、攝取富含色胺酸、鎂或鋅的食物，也能讓心情變得愉悅。

神門穴

明明到了睡覺時間，但腦袋卻總是轉個不停，試過任何方法就是睡不著，交感神經異常亢奮怎麼辦？「神門穴」可以降低焦慮的情緒，幫助入眠。

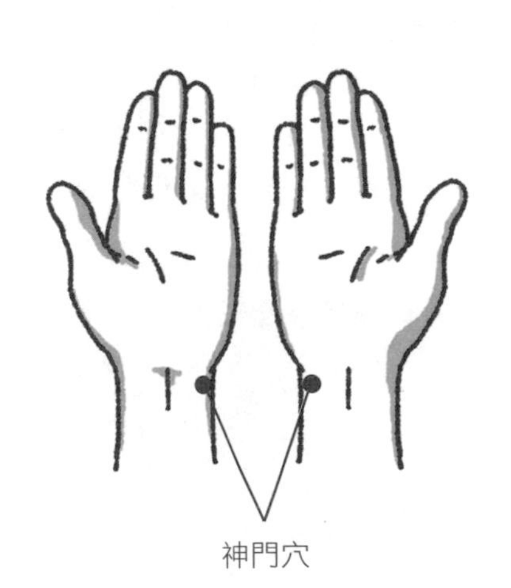

- **穴道位置**

  「神門穴」位於腕部，腕掌橫紋上、尺側腕屈肌腱的橈側凹陷處。

- **按摩方法**

  睡前以右手大拇指指腹按壓左手「神門穴」5 分鐘，再換手按揉。

- **功效**

  「神門穴」屬於手少陰心經，所以按揉此穴可順著經絡到達心臟，達到安神寧心的效果，失眠、神經衰弱、精神分裂症都可經由此穴來達到安定的效用。

12月23日

別說抗不了壓 神經失調請中醫

宜：用食療或穴位按摩調整情緒

忌：暴飲暴食、累積壓力無法抒發

美國有項研究發現，當喜歡吃某種食物時，可看出當下的心理狀態，例如想吃肉表憤怒，想吃甜食表悲傷，想尋求安慰會吃冰淇淋，在餐盤上堆滿食物表示忌妒。人有七情六慾，很多人靠吃來抒發，如果抒發不了，就會反應在身體上，使自律神經失調。《金匱要略》記載：「婦人臟躁，喜悲傷欲哭，象如神靈所作，數欠伸，甘麥大棗湯主之。」因七情所傷使心神不寧、哭笑無常，中醫稱為「臟躁」，七情過激會傷及臟腑；肝主疏泄，肝失調達則氣滯鬱結，《金匱要略》提到可用甘麥大棗湯，緩解情緒、健胃寧神。逍遙散也是常用的中藥方，可疏肝解鬱帶來好心情；或是利用穴位按摩來調整情緒，例如情緒張揚太衝穴，心情鬱悶印堂穴、內關穴，其他如八段錦、太極拳、靜坐、瑜伽，也能舒緩情緒、減少壓力，讓交感神經與副交感神經處在平衡的狀態中。

抒壓茶

「我的婆婆殺了我」這則新聞相信大家都還印象深刻，婆媳問題、霸凌、先生的漠視等種種可能因素累積成了壓力，導致媳婦走上絕路。如今真相如何不得而知，但值得討論的是，當壓力來臨該怎麼辦？先來壺「抒壓茶」緩解焦躁不安的心情吧！

- **材料**

玫瑰花 2 錢、鬱金 1 錢、陳皮 1 錢、甘草 1 錢。

- **做法**

將所有藥材放入保溫瓶中，注入熱水，悶泡約 20 分鐘，即可飲用。

- **功效**

玫瑰花在中藥界中本就具有疏肝解鬱的效果，其香氣也可舒緩及放鬆身心，建議大家還可將抒壓茶倒至杯中，加入玫瑰花瓣讓它漂浮在茶面上，看起來更加賞心悅目。去肝火、美肌養顏、增強免疫力，一茶多用途，不妨試試吧！

12月24／25日 出門暈車真掃興 改善體質有方法

宜	忌
睡飽、準備預防暈車的食物	空腹或吃太飽、車上玩手機

根據統計，2～12歲的小朋友有50%都會暈車，所以出門前一定要睡飽、不要空腹也不要吃太飽、在車上不要玩手機，也可以攜帶山楂、橄欖、檸檬片、橘子、生薑等食物來預防暈車。

女生發生暈車的機率高於男生，尤其是在經期或懷孕時，中醫認為，因為月經、貧血、減肥過度等問題，會造成脾胃虛弱，導致氣血兩虛，氣血不足就容易頭暈、耳鳴、心悸、疲勞、畏寒，在移動的交通工具上，會容易暈車，透過健脾養胃可以調理氣血，黨參、淮山、紅棗、山藥、當歸、紅花都是適合的補血藥材。吃太飽也是引起暈車的原因，肥胖多屬痰濕體質，因為飲食無節制或是嗜菸酒等，也會讓腸胃功能變差，腸胃失常無法順利將水濕代謝，就容易產生胸悶、腹脹，所以一動就容易暈車想吐，可以透過化痰祛濕，用防己黃耆湯來治療。

醒腦茶

「醒腦茶」可以紓緩頭痛症狀，也能改善想吐的感覺。

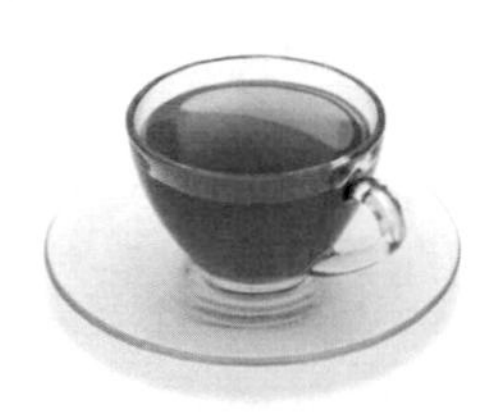

醒腦茶

- **材料**

薄荷6公克、鼠尾草6公克、七葉膽8公克、紅茶5公克。

- **做法**

1. 除了紅茶外，所有材料全部洗淨後裝入紗布袋中。
2. 將紅茶及紗布袋放入保溫杯中，注入500c.c.沸水，上蓋悶約15分鐘後，即可飲用。

- **功效**

如果是腸胃功能不太好的人，茶葉中的茶多酚會刺激腸胃運作，紅茶的含量少於綠茶，所以多喝紅茶不僅不刺激腸胃，還有暖胃的功效。另外，《新修本草》中記載薄荷「主賊風傷寒，發汗，治惡氣心腹脹痛」，所以它能夠改善頭痛、噁心的感覺，而且具有醒腦、清熱、止痛的功效，會暈車的人可多喝醒腦茶來緩解暈車的不適。

12月26日 天旋地轉的暈眩恐跟中風有關？

宜	忌
到耳鼻喉科做詳細檢查找病因	覺得暈完就沒事沒有及時就醫

眩暈跟頭暈不太一樣，眩指眼花，眩暈就是頭暈眼花，有人形容眩暈發作時很像地震，整個世界都在轉動，搞不清是自己轉或是地在轉；而頭暈則又分成眼前一片黑、走路不穩、頭重腳輕昏沉沉三種，症狀不同，病因也不一樣。部分引起眩暈的原因跟耳朵有關，常聽到的梅尼爾氏症（好發於年輕女性、壓力大的人）、耳石脫落症（臨床上最常見的眩暈症）、前庭神經炎等，以上這三種都是因為內耳構造出了問題而引發眩暈。另外還有脊椎腦底動脈循環不全（常見於有高血壓、糖尿病的老人）、頸性眩暈（低頭族）、基底動脈偏頭痛（常見於愛吃巧克力、乳酪的年輕女性）、小兒良性陣發性眩暈，腦中風或腦腫瘤等疾病也會引起眩暈，有時還伴隨噁心嘔吐、四肢無力等症狀。一旦有眩暈的症狀，可以先到耳鼻喉科做詳細的檢查，先找出病因再對症下藥。

翳風穴

造成眩暈的原因很多，位於耳朵後的「翳風穴」可促進耳朵周遭的血液循環，所以能夠減緩因為內耳疾病所引起的眩暈症。

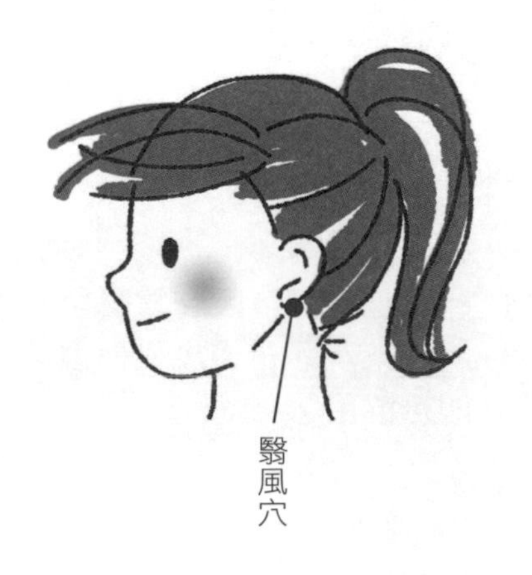

- **穴道位置**

  「翳風穴」位於耳垂後耳根部，顳骨乳突與下頜骨下頜支後緣間凹陷處，也就是耳垂的後方。

- **按摩方法**

  以食指指腹按壓「翳風穴」20下。

- **功效**

  「翳風穴」屬手少陽三焦經，具有聰耳通竅的功效，能緩解耳聾、耳鳴、腮腺炎、頭暈、眩暈等症。早晨起床時，臉部會水腫的人，也可以按壓此穴來消水腫。

12月27日 無風不起眩 止暈特效藥天麻

宜	忌
用天麻入菜降壓、鎮痛	工作太勞累、靠吃發洩情緒

有位患者長年受眩暈症所苦，躺著也暈、站著也暈，吵架時暈得最嚴重，中醫說怒則氣上傷肝，引起肝陽上亢，容易煩躁、頭暈目眩、頭痛耳鳴，可用中藥方「天麻鉤藤飲」來平肝熄火、清熱活血；若有失眠情形，再以龍骨、牡蠣加減，肝火若持續旺盛，再加夏枯草來清肝火、散鬱結。若是因梅尼爾氏症等內耳疾病引起的眩暈，中醫也常用澤瀉、葛根、茯苓、仙鶴草等藥材。中醫認為「無風不作眩」，風、痰、虛、瘀都會引起眩暈，工作勞累或久病不癒，氣血兩虛也會引起眩暈。食慾不振、容易感冒的體質，可用八珍湯來氣血雙補、增強免疫力；如果是平常飲食不節、靠吃來發洩情緒的人，屬痰濕體質，無痰不作眩，要以半夏白朮天麻湯來躁濕化痰。眩暈患者平常可用天麻入菜，還有降壓、鎮痛的作用，用來煮魚湯、雞湯，可以促進血液循環、止暈降肝火。

庫克西平衡運動

長期眩暈會造成生活上許多的不便，當眩暈症狀稍稍緩解後，可試著做「庫克西平衡運動」來改善平衡感。

- **方法**
  1. 平躺時，頭部固定不動，先眼睛看上看下、看左看右。接著伸出右手食指比 1，由遠方慢慢向眼睛靠近，再慢慢遠離眼睛，眼睛要跟著手指移動。
  2. 平躺時，眼睛張開直視前方某一定點，頭部緩慢左右水平搖動，接著閉上眼睛，假裝前方仍有一定點，頭部緩慢左右水平搖動。重複以上步驟，這次改頭部上下垂直移動。

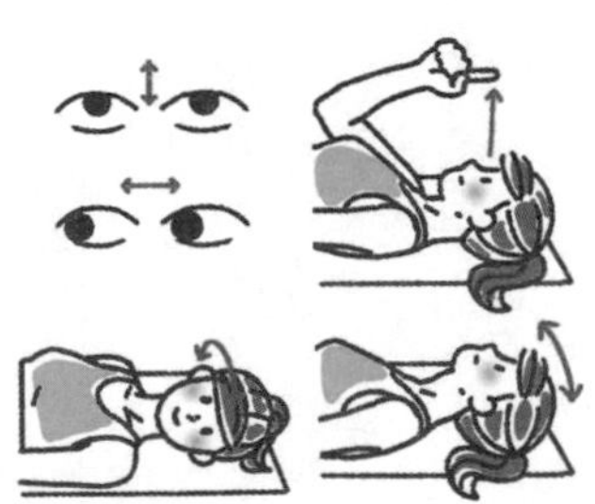

- **次數**
  每個動作重複執行 30 秒，持續兩個月。
- **功效**
  這項動作可以訓練腦部的協調功能，有助於改善頭暈、眩暈。

12月28日 調整作息戒菸酒 跟高血壓說再見

宜	忌
多運動、定期量血壓、均衡飲食	生活作息不正常、抽菸喝酒

高血壓可分為「原發性高血壓」與「續發性高血壓」兩種，各有不同的致病原因。前者致病原因不明，與遺傳或生活型態有關，九成以上的原發性高血壓患者，大多靠藥物調節。續發性高血壓約占5%，主因多是其他疾病所導致，如懷孕、腎臟疾病、內分泌異常等，若能針對原本的病因加以治療，效果往往不錯。

大部分的高血壓初期無明顯症狀，多年後才會出現頭痛、頭暈目眩、後頸痠痛、心悸胸悶、失眠、焦躁等症狀，嚴重時甚至會引起噁心嘔吐。高血壓與生活習慣不良或精神情緒失調相關，所以若要預防中老年後引發的高血壓，年輕時就要開始調整個人習慣，例如：多運動、定期量血壓、規律的生活作息、戒除菸酒、均衡飲食，減少鹽和鈉的攝取、避免體重過重等。

高血壓足浴

「高血壓足浴」浸泡雙腳，通過藥液的溫熱作用，幫助穩定、降低血壓，緩解頭暈頭痛的症狀。

- **材料**

酒川芎、醋艾葉、益母草、海桐皮、杜仲皮、桑寄生各 15 公克。

- **做法**

1. 將藥材加水2500c.c.，煮沸40分鐘，濾出藥湯倒入盆內，藥渣可再煮一次。
2. 可先洗身體、四肢 5 ～ 10 分鐘，然後浸泡雙腳，至少浸泡到腳踝高度，最好到小腿肚。每次約 10 分鐘，早晚 2 次。
3. 浸洗後可用溫水沖洗，再用毛巾擦乾，注意保暖。之後抬高雙腳，休息 15 ～ 30 分鐘。

- **功效**

中醫認為高血壓的發病與肝臟、腎臟密切相關，運用熱湯藥使足部浸泡其中，讓藥物有效成分經皮膚吸收，可達到調氣血、降血壓作用，也能促進體內排毒，是養生的好選擇。

12月29日 高血壓藥終身服 中西醫觀點不同

宜	忌
以疏導代替壓制、從源頭改善	長期服藥，卻未改善生活習慣

高血壓是現代人常見的慢性疾病，根據美國心臟協會發布有關高血壓標準值的治療指引，定義收縮壓130、舒張壓80毫米汞柱以上，即為高血壓。通常血壓會隨著年齡增高，男性的血壓也比女性略高一點，但如果高血壓長期未能獲得良好控制，還是會造成身體健康問題。西醫認為高血壓無法治癒，只能長期服藥控制血壓。而就中醫觀點，治療高血壓則提出另外一個原則——以疏導代替壓制，從源頭改善造成血壓升高的原因，不是只透過擴張血管降低血壓。

從高血壓的成因來看，若是因為阻礙的實證，就必須瀉其實，例如肝陽上亢就平肝瀉火，痰濁內生就化痰瀉濁，血瘀阻滯就活血化瘀；若是因為身體弱、能量不足的虛症，就要補其虛，可視其體質的氣血陰陽不同，補虛損益，如此更能有效的穩定血壓，同時改善體內其他不適病症。

羅布麻茶

羅布麻是一種植物，其內含有豐富的各種成分，對於輕度高血壓患者，或易血壓偏高者，早晚可飲用「羅布麻茶」保養。

- **材料**

  羅布麻葉 1 ～ 2 錢。

- **做法**

  1. 需用煮沸的開水沖泡，容器以瓷器杯、玻璃杯為佳。
  2. 或是以煎熬的方式，煮約 10 ～ 15 分鐘即可。

- **功效**

  大花羅布麻茶含有鞣質，可保持或恢復毛細血管的正常抵抗力，增強血管的柔韌性和彈性，能降低血清膽固醇；茶葉中的單寧酸能抑制血壓升高，並對高血壓患者的血壓進行降低的作用。此方具有調節和平衡血壓之效，對高血壓、高血脂有獨特的食療效果。但需要注意的是，幼兒、孕婦、腎功能不佳者不宜飲用。

12月30日 如影隨形的壓力 氣喘發作也有關

宜	忌
遠離各種過敏原；熱敷、按摩	情緒變化大、冷飲或生食

冬天氣溫變化大，氣喘患者也變多了，氣喘患者對溫度、濕度非常敏感，大家還沒感受到氣溫變化時，他就已經喘不過氣了。氣喘多數與遺傳相關，環境也會引發，像塵蟎、花粉、動物毛髮、煙味都是誘因，情緒變化、劇烈運動也會使氣喘加劇。氣喘患者平常無異狀，但接觸到過敏原會出現咳嗽、喘鳴音、呼吸困難、胸悶等症狀，中醫在急性期會以桂枝湯來化痰宣肺、促進血液循環，情況好轉後則根據肺虛型、脾虛型、腎陰虛、腎陽虛等四種體質來調理。肺虛者長年噴嚏不斷、容易感冒、氣溫變化就加劇，以補肺為主，玉屏風散是常用中藥方；脾虛者一吃冷飲或生食就氣喘，痰多、體虛、莫名拉肚子，可用六君子湯來健脾化痰，腹瀉嚴重則以山藥、芡實加減。氣喘患者要遠離各種過敏原，平常可用熱敷、按摩來提高身體免疫力，也能舒緩氣喘發作時的不適。

天突穴

不管是咳嗽、哮喘還是喉嚨痛，「天突穴」是中醫界普遍用來平喘的重要穴位。

- **穴道位置**
  「天突穴」位於頸前正中線，胸骨上窩中央。
- **按摩方法**
  按摩前可先搓熱兩手手掌，以食指指腹按揉「天突穴」1～2分鐘。
- **功效**
  「天突穴」能宣通肺氣、平喘化痰，支氣管炎、咽喉炎、聲帶疾病等等都可經由按摩「天突穴」來獲得緩解。

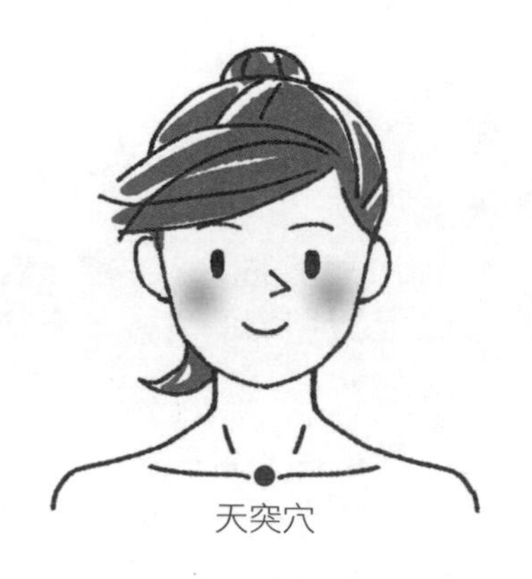

12月31日 氣喘父母難照顧 貼三九貼排寒氣

宜	忌
吃白色食物，潤肺滋養呼吸道	過敏原如塵蟎、環境溫差大

據統計，全臺灣有15～20%的學齡兒童都是氣喘兒，80%的氣喘兒在5歲就出現症狀。氣喘常發生在凌晨3～5點之間，會影響睡眠與學習，塵蟎及溫差是誘發的最主要因素。中醫有「夏養三伏、冬補三九」之說，三伏時用三伏貼，三九時用三九貼，在一年最冷的節氣「冬至」後三個九天，使用可溫陽祛寒的藥材（如延胡索、丁香、元胡、細辛、白芥子等）調成藥泥或藥餅，貼在穴道上，藉由經絡將藥性傳遞到臟腑中，驅除體內寒氣、提升自身陽氣，以扶正祛邪，改善氣喘、過敏、慢性支氣管炎、手腳冰冷，減少復發。三分之一的氣喘兒長大後會自然痊癒，多數會持續到長大成人，提早預防才能避免病情加重。白色食物能潤肺滋養呼吸道，如白木耳、蓮子、百合、白芝麻、杏仁、山藥等；水梨屬寒性食物，可加入紅棗或川貝共煮，也能中和藥性，但不宜多吃。

風門穴

小兒氣喘通常在 2 歲就會開始有症狀出現，所以如果家有氣喘兒，父母可以按揉「風門穴」來緩解氣喘的症狀。

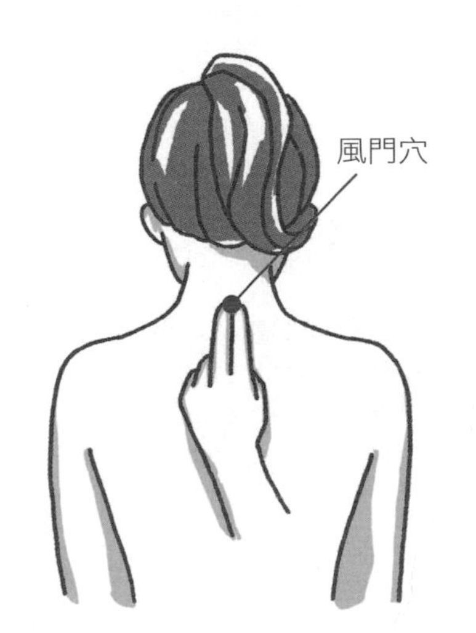

- **穴道位置**

  「風門穴」位於背部第二胸椎棘突下旁開 1.5 寸處，約與肩胛骨上角相平。

- **按摩方法**

  以大拇指指腹按揉孩子的「風門穴」1～3分鐘，若是自我調理可用中指指腹按揉。

- **功效**

  「風門穴」是人體風邪出入之處，故名風門穴，所以按揉此穴有助將瘀滯的氣血推開，以疏通肺氣祛風宣肺，對感冒、支氣管炎、咳嗽、頭痛、肩頸痠痛都有助於調理緩解。

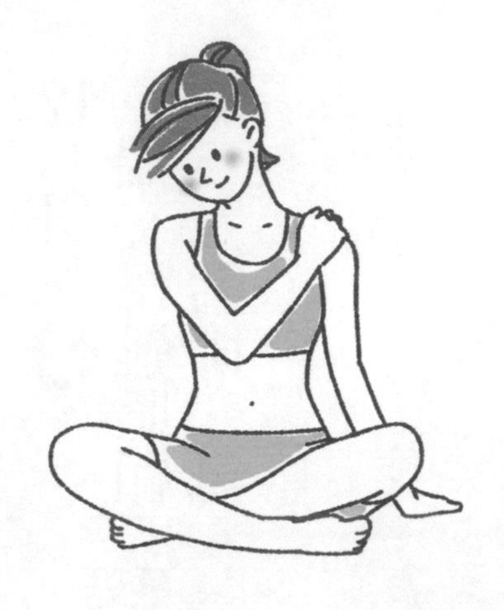

國家圖書館出版品預行編目（CIP）資料

365日中醫歲時養生曆．彭溫雅醫師的順時調理祕笈：150道療癒料理＋140處抒壓穴位＋60種居家運動，從祛濕、排毒到抗病，循序累積健康底氣的四季溫養時令日誌 / 彭溫雅著. -- 初版. -- 臺北市：常常生活文創股份有限公司, 2021.01

面；公分

ISBN 978-986-99071-6-3（平裝）

1.中醫　2.養生　3.節氣

413.21　　109021299

365日中醫歲時養生曆．彭溫雅醫師的順時調理祕笈

150道療癒料理＋140處抒壓穴位＋60種居家運動，
從祛濕、排毒到抗病，循序累積健康底氣的四季溫養時令日誌

作　　者／彭溫雅
責任編輯／尤嘉莉
封面設計／陳香郿
內頁設計／李雅玲
內頁插畫／Jimmy Yao
部分照片提供／PIXTA

法律顧問／浩宇法律事務所
總 經 銷／大和圖書有限公司
電　　話／(02) 8990-2588
傳　　真／(02) 2290-1628

製版印刷／龍岡數位文化股份有限公司
初版一刷／2021年1月
定　　價／新台幣499元
I S B N／978-986-99071-6-3

發 行 人／許彩雪
總 編 輯／林志恆
行銷企畫／李惠瑜
出 版 者／常常生活文創股份有限公司
地　　址／台北市106大安區信義路二段130號

讀者服務專線／(02) 2325-2332
讀者服務傳真／(02) 2325-2252
讀者服務信箱／goodfood@taster.com.tw
讀者服務專頁／http://www.goodfoodlife.com.tw/

FB｜常常好食

網站｜食醫行市集

＊特別聲明　本書內容僅提供讀者基礎養生及保健知識之參考，非作爲醫療使用及診斷治療。若自身患有相關疾病者，應及時就醫治療並諮詢專業醫師！